Neurobiomecânica
aplicada na
Yogaterapia

Pedro Rodríguez
Virginia de la Cruz

Índice

INTRODUÇÃO

Pedro Rodríguez

Após duas décadas de exercer a profissão, concordo com muitos colegas que o futuro do yoga e outras terapias consideradas alternativas passam por uma evolução no seu olhar. Será uma mudança paulatina, integrada aos conhecimentos convencionais da Ciencia da saúde e do Movimento que irá facilitar a pesquisa e a segurança da sua prática. Este fenômeno vêm sendo denominado Saúde e Medicina Integrativa.

Para compreender o *leitmotiv* deste livro, é importante relatar um pouco da minha história. Meu início no Yoga, foi uma resposta a uma sinergia entre uma necessidade profissional e minha busca pessoal.

Após me formar em enfermaria e me especializar em osteopatia, me especializei também em alterações relacionadas com a biomecânica e as terapias manuais. Me deparar com pacientes em diferentes situações de dor, sobrepeso, processos inflamatórios, cenários emocionais, promoveram minha inquietude pela prescrição de exercício terapêutico que permitisse realizar um trabalho ambulatório a domicílio.

Com o passar dos anos, desenvolví os tratamentos abordando a complexidade dos cuidados nos processos de doença crônica como PNIe.

Meus pacientes acostumam ter grande histórico de visitas a especialistas de muitos âmbitos. Por princípios, realizo propostas terapêuticas que permitam melhorar sua saude com o menor custo e tempo possível.

A OMS informa que um 60% da população mundial não realiza a atividade física mínima para sua saude. Com este dato e minha experiencia, percebi que era necessário introduzir uma série de recomendações à respeito que permitissem a recuperação no menor tempo possível.

Na minha procura da excelencia profissional, o espectro terapêutico deve abranger o campo da biomecânica, psicossomático , a saude medio ambiental, a neurociência, PNIE, etc. Estas propostas devem se ajustar para serem integradas no âmbito domiciliar, se possível.

Descartei disciplinas como o Chikung ao observar certa complexidade na curva de aprendizagem dos meus pacientes. Como aluno do Chikung, acredito que é um sistema completo e belo, com certa correlação com o Yoga.

Por perceber um método mais simples, me encaminhei em direção ao Pilates que adquiriu certa importância. Nesse caminho, tive o prazer de conhecer o Professor Juan Ramón Heredia, de reconhecida projeção acadêmica no âmbito das Ciencias do Movimento e que é para mim uma autêntica referencia.

Embora minha passagem pelo Pilates foi breve, permitiu-me aprofundar em outras áreas ao observar semelhanças com posturas do Yoga. Neste momento vislumbrei a complexidade do sistema iogue.

Após uma procura sistemática de instituições onde me formar, me surpreendi ao encontrar uma grande diversidade de escolas e linhas de trabalho divergentes na prática. Devido ao meu empenho por integrar terapias, me entristeceu voltar a presenciar certa ruptura, contradição e dispersão dos conhecimentos próprios das terapias tradicionais.

É importante recomendar aos interessados que testem diferentes escolas e que adotem aquela pela qual tenham maior afinidade. A afinidade do aluno por uma linha especifica do yoga, tem a ver com a complexidade da sua psique, das suas necessidades emocionais e do seu status metabólico e neuroendócrino.

Para compreender o que implica esta dispersão, é interessante estabelecer paralelismos com outras disciplinas como por exemplo as Artes marciais. Assim como um artista marcial, Yoga dispõe de muitos caminhos para atingir o objetivo final. Tal como explico ao longo do livro, é a bagagem dos diferentes mestres os que geraram diversas linhas tradicionais ao unir alunos com as mesmas afinidades.

Onde me encontro? Formado em Cinesiologia, apresentei meus conhecimentos de biomecânica e movimento para propor um padrão que permita às pessoas desenvolver um Yoga preventivo e rehabilitador.

Dos meus estudos originais em MTC, me aprofundei em diversas tradições da medicina Tradicional, especialmente oriental. Unindo o estudo de bioenergética com as descobertas mais inovadoras das ciencias do movimento.

Me atrai especialmente uma filosofia que ainda perdura na India: a Samkhya e o estudo do proto yoga.

O acesso ao conhecimento universal, é limitado por muitas variáveis: transcrição e tradução de textos, conceitos, colonização e invasão de culturas sobre outras, complicados processos de iniciação...

A essência física da mente humana é como aquela brincadeira do telefone sem fio . Muitas escolas originais derivaram de linhagens diversas. Por um lado permitiram uma melhora do conhecimento do Yoga e por outro lado, adotaram conclusões as vezes inconciliáveis.Yoga requer de muitas peças para completar o quebra-cabeças .

Meu objetivo neste livro é propor as bases para a prática de um Yoga terapêutico independente da escola de yoga que participei. Permitir ao professor entender conceitos explicados desde a antiguidade através duma perspectiva atual. Desta forma favorecer à criação de pautas a alunos e pacientes de forma individualizada.

Aspiro a contribuir ao vasto conhecimento proporcionando certa lógica no desenvolvimento da prática. Um pequeno tributo ao Jñana Yoga, um processo enzimático do conhecimento psíquico que possa tecer a complexa tapeçaria.

Que acontece neste livro?

Minha aprendizagem e pesquisa continua das diferentes escolas de cadeias musculares, assim como os mecanismos que conectam o sistema neuroendócrino e o feixe fascia-cerebro me permitiu tecer uma tapeçaria tão bela quanto emocionante. Acredito que o desenvolvimento do livro é capaz de relacionar as diferentes tendencias do Yoga de escolas diferentes como Hatha, Kundalini, Tibet ... e integra-las aos últimos avances em PNIE e neurociência.

Também traço uma analise e visão critica a partir da perspectiva biomecânica. Quais são os beneficios reais e os inconvenientes das diferentes escolas. São adequadas para todos?

Resulta singular a visão que se faz do yoga como técnica de reabilitação física. Yogaterapia não é um método de fisioterapia nem reabilitação analítica. É necessário reconsiderar a patologia clinica dentro do marco holístico

Muitos dos meus alunos me consultam a respeito das ações do Yoga em lesões particulares, em

vértebras especificas ou lesões sobre uma estrutura peculiar num joelho. É logico este questionamento dentro do estudo da saúde segmentado.

Assistimos a aulas com alunos que precisam de adaptações da mecânica postural e do movimento. Outros evidenciam um contexto fisiopatológico e vital de caráter pre mórbido e sub clinico, não apenas no âmbito fisico, mas também no campo energético e emocional.

Yogaterapia é uma especialidade relacionada com a saude e deve exigir do professor uma excelente formação e responsabilidade.

Trabalhar por aparelhos não é o objetivo do Yoga. O objetivo do Yoga é Yoga. Para métodos de reabilitação somente, tem outras disciplinas bem interessantes: Pilates, GDS, RPG. São belíssimas disciplinas que irão contribuir com sua busca.

Mas se a procura é por conhecimento neurocientifico aplicado ao marco holístico, sobre a função de cada peça do quebra cabeças do Ashtanga neste contexto, é o livro correto.

Além de tudo o que ja disse, os últimos acontecimentos de destaque sobre lideres de diferentes escolas e linhagens do Yoga e os comportamentos abusivos e assédio, vaticinam à importancia da Yogaterapia para criar um padrão.

Gostaria de explicar muitos conceitos a partir de um verdadeiro modelo holístico, que se distancie do estudo analítico frequente em muitos livros atuais e que, inspirado no Yoga, seja capaz de estabelecer uma proposta global.

Desde ja peço desculpas pois é possível que muitas coisas fiquem no tinteiro, a disciplina do Yoga é um vasto arsenal de conhecimento.

Finalizo a revisão deste texto em janeiro de 2021. Desde 2014 que comecei a tomar as primeiras notas para este livro. Passaram-se 7 anos, um tempo que permitiu incrementar meus conhecimentos e organiza-los nesta apresentação.

Espero sinceramente que desfrutem do texto.

Gratidão por estar, gratidão por existir.

Om Shanti

Virginia de la Cruz

Levo o yoga comigo a mais de 30 anos, quando um livro do Hermógenes caiu nas minhas mãos.

Durante minha vida, foram várias as atividades que realizei, estudei no professorado de pre-escola (na Argentina), no Brasil estudei e trabalhei com shiatsu e do-in. Até hoje ministro aulas de espanhol, faço traduções e produção de materiais para o ensino do idioma espanhol. Porém, o Yoga esteve sempre comigo.

Os caminhos da vida me guiaram, mais mudanças aconteceram e finalmente um dia fiz meu primeiro curso de formação em yoga. Então percebi que todo o caminho percorrido tinha me permitido um estudo e conhecimento do ser humano fundamental para o yoga.

Foi em 2020 que procurei um curso de yogaterapia online. Era o inicio da pandemia e tinha poucos cursos neste formato.

Na minha incesante procura me deparei com o curso do Pedro, achei a proposta interessante e decidi fazer o primeiro mes para experimenta. Me resultou tão fascinante e completo que dei continuidade nos otros meses do curso.

No final do mesmo, Pedro comentou que estava finalizando o livro. O primeiro pensamento que tive foi que não tinha visto nada em português, até este momento, com tão vasta informação. Assim, com o intuito de contribuir com maior informação à respeito em português, me propus traduzi-lo.

Era para ser publicado em 2021, porém vários acontecimentos detiveram o processo e, neste meio tempo, foi dividido em tres volumes.

Este volume trata da biomecânica e asanas. Muitas observações que podem ajudar a entender melhor algumas situações que todo professor de yoga passa. Sendo, também, de grande apoio para aqueles profissionais da saude que colocam o yoga dentro das suas terapias de cura.

Agradeço ao Pedro por sua ardua pesquisa e estudo. Agradeço aos meus filhos e meu companheiro que me apoiaram e auxiliaram quando precisei e a todos aqueles que, de forma direta ou indireta, fizeram que este projeto se transformasse em realidade.

Espero ter contribuido para estender este conhecimento a todos aqueles que possam se interesar. Gratidão
Namaste

1. Principios biomecánicos para a pratica de Y T

Tal vez este capítulo resulte um dos mais complexos do livro devido à sua relação com conhecimentos transversais de anatomia, fisiologia e cinesiologia.

No Yoga Terapêutico procuramos um método integrador e não rehabilitador. A literatura especifica aborda de forma satisfatória, o trabalho muscular desempenhado no asana. Porém, o que foi revisto até agora se limita ao estudo miológico, sem aprofundar outros aspectos importantes como a estabilidade dos subsistemas passivos, os processos inflamatórios diretos e indiretos ou o cuidado com as amplitudes articulares entre outros.

A prática do yoga terapêutico não deve ser feita desde a prática analítica da lesão, não é um sistema paralelo da fisioterapia. Devemos considerar o contexto global do individuo: acidose tecidual, estado endócrino, microbiota, permeabilidade intestinal dentro de um novo paradigma da Medicina Integrativa.

Yoga e Biomecánica

O desenvolvimento do Yoga desde inícios do século XX, fomentou a evolução profissional de professores de diversas escolas que, após de várias décadas de experiência, marcaram, com o trabalho de alunos e clientes, a prática de uma determinada metodologia ou asana.

Gregor Maehle, reconhecido professor de ashtanga yoga, descreve sua experiência na prática e docência em um de seus artigos da sua página web **Chintamani Toga**. Maehle menciona aspectos próprios do ser humano como qual emoção interna nos motiva a praticar, aprender ou desenvolver uma atividade. Qual parte de nos queremos evitar ou compensar quando fazemos trabalhos voluntários, estudamos psicologia ou praticamos algum estilo de Yoga. A prática do estilo, acompanha as afinidades psicológicas.

O autor descreve seu encontro com pessoas que realizam uma prática intensa de asanas escolhidos pela aversão a si mesmas e a necessidade de autopunição. Alguns praticantes se forçam para atingir metas em práticas almejadas pelo fato não se sentirem merecedoras de amor, o oposto a aceitar a sí mesmo. O perfeccionismo extremo na prática, é uma forma de sentir a aceitação dos outros.

Ashtanga se caracteriza, em alguns casos, por ser uma pratica de corte balístico, o que pode impactar a mecânica corporal de algumas pessoas com estruturas anatômicas que estudaremos mais pra frente. Maehlhe argumenta que certas limitações na pelve acontecem por aspectos fenotípicos (como se expressam nossos genes) e outros aspectos, como os ambientais ou culturais. Vale lembrar que no Ocidente aprendemos desde a infância a nos sentar em cadeiras e não no chão como nas culturais orientais, um aspecto relevante para a apertura da musculatura abdutora e o desenvolvimento da pelve.

O autor então quer dizer que a prática não ira gerar modificações anatômicas? Evidentemente a pessoa persistente poderá te-las ate chegar no limite da sua estrutura anatômica. Citando Krishnamacharya "não são as necessidades das pessoas que tem que adaptar ao yoga, mas sim o yoga deve ser adaptada para atender cada pessoa"

Devemos nos perguntar qual a finalidade de uma pratica avançada com movimentos contorcionistas dentro do yoga Terapêutico e qual impacto exerce no corpo humano a curto, médio e longo prazo.

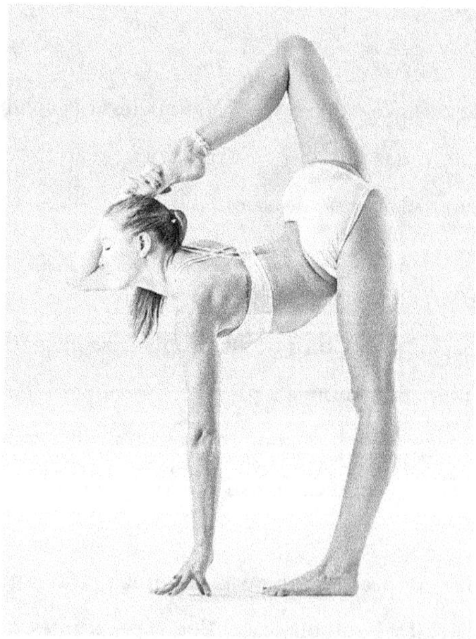

Ilustração 1 Yoga ou contorcionismo. A instabilidade articular e ligamentosa a longo prazo pode gerar nesta pose pubalgias, coxalgias e instabilidade lombar.

Na minha experiencia de ensino na formação de Yoga Terapêutico no ámbito internacional, encontrei professores de yoga com alto nível de lesões de coluna como retificação de curvas anatômicas, lesões em cervicais, joelhos, vertidos crônicos, lesões de joelhos, etc., também pessoas com recomendações de seus médicos para evitar qualquer pratica que agrave a lesão.

Também é comum que frequentem ao meu consultório professores de yoga com dores nas costas e articulações. A recomendação, nestes casos, de fazer adaptações em certos asanas, é vista com receio pelos professores.

Por qué acontece? Existem escolas que indicam ajustes onde a perda da curva anatómica é necessária.

A biomecânica é a disciplina científica que estuda o movimento humano e a técnica considerando os princípios básicos da mecânica e as características do aparato locomotor. Os princípios que a rege é a comparação, do ponto de vista mecânico, dos componentes anatômicos do corpo humano aos elementos mecânicos de uma máquina adaptada ao movimento. A partir da função que o elemento anatômico cumpre e da sua forma, pode se deduzir o equivalente mecânico. A forma e a função estão intimamente relacionadas e manifestam a ligação entre anatomia e fisiologia (estrutra e função) e esta com a física.

Para que o movimento seja possível, precisamos conhecer a engrenagem que supõe o aparelho locomotor e sua inclusão direta ou indireta com todos aqueles órgãos e sistemas responsáveis pelo movimento. Embora trabalhemos basicamente com ossos, articulações e músculos, é importante integrar conceitos como trabalho de cadeias miofasciais, estabilidade articular, e em cómo afeta o sistema visceral, nervoso, captores posturais, etc. De um ponto de vista biologico, também devemos reconhecer até que ponto a pessoa tem síntese adequada de colágeno sem apresentar condições de importância clínica.

O Músculo como suporte e órgão metabólico

O fitness atingiu seu grande auge a partir de meados do século XX. Embora se atribua ao músculo uma grande importância por seu componente estético, não pode-se negar sua importância como um dos agentes causadores da mecânica corporal.
Os músculos proporcionam um excelente sistema para estudar as relações estrutura-função em todos os níveis: desde actina, miosina e filamentos deslizantes até a capacidade de tracionar ossos e articulações. Também cabe destacar o papel das miokinas, moléculas encarregadas da comunicação dos músculos com outros órgãos e estruturas do corpo, concedendo um papel metabólico recentemente descoberto.

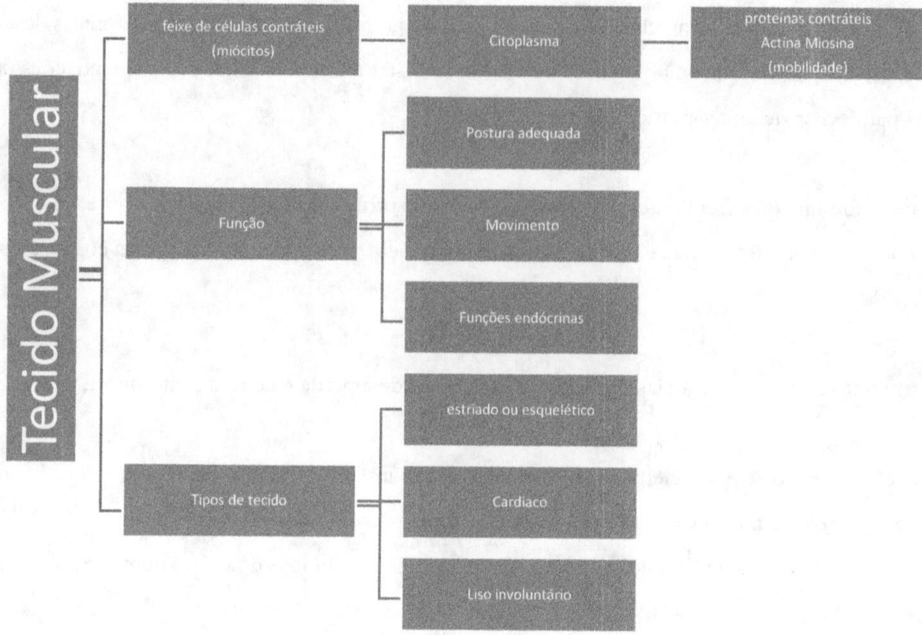

Ilustração 2 Quadro de Tecido Muscular

Temos três tipos de músculos:

- Esquelético
- Cardiaco
- Músculo Liso

Os músculos esqueléticos e cardiaco são músculos estriados com função motora controlada por neurônios motores somáticos.

A musculatura cardíaca e lisa são controladas por intervenção autônoma e pelos hormônios paracrinos. Alguns são auto rítmicos e se contraem espontaneamente.

É fundamental ter uma boa musculatura, o deficit em qualidade e quantidade de massa muscular implica numa diminuição das qualidades físicas acarretando, como efeito principal, um metabolismo baixo que, consequentemente, terá um acumulo maior de gordura facilitando a deterioração corporal global.

Ter mais músculo que o necessário também não convém. Se produz um sobrepeso que afeta negativamente às articulações, além do excesso de tensão típico da sobrecarga biomecânica e energética que supõe o excesso de massa.

São vários os fatores que determinam a optimização do tecido muscular consistentes nas características físicas , o sistema nervoso, o sistema de fornecimento de energia e o oxigênio.

Por tanto a importância de contar com uma boa musculatura, pois é o tecido mais abundante do corpo. Assim, se o corpo conservar seu bom estado muscular, o manteremos em harmonia, facilitando a estética e biomecânica adequadas para o dia a dia.

- desenho da medula espinal -

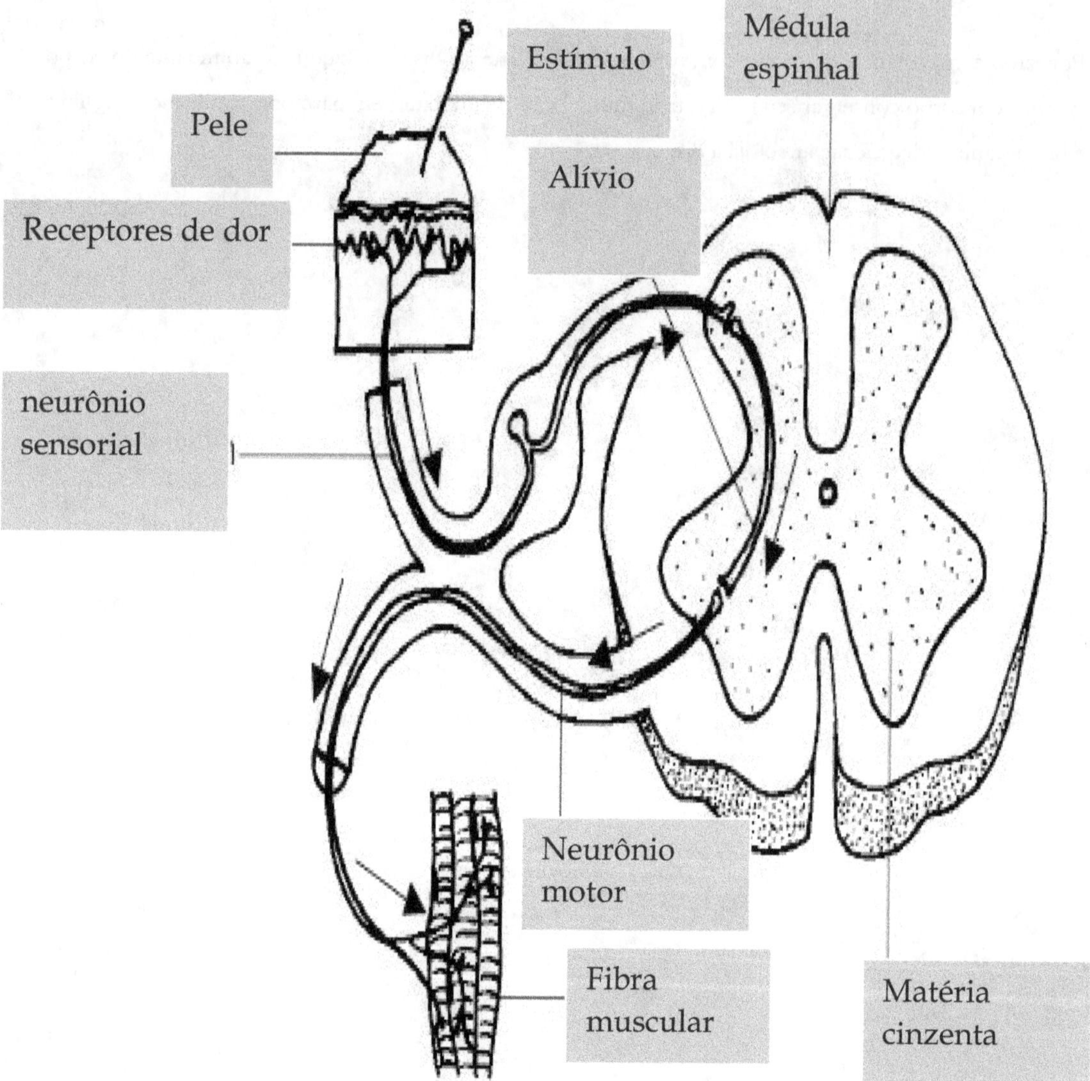

As fibras musculares podem ser:

Fibras lentas, ST ou tipo I, e Fibras rápidas FT, com as subdivisões em IIa ou fibras intermediárias e em IIb ou fibras rápidas.

Neste sentido, as fibras musculares lentas se diferenciam às rápidas porque sua velocidade de contracção é menor e reproduzem menos força. Também pela cor, tendem a serem mais avermelhadas, em vez de tons brancos, devido a serem mais irrigados pelo sangue.

Por outro lado, as fibras intermediarias o IIa podem produzir variações nas suas características para trabalhar tanto como lentas ou rápidas.

Finalmente, as IIb são as fibras mais rápidas e, por tanto, mais potentes.

Sob este aspecto, devemos destacar que todos temos uma *predisposição genética* que nos inclina a desenvolver mais um tipo de fibras que outro, ainda que não seja determinante pois podemos realizar adaptações no transcurso da nossa vida esportiva, mesmo existindo uma tendencia natural e predominância.

O sistema nervoso constitui um elemento chave no funcionamento da musculatura:
- Os receptores sensitivos, proprioceptores que se localizam nos músculos, capsulas articulares e ligamentos.
- As neuronas sensitivas transportam o sinal aferente desde os proprioceptores ao SNC
- O SNC integra o sinal aferente utilizando redes e vias interneuronais excitatórias e inibitórias.
- Os neurônios motores somáticos transportam o sinal eferente ao sistema do músculo esquelético, sendo denominados neurônios motores alfas.
- Por ultimo encontramos os efetores que são fibras musculares esqueléticas e contrácteis, conhecidas como fibras musculares extrafusais.
- A potencia de ação nas fibras alfa, produzem a contração das fibras extrafusais.

Em este sentido, o sistema nervoso esta encarregado de enviar a ordem para produzir a contração muscular através de uma corrente elétrica.

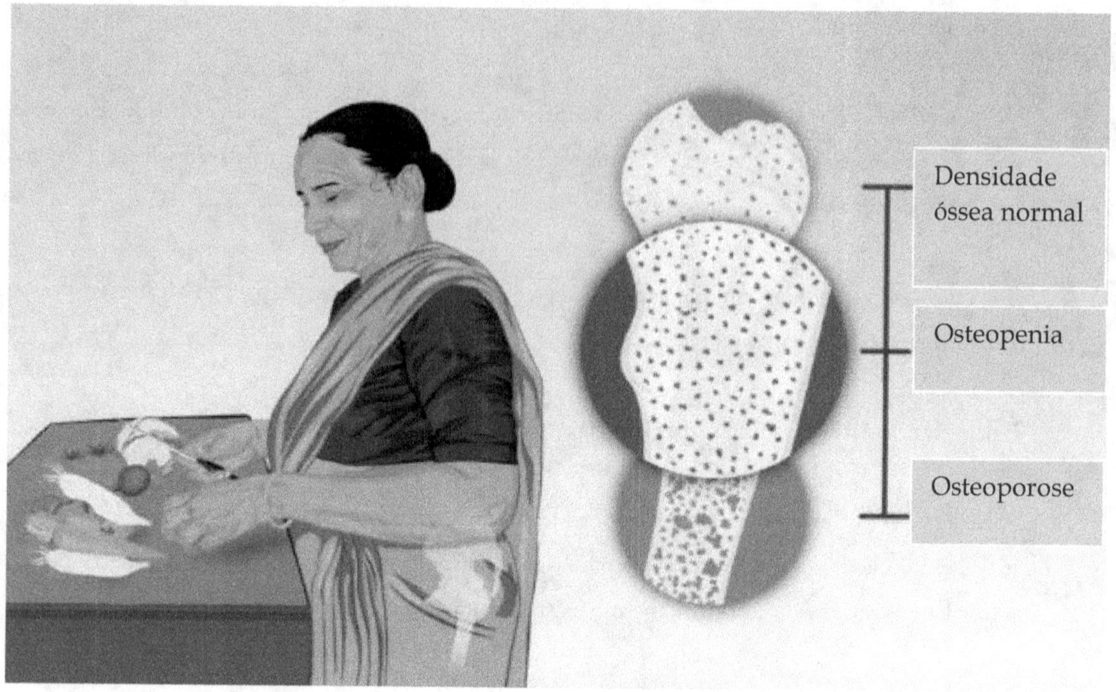

Ilustração 4 Figura de uma mulher cozinhando e as densidades dos ossos

Com base ao anterior, é importante ressaltar que o sistema nervoso também se desenvolve facilitando a contração de fibras simultaneamente e desenvolvendo, por tanto, mais força. Para agir sobre o mesmo, tem que haver um treino com cargas muito altas e poucas repetições, assim se desenvolve para diversificar mais o sinal e produzir uma maior contração de fibras.

Oxigenação muscular. O sistema de fornecimento de oxigênio, esta encarregado de transporta-lo até os diferentes organismos do corpo para que possam desempenhar suas funções de forma adequada.
Um bom sistema cardio-respiratório é essencial para o bom funcionamento muscular. Por tanto, ao invés de ser considerados como sistemas independentes, existe uma simbiose entre eles com inúmeros pontos de conexão.

Deve existir um equilíbrio na prática do Hatha clássico e o Vinyasa. Uma prática com base em asanas de força, irá repercutir em uma maior construção de massa muscular e um incremento nas calorias que queimará quando estiver em repouso.

Por outro lado, o Vinyasa em excesso também queimara os músculos, inibindo a capacidade do corpo de queimar gordura enquanto não esta treinando e, provavelmente, causando estresse oxidativo, não sendo o ideal do ponto de vista da saúde.

O músculo esquelético se adapta muito bem ao estresse locomotor, às demandas do movimento. Embora ainda não se conheçam bem as vias metabólicas das quais o tecido muscular faz parte, seja como gatilho ou alvo.

Os exercícios físicos desencadeiam substancias que originalmente Golstein as chamou de "fatores de exercício ", que comunicam o músculo a outros tecidos e órgãos. Pesquisas posteriores descobriram uma série de fatores liberados pelo músculo, algumas cioquinas com capacidade endócrina e parácrina, renomeadas como mioquinas (pequenas proteínas produzidas e liberadas pelas fibras músculo esqueléticas devido às contrações dadas pelo exercício, que exercem função endocrina, parácrina e autócrina nos outros tecidos e órgãos)

A inatividade física é pro inflamatória, o exercício físico tem propriedades antiinflamatórias. Se demonstrou que a prática de esporte ou certa atividade física, reduz diversos marcadores inflamatórios, muitos relacionados com a diabete tipo dois e obesidade.

Bases sobre o sistema osteoarticular

O tecido ósseo é muito resistente sob determinadas forças e presões. É um tecido muito dinâmico, ricamente enervado e vascularizado. De grande importância metabólica na reserva de Cálcio e Fósforo, sendo funcional na hematopoiese (formação de glóbulos vermelhos). O osso é capaz de aumentar a densidade óssea perante um incremento de sobrecargas da pessoa; por exemplo um esportista de Halterofilia terá os ossos muito mais duros.

As características biomecânicas do tecido ósseo, assumem uma arquitetura trabecular com presões longitudinais variáveis (80kg/cm2 a 1000kg/cm2) muito resistente à tração, porém fraca sob forças de cisalhamento ou torção. A revisão bibliográfica dos últimos 45 anos realizada por Smith e Boser, determina que o Yoga pode ter um valor agregado na prevenção e abordagem de processos osteopênicos dentro de níveis articulares adequados.

Para o correto desenvolvimento do trabalho de asana é vital o movimento articular, é preciso dispor de uma região de movimento que permita combinar mobilidade e estabilidade. A articulação requer o envolvimento de vários tecidos e envolve uma vascularização e inervação complexa. Dentro das diferentes tipologias da articulação encontramos:

As articulações em forma de Diartrose que permitem uma grande quantidade de movimentos e de grande amplitude, entre elas podemos observar:

*   Enartrose: a articulação permite realizar movimentos flexo - extensores, abdutores - adutores e de rotação, claros exemplos são a articulação do ombro e do quadril. A singularidade deste tipo de articulações, permite a prática de muitos tipos de asanas que envolvem o ombro e o quadril como: Utkatasana, Vrkasana ou Natarajasana, entre outros.

*   Côndilo: Articulação elipsoidal que permite a pratica de flexo-extensores e abdutores-adutores. Exemplo é a articulação dos dedos que permite a prática de Mudras, a articulação radio-carpiana (Garudasana, Upavesasana) e a articulação tempero - mandibular implicada no desenvolvimento de pranayamas, importante também, no trabalho das cadeias miofasciais dos membros superiores.

*   Trocleares: Permite a flexo - extensão do cotovelo e joelho, facilitando asanas como Gomukhasana ou Supta Virasana.

*   Trocoides: permite o movimento em pivô como a articulação radio - cubital em Ardha Matsyendrasana ou Garudasana.

*   Encaixe reciproco ou sela como a combinação C1-C2 cervical (Atlas/Axis).

*   Anfiatrose: Se encontra nas vértebras e permite trabalhos como Parivrtta Baddha Parsvakonasana, Utthita Trikonasana.

As articulações do crânio são do tipo Sinartrose, embora aparentemente a mecânica das articulações do crânio não tenha nenhuma importância direta na pratica do movimento, pode ser influenciada negativamente nas invertidas afetando o trabalho do movimento respiratório do crânio (que desenvolveremos mais a frente) e aumentando a presão na charnela crânio-cervical. Um bloqueio ou uma melhoria do micro-movimento da sinartrose, pode facilitar o fluxo de Sushumna e a energia de Kundalini.

Para formalizar a conexão da articulação, é preciso uma série de mecanismos que proporcionem estabilidade, união e alimentação do osso, por isso encontramos outras estruturas.

- Músculos e tendões: O músculo é uma estrutura macia, com a missão principal de dispor o movimento, sua conexão e estabilização se produz através do tendão
- Cartilagem: altamente resistente sob determinadas forças e presões, é um tecido muito elástico, porém pobremente inervado ou vascularizado, sua função é de suporte e para repartir o peso. Se alimenta de liquido sinovial.
- Sinovia.
- Capsula articular: É o que cobre as articulações, separa o interior do exterior da articulação. No interior, o tecido é especializado (membrana sinovial), a parte externa esta composta por tecido fibroso.
- Outros elementos (meniscos, discos interverterias, entre outros)
- Ligamentos: é uma estrutura anatômica em forma de banda, composto por fibras resistentes que conectam tecidos que unem os ossos nas articulações. Pode ser intrínsecos ou extrínsecos. Sua função é estabilizadora. Como comentei anteriormente, um dos eixos principais do Yoga Terapêutico deve atuar na manutenção de parâmetros de segurança que previnam lesões.Os ligamentos devido a sua composição em colágeno são uma das estruturas articulares com maior resistência ao estiramento. Tanto tendões quanto ligamentos possuem um modulo de elasticidade que varia segundo a carga, maior carga no tecido produz aumento de rigidez ate o ponto do rompimento, esta propriedade é conhecida como visco-elasticidade, sendo muito importante na pratica de asanas de Yoga. Certas asanas que superam o ROM, pode implicar ao longo do tempo uma progressiva perda da coesão e estabilidade, com graves riscos de lesão.

A deformação permanente do tecido e possível lesão, se produz quando:
- A magnitude da tensão do alongamento aplicada, supera o limite elástico do tecido.
- O tempo de aplicação da tensão excede o tempo que o tecido consegue resistir alongado.
- Ambos os aspectos acontecem.

Em qualquer dos casos pode gerar um evento conhecido como Creep, que provoca redução progressiva da força do tecido e da sua margem de segurança, e pode se produzir por exemplo, nos ligamentos posteriores do tronco ao realizar flexões profundas e prolongadas.

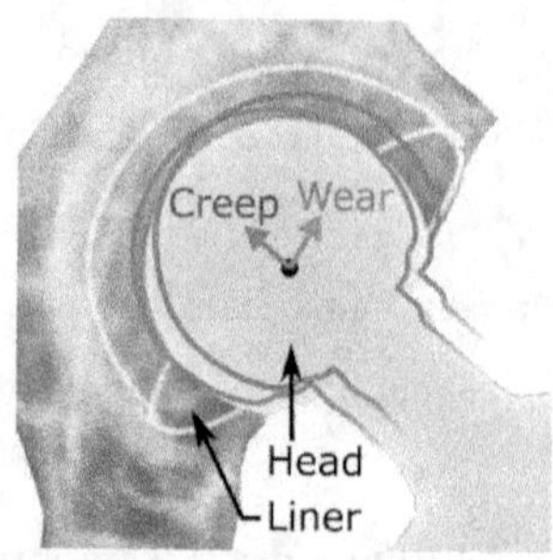

Ilustração 7 figura Creep/Wear

A prática padrão do asana, acarreta uma evolução e melhoria anatômica, embora seja comum a percepção errônea do praticante de yoga, que percebe o aumento de níveis de flexão e torção articular como parte de um processo de evolução espiritual. Pode-se explicar a repercussão no sistema tendíneo-ligamentar comparando-o com um elástico que ao ser esticado, força cada vez mais sua elasticidade e, em pouco tempo, perde a capacidade de voltar ao seu estado original até, inclusive, chega a se partir. Praticas como padmasana sobre a articulação do joelho, ou hanumanasana sobre a região ilíaco-pectinea, são alguns exemplos.

Os processos anatômicos e fisiológicos normais são um pouco mais complexos, pois nosso corpo possui sistemas de proteção como o reflexo do fluxo muscular (eles reconhecem a mudança de comprimento das fibras musculares e seu ritmo) e o órgão tendinoso de Golgi, mecanismo para evitar distensões e rupturas tendinosas e musculares, assim como também, outros sistemas reflexos complementares.
Destaco assim, no Yoga Terapeutico, a importância de manter um tempo limite para os asanas que permita a correta atividade mecânica.

Pesquisas como as de Gajdosik (2001) indicam que um asana ou sequencia de asanas que trabalhe na mesma cadeia muscular, aumentará a resistência ao alongamento a medida que o alongamento do músculo aumentar, facilitando o potencial lesivo. A aplicação de um asana com alongamentos articulares por tempo prolongado, irá facilitar a deformação permanente do tecido conjuntivo ou histerese (Kaltenborn, 2001). Estes aspectos mencionados devem ser considerados tanto no trabalho de Yoga terapêutico em pacientes potencialmente saudáveis, quanto em pacientes com lesões articulares, considerando que existe um deterioro na flexibilidade e elasticidade (sarcopenia) a partir dos 30 anos, fato que afeta a adaptação nas aulas de Yoga.

Estrutura Articular (Johns & Wright, 1962)	Resistencia ao alongamento
Capsula articular+Ligamentos	47 %
Músculos+Fascias	41 %
Tendão	10 %
Pele	2 %

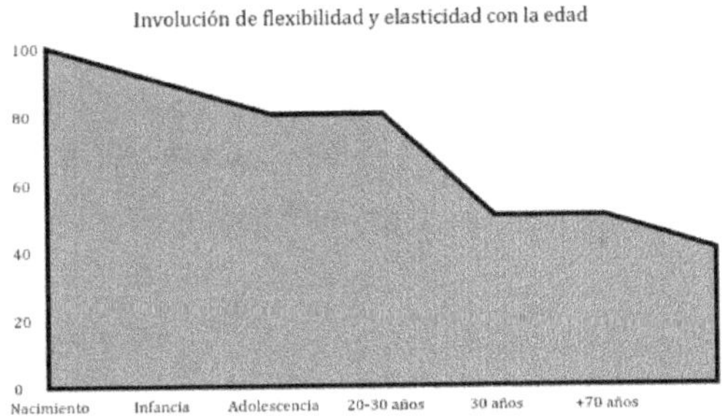

Ilustração 8 Figura com gráfico de retrocessos na flexibilidade e elasticidade da pele

Amplitude de Movimento (ADM)

O conceito de ADM é importante neste livro devido a frequência com que se produzem movimentos inadequados, situação que merece uma seção especial. ADM supõe a amplitude articular e de mobilidade da articulação, suas limitações se manifestam por:

- Limitações estáticas. Ponto mais distante que alcança o músculo.
- Limitações dinâmicas. A limitação muda quando produzido em um exercício que pode aumentar a ADM

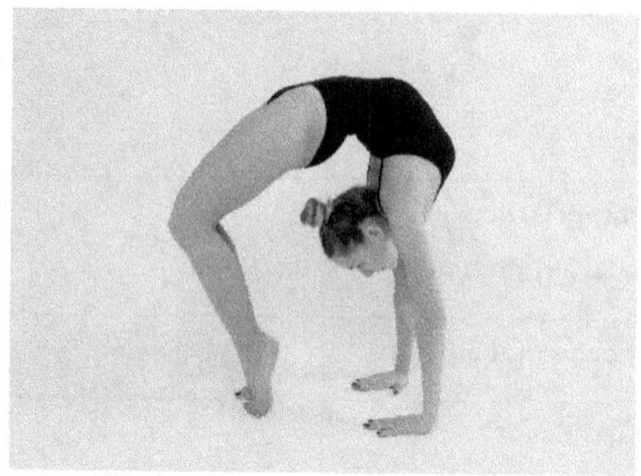

Ilustração 9 A capacidade de poder executar um movimento, não significa que o objetivo final seja idôneo para a saúde.

Valoração da ADM:

- Ativo. A própria pessoa o faz.

- Passivo/forçado: O movimento é gerenciado por um agente externo ao protagonista. Pode ser aplicado pelo professor de Yoga durante os ajustes ou é próprio de terapias mistas como a massagem Thai-Yoga

- Voluntário: limitado ao aparecimento da dor.

- A pratica de asanas no Yoga, aborda a coluna em suas diversas praticas: flexão, extensão, torção, postura sentado. Mesmo o menor movimento de braços, pode demandar um trabalho miofascial que está indiretamente envolvido.

É necessário mencionar de forma especial que a ADM da coluna, tão difamada no nosso dia a dia e mal gerenciada na maioria das disciplinas, será aprofundada em outro capitulo devido a sua especial importância.

Ao avaliar por primeira vez um paciente, devemos dar atenção à possível aparição de curvas patológicas:
- Hipercifose: Curvatura superior a 40 graus
- Rectificação: redução da curvatura inferior a 20 graus

Amplitudes articulares por regiões corporais

Articulação	Movimento	Graus	Movimento	Graus
Ombro	Flexão	90-120	Extensão	20-60
	Abdução	80-100		
	Abdução ombro	30-45	Abdução Horizontal	90-135
	Rotação medial	70-90	Rotação lateral	70-90
Cotovelo	Flexão	135-60		
	Supinação	75-60	Pronação	75-90
Tronco	Flexão	120-50	Extensão	20-45
	Flexão Lateral	10-35	Rotação	20-40
Quadril	Flexão	90-135	Extensão	10-30
	Abdução	30-50	Adução	10-30
	Rotação medial	30-45	Rotação lateral	45-60
Joelho	Flexão	130-140	Extensão	5-10
Tornozelo	Dorsiflexão	15-20	Flexão plantar	30-50
	Inversão	10-30	Eversão	10-20

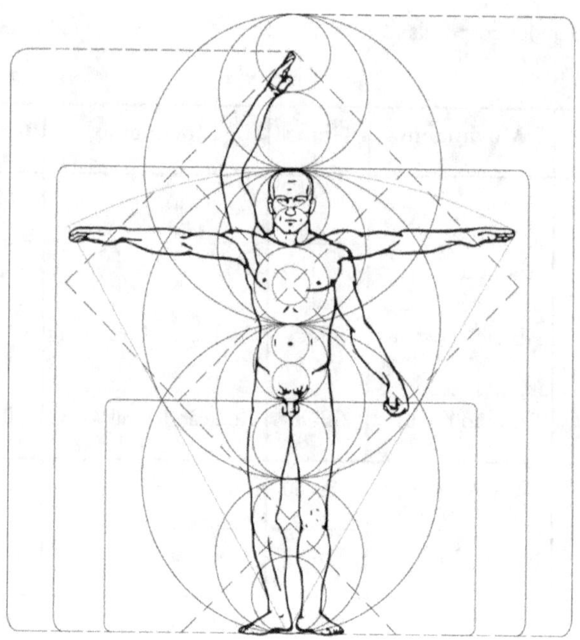

Estabilidade articular

Nas diversas linhas do Yoga atual, encontramos desde o trabalho de permanência como o Hatha Yoga clássico ou Ying Yoga, ao dinamismo do Vinyasa ou Ashtanga. Desta forma se faz Necessário introduzir o conceito de Estabilidade Articular.

Pode ser definido como o estado em que uma articulação permanece ou retorna imediatamente a seu alinhamento ótimo, através de uma equalização de forças (externas e internas), ou seja, quando uma estrutura se mantém em equilíbrio e função adequada dentro dos níveis fisiológicos mencionados, devido à ação de componentes passivos (cápsula e ligamentos) e dinâmicos (Tendões e músculos).

A estabilidade articular pode ser estática, no caso de asanas clássicos, ou dinâmicos, em Yoga dinâmicos e com movimento.

O diferente sequenciamento de asanas clássicos, também inclui o conceito de estabilidade articular dinâmica, porém com menor impacto que escolas de Yoga com mais movimento. O conceito de estabilidade articular dinâmico é muito mais complexo, porém pode ser resumido no sistema que, diante um movimento, gera compensação à força em movimento.

- A instabilidade articular pode se produzir a partir da mesma situação basal do asana, ou seja, é potencialmente danosa na sua estrutura básica. Assim é o caso de Vasisthasana, que gera instabilidade na articulação glenoumeral com risco de danos por impacto ou em sua variante Eka Pada Vasisthasana que tem um nível de instabilidade articular do complexo lombo pélvico. Outros exercícios capazes de afetar a estabilidade articular podem ser Paschim Namaskarasana.

- Outros asanas que podem ser danosos produzindo uma instabilidade por mã práxis, como por exemplo o ajuste do joelho, são Virabhadrasana ou Garudasana.

Asanas que comprometem a estabilidade articular e adaptações

A estabilidade articular na pratica de asanas pode ser afetada por outros parâmetros relacionados à flexibilidade e alongamento muscular.

Movimento de alongamento balístico: conhecido como técnica de repetições, as contrações repetitivas do músculo agonista, produzem alongamentos rápidos do músculo antagonista. Se procura utilizar a velocidade adquirida pelo corpo para força-lo além da sua amplitude normal de movimento. Os movimentos balísticos podem afetar a estabilidade articular da coluna e outras estruturas articulares, são frequentes nas escolas de Kundalini Yoga (giros laterais, Roll Back, etc.) e na pratica de Ashtanga e Vinyasa (arado, Vela).

Este tipo de lesões, serão estudadas num capitulo aparte.

Neurodinâmica

Para que os conceitos essenciais da biomecânica estejam completos, devemos introduzir as variáveis que sustentam o eixo neuro motriz e que fazem parte do complexo sistema de movimento. É através do processo do controle motor que o SNC adquire "consciência"das estruturas que gerencia a fim de atingir maior eficiência em seu desempenho, integrado às informações sensitivas e motoras em um sistema constante derivado de três fases:

- **Preparatória**: Estabilizadora do tronco.
- **Movimentos Agonistas**: que executa a ação.
- **Movimentos finais**: que freiam todo o movimento motor. Através da musculatura antagonista.

A manutenção postural é uma atividade reflexa gerida por músculos especializados, músculos tônicos e com desenho muscular adaptado a sua função. Isto é devido a:

- Reflexos posturais através de diferentes cadeias musculares em ação.
- Sistemas anti-gravitacionais: músculos "extensores fisiológicos"
- Músculos estabilizadores. O ajuste é continuo
- Controle voluntário da postura que responde a padrões musculares.

O sistema de controle motor se deve a:

- Cérebro (cortex motor)
- Tronco encefálico (trato piramidal): é o caminho dos movimentos voluntários. Cruzam a nível do tronco encefálico. A parte mais antiga corresponde ao controle postural central. Um animal sem cortex e, ate mesmo, sem cérebro, mantém a postura
- Medula espinal (motoneuronas no haste anterior da medula) Manutenção "automática" da postura. Mantém dois reflexos básicos: de contração e de relaxamento. Dois receptores fundamentais (fuso neuro muscular e Org. De Golgi).

Concluindo:

A pratica de asanas deve incorporar os seguintes parâmetros

- Respeito pela amplitude articular
- Cuidado da estabilidade articular (evitar no possível, movimentos balísticos segundo a população, tempo de asana)
- Gestão da mecânica do core e ativação de Bandhas.
- Determinação da prática, se será em movimento ou em permanência
- Uso de diversos movimentos sobre planos e eixos para definir a diferente mecânica muscular. A fim de manter a coerência conceitual do Yoga terapêutico, os asanas descritos se descrevem dentro de suas modificações.

Principios e Vias energéticas do Asana e Pranayama

Do plano físico, o asana abrange uma série de movimentos coordenados que envolvem a ativação de estruturas neuromusculares a serem compreendidas tanto para seu estudo quanto para o diagnostico subsequente.

As pesquisas cientificas convencionais estabelecem que o Yoga é uma disciplina de gasto metabólico moderado, aproximadamente de 5 METs, fato que pode limitar pessoas com pouca capacidade funcional. Os estudos analisados não contemplam a linha de trabalho atribuída, fato importante pois não tem o mesmo gasto metabólico uma aula de Yin Yoga restaurativo, uma aula de Hatha Yoga e uma de Vinyasa que pode atingir uma intensidade de 8 METs.

Considerando Yoga terapêutico como a união de diversas Escolas (Hatha clássico, Iyengar, Ashtanga, Vinyasa flow, Anusara, etc.) fica mais fácil descrever conceitos como metabolismo energético e como a pratica, de uma ou outra linha, afeta o corpo.

O metabolismo energético é o conjunto de trocas e transferencias matéria-energia. No corpo humano se baseia na gestão da energia que obtemos dos alimentos. Mediante o processo digestivo se extraem os micronutrientes (hidratos de carbono, proteínas e gordura) dos alimentos que se armazenam nas reservas do nosso organismo. Ao precisar de energia, nosso corpo utiliza suas reservas mais puras guardadas na forma de ATP, moléculas de alto conteúdo energético que se sintetizam através da combustão dos princípios imediatos mencionados, seja por meio do oxigênio (metabolismo aeróbio) o na ausência do mesmo (metabolismo anaerobio), obtendo a energia necessária e gerando calor e resíduos (que dependem da via metabólica utilizada). A energia procedente de todo o metabolismo do ATP disponível, serve somente para um segundo de esforço no seu nível máximo. Assim, o corpo humano deve re-sintetizar o ATP necessário para os processos energéticos, nos quais os diferentes combustíveis armazenados pelo organismo ocorrem, com a presencia ou ausência do oxigênio.

A pratica do Yoga terapêutico, terá impactos diferentes seguindo uma linha Ashtanga, Anusara ou Vinyasa do que numa proposta mais orientada aos ajustes como a linha Iyengar. A concentração de glicose no sangue, praticamente não sofre modificações em relação à glicemia em repouso. Em uma prática mais intensa, pode ser observado uma elevação leve da glicemia (20 a 30mg/dl), baixando de 10 a 40 mg/dl numa pratica prolongada de 90 minutos. Uma pratica de Kundlini Yoga que inclui *corrida* e *marcha* durante um tempo determinado, pode catapultar uma carga metabólica intensa.

A partir de um ponto de vista elementar, podemos estabelecer uma comparação de asanas do Yoga Classico como uma proposta de exercícios isométricos e os de Vinyasa como dinâmicos. Nessa perspectiva, a pratica de Vinyasa tem um grande aumento do fluxo sanguíneo através dos tecidos, devido ao aumento do volume minutos e da frequência cardíaca, com elevação moderada da tensão Arterial (170mmHg sistólica /100mmHg diastólica) e uma redução liquida da resistência periférica. Se deve ao aumento do consumo de O2 pelo músculo. Em contraste, uma pratica de Yoga Classico, produz um aumento pronunciado da tensão arterial (300mmHg sistólica / 150 mmHg diastólica) e a resistência periférica. O aumento do volume minuto é moderado e se deve ao aumento da frequência cardíaca, o que se relaciona, não somente, com o consumo de O2 mas também com a porcentagem de desenvolvimento de tensão máxima.

Outras diferenças desde o ponto de vista fisiológico que podem ser encontradas nas linhas de yoga, são os mecanismos de compensação corporais. Uma prática intensa de yoga acarreta a dilatação dos vasos nos músculos e a vasoconstrição nos órgãos abdominais. O fluxo sanguíneo diminui abaixo dos níveis em repouso (no rim, entre 50 e 80%). Inicialmente os vasos sanguíneos da pele se contraem para depois se dilatar e eliminar o excesso de calor produzido pela contração muscular. A desidratação derivada do suor, eleva o hematócrito do sangue. O resultado final é um desvio de sangue dos órgão abdominais aos músculos ativos, coração, pele e uma pequena mudança no fluxo sanguíneo em outras regiões do corpo. Este mecanismo de desvio, juntamente ao aumento do VM, elevam 75 vezes mais o fluxo sanguíneo dos músculos em atividade, de forma que o consumo de O2 pode ser aumentado em 0,16 ml, de O2/100 g/min em repouso até 12ml de O2 em exercício.

A relação dos sistemas energéticos de acordo com o tempo de manifestação, seria:

1.	Anaerobio alático: primeiros segundos

2.	Anaerobio lático: entre 30 e 50 segundos

3.	Aeróbicos: 50%50% após dos minutos

O inicio da marcha dos sistemas de energia, é simultânea e sobreposta.

•	Hatha Yoga Classico: maior desenvolvimento e abordagem dos musculatura estática e antigravitatória

•	Hatha Yoga dinâmico: Trabalha sobre músculos dinâmicos.

Como ja explicado, a fibra muscular é uma célula fusiforme e multinucleada, com capacidade contrátil e que compõe o tecido muscular. Respeito a fibra muscular devemos acrescentar desde o âmbito energético que:

•	Tipo I: Lentas. Aeróbicas e resistentes em mitocôndrias, realizam um maior consumo de carboidratos e gorduras.

•	Tipo II: Anaeróbicas, com menos resistencia.

•	Tipo IIa: híbridas, fibras rápidas e lentas com mais mitocôndrias que as fibras IIb

- Tipo IIb: brancas, com poucas mitocôndrias, maior consumo de fosfagênios

As propostas de asanas com base em Yoga Terapêutico, devem contemplar trabalhos baseados nas linhas clássicas e dinâmicas.

Resposta Cardiovascular

As funções do sistema cardiovascular no exercício irão ser:
- Suministro de oxígeno e nutrientes
- Eliminação de residuos metabólicos
- Neutralizar a hipertermia

Durante a realização do exercício físico, existe uma maior demanda de sangue dos órgãos sujeitos a maior atividade, provocando um incremento do débito cardíaco, mas ao mesmo tempo, uma redução do fluxo sanguíneo em direção aos locais com menor atividade, graças ao efeito generalizado vasoconstritor. Olhando em níveis locais, uma vasodilatação arteriolar acontece nos locais que precisa maior fluxo. O sistema cardiovascular sofre adaptações em termos de frequência cardíaca, volume de ejeção sistólica e tensão arterial.

O responsável final da capacidade de esforço é o sistema cardiovascular.

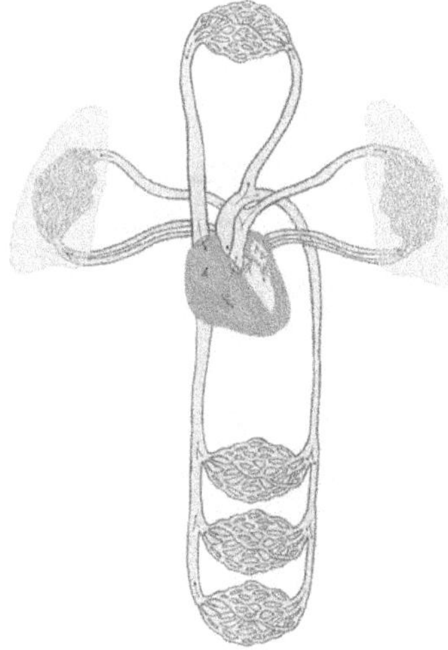

Ilustração 11 Figura do sistema cardiovascular

A resposta vascular dos diferentes sistemas durante o exercício será diversa:

- O fluxo cerebral se mantem constante independente da duração e identidade do exercício, embora dentro do próprio cérebro, haverá regiões recebendo maior quantidade de sangue porque sua atividade é maior.

- O fluxo coronário aumenta em paralelo à intensidade do exercício até quintuplicar as condições de repouso.

- O fluxo renal também diminui em paralelo à intensidade do exercício.

- O fluxo esplâncnico (que alimenta as vísceras abdominais) é restringido significativamente durante o exercício, sendo a região onde se obtém grande parte dos níveis sanguíneos que serão redistribuídos a regiões de maior atividade.

- O fluxo cutâneo diminui ao dar inicio ao exercício, mas posteriormente aumenta com as necessidades da termorregulação, ou seja, com a sudoração.

- O fluxo sanguíneo pulmonar é incrementado em paralelo ao esforço realizado.

- O fluxo sanguíneo esquelético aumenta nas regiões ativas para o exercício.

Sem esquecer da relação entre sistema cardiovascular e respiratório, o exercício envolve um aumento significativo das necessidades energéticas das regiões mais ativas, o que aumenta proporcionalmente a atividade oxidativa celular, fato que acarreta maior produção de CO_2 e consequentemente maior necessidade da sua eliminação. Os processos adaptativos do sistema respiratório, podem ser facilitados mediante um treino adequado de caráter aeróbico, enquanto às mudanças que favoreceriam o treinamento anaeróbico são praticamente nulas.

No inicio de uma atividade física, o corpo terá uma resposta hemodinâmica sujeita a Lei de Darcy

$$Q=P/R$$

Na que se propõe uma relação entre TA, débito cardíaco e resistência periférica

$$Q=(P1-P2)/R$$

Onde:

- Q(fluxo) = Debito cardiaco (DG) = Batida/minuto

- P1= presão arterial medial (aorta) = 100mmHg

- P2 = presão venosa central (PVC) = aurícula direita = 0

- R = Resistencia Periferica Total (RPT)

Como resposta, aumenta a demanda de oxigênio e nutrientes para gerar ATP, aumenta a eliminação de produtos residual e a eliminação do calor gerado pelo trabalho muscular. O débito cardíaco pode aumentar de 5 até 401/m, diminuindo o tom parassimpático e a estimulação simpática ou sino-auricular.

O fluxo sanguíneo do músculo em repouso passara de 20% ate o 90% do músculo em exercício, produzindo vasodilatação nas regiões ativas por aumento de temperatura. Concentração de dióxido de Carbono, potássio e hidrogênio, diminuindo la PaO2.

Não entanto, a resposta cardiovascular ao exercício estático é diferente, há um menor gasto metabólico (menor VO2), implica uma atividade mais anaeróbica produzindo uma contração prolongada. Aumenta a FC ao aumentar o debito cardíaco com diminuição do tom vagal, aumento do simpático

METs	ATIVIDADE
1-2	Caminhar (1,5-3km/h)
2-3	Bicicleta ergométrica, bilhar, boliche, equitação
3-4	Ginastica suave, pesca em barco, tiro com arco
4-5	Yoga, Ciclismo (10-12km/h), Tenis, Basquete
6-7	Ejercicios Aeróbicos, Ginastica intensa, remo (6km/h)
7-8	Correr > (7,5km/h), ciclismo(20km/h), natação (moderada/rápida)
8-9	Karate, boxe leve, musculação intenso
>10	Correr > 9km/h, competição de natação, competição de boxe e Karate

Gasto metabólico (METs) de algumas atividades esportivas

De acordo com as recomendações do America College of Sport Medicine, o Yoga Terapêutico deve ser incluído no grupo I, com atividade de intensidade constante e baixa variabilidade no consumo energético, com menor risco cardiovascular e de lesões traumáticas. Através de um estudo realizado sobre praticantes de Hatha Yoga, foram observadas varias respostas fisiológicas de interesse:

- As respostas fisiológicas foram significativamente ($p<0,05$) maiores em asanas de pe, inversões e retroflexões do que em asanas supino e sentados.

- O equivalente metabólico promedio (MET) de cada postura não superou os 5 METs. A prática consumiu 149,4 +/- 50,7Kcal.

- O tempo acumulado consumido dentro de uma frequência cardíaca de 55-85% de la HR más. Foi 29,7+/-15,9 min(intervalo=10,8-59,9min)

•	A pratica de asanas foi classificada como exercício de intensidade leve a moderada sem evidencia de estimulação cardiopulmonar sustentado. As praticantes de nível intermedio e avançado, mantiveram as posturas até 5 minutos sem estimular uma resposta opressora indesejável.

•	O alinhamento postural teve uma influencia significativa nas respostas da presão arterial, indicando que o alinhamento preciso tem consequências fisiológicas importantes para o praticante de Yoga.

Dentro das recomendações na abordagem do Yoga, é necessário manter um limiar aeróbio em todo momento que permita aumentar o VO2 máx. De acordo com as características do individuo

•	FC máx (estimada) homens = 220-idade

•	FC máx (estimada) mulheres = 210-idade

Se mantem um limiar aproximado entre 60% e 90% da frequência cardíaca máxima +/- 15 (parâmetro de correção metabólico).

Em 2016, Larson Meyer revisa, de forma sistemática, 13 estudos abordando o gasto metabólico do Yoga e o publica na Medicine Science Sport Exercise, a revisão observa que asanas de yoga podem se encontrar entre 3.3+/-1,6 (nivel = 1,83-7,4 MET) porém trabalhos como Surya Namaskar estabelecem valores atípicos de 7,4 METs, cumprindo os critérios de atividade de intensidade moderada a vigorosa. O gasto metabólico de pranayamas foi 1,3+/-0,3.

Segundo os dados recolhidos, pode se estabelecer certas proteções de gasto metabólico para diferentes escolas.

METs	LINHA DE YOGA
0	Nidra Yoga
1-2	Raja Yoga - Yin Yoga
2-4	Hatha Yoga Clássico
4-5	Iyengar
6-7	Vinyasa suave, Kundalini Yoga
7-8	Anusara Yoga

Gasto metabólico (METs) de algumas escolas de Yoga

Kundalini Yoga inclui um catalogo muito variável de Kryas que vão desde aulas de menor carga metabólica até outras muito intensas podendo se aproximar a 10 METs

Quando se inicia uma atividade física, é preciso quantidade menor de exercícios para chegar a uma intensidade de esforço, esta situação deve ir se incrementando conforme se melhore a capacidade física. As aulas de Yoga terapêutico devem ser de aproximadamente 45 a 60 minutos de atividade continua aeróbica incluindo o tempo de aquecimento (asanas clássicas evolucionando a linhas em movimento, se aplicável) e recuperação, iniciando em baixa intensidade. Se observará um melhor uso de lipídios após 20 minutos de exercício leve a moderado, com redução no peso da gordura.

Em relação às sessões individuais, deve ser adaptado à disponibilidade do participante (aspectos laborais, gestão do lazer e tempo livre, familiares, etc) e deve se recomendar no mínimo, duas sessões na semana.

As sessões devem se adaptar aos motivos pessoais e chegar a um acordo sobre as sessões realizadas em aula ou consulta e entregar uma planilha de trabalho para seu desenvolvimento ambulatorial. Por exemplo, pode-se chegar a um acordo de sessão semanal ou quinzenal em consultório e que o aluno/paciente pratique em casa ao menos três vezes na semana durante uma hora. Outra forma de trabalho pode ser indicando que todas as manhãs e/ou tardes pratique um asana simples, para não precisar investir muito tempo. O importante e chegar a um acordo onde a pessoa se sinta confortável e que favoreça a união ao espaço (Sadhana)

Havendo pouca capacidade funcional (inferior a 3 METs) é melhor recomendar sessões diárias de 5 minutos até melhorar a capacidade e assim incrementar a duração da sessão. Pessoas com obesidade precisam sessões diárias de baixa intensidade para aumentar o consumo calórico e reduzir a gordura corporal.

Ritmo de progressão

O tratamento deve ser evolutivo e se adaptar à melhoria clinica do individuo, sendo consciente das possíveis situações de piora. É importante destacar isso, pois embora pode acontecer que algum exercício seja um fator de lesão, é muito importante ser consciente das possíveis variáveis que produziram a piora, explorando situações da vida cotidiana que mesmo inócuas, possam ter algum impacto (alimentação, rotinas domesticas, estresse, fatores emocionais, etc). As vezes a melhoria clinica implica um aumento de intensidade de ações que antes estavam limitadas ou situações de elevado impacto emocional que geram uma abrupta e súbita recaída.

Exemplo: um paciente após longos meses de melhoria clinica, viaja ao estrangeiro e um dia de muito caminhar, surge um quadro de ciática que limita seu retorno. Na entrevista se exploram fatores de alimentação e se observa um aumento no consumo de farinhas e açucares rápidos, alimentos gordurosos saturados e bebida alcoólica que produziu uma inflamação do intestino delgado afetando a L4 e comprimindo o nervo ciático. Situação que se conseguiu minimizar após uma sessão de terapia e recomendações nutricionais.

Após detalhamento sobre a adaptação da vida pessoal do paciente, podemos estabelecer um marco teórico que nos oriente:

FASE	DURAÇÃO AULA (min)	OBSERVAÇÕES
Semana 1 a 5 **Fase Inicial**	35	Duas vezes na semana, com dois dias de separação entre cada sessão. Segundo a capacidade funcional e condição aeróbica, pode variar de 2 a 10 semanas
Semana 6 A 27 **Fase Melhoria**	50	Fase de melhoria. 3 a 5 vezes por semana, com intensidade variável e descansos se for adequado.
A partir de 6 meses **Manutenção**	60	3 a 5 vezes por semana. Intensidade Variável nos limites da prescrição

2 . A Coluna como eixo principal na pratica de Asana

Devemos conceituar a prática de asana como uma "sub-disciplina" dentro do Yoga, um dos Ashtanga. Nessa pratica, o envolvimento da coluna está implícito em qualquer movimento, em maior ou menor grau. Revisando o dicionário de asanas de Yoga do s. XX, não há uma postura que não envolva as costas de forma direta ou indireta. Seja nas posturas de flexão ou extensão como as que tem relação com a articulação das extremidades. Alem do mais um amplo espectro de asanas envolve uma ativação da musculatura coxo-femural.

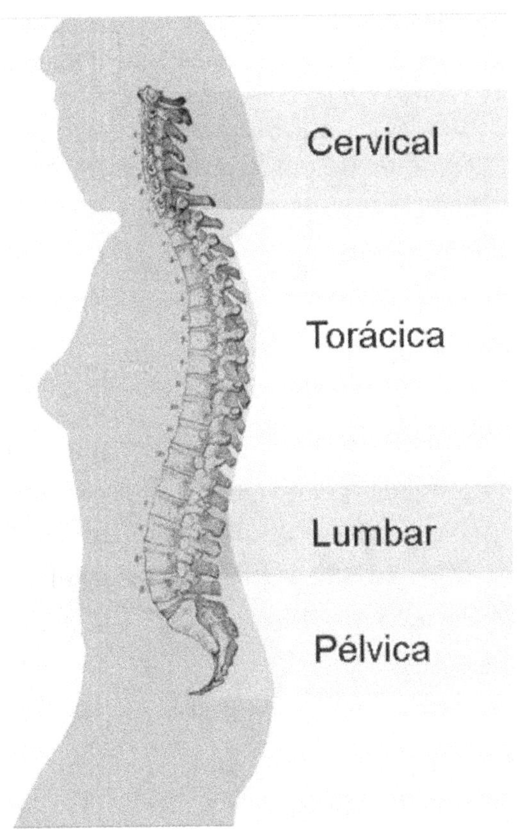

Ilustração 12 figura da coluna

A historia de Selam

Selam é uma criança de dois anos e meio e tem uma particularidade: viveu ha 3.3 milhões de anos. Seu caso é muito especial pois é a coluna hominídea mais completa encontrada até o momento. Inclui vértebras, pescoço e caixa torácica.

A evolução provocou modificações anatômicas em nossos ancestrais que permitiram mudanças na mecânica de nossa bipedestação. Segundo Carol Ward, da faculdade de Medicina de Miosuri, é nossa característica ter menos vértebras torácicas, mais vértebras dorsais e menor numero de costelas que suportem as vértebras que nossos parentes primatas mais próximos. Os humanos também temos mais vértebras nas costas baixas, o que permite uma correta deambulação.

A coluna vertebral é uma estrutura complexa de material misto: osso, cartilagem e material fibroso e resistente. O objetivo funcional é servir de suporte, proteção e apoio na deambulação. Se compõe de vértebras, ligamentos, discos inter-vertebrais e músculos.

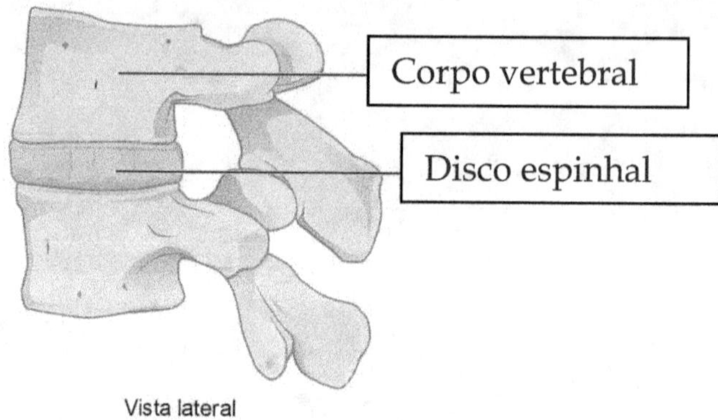

Ilustração 13 figura de vertebra e disco intervertebral, vista lateral

As diferentes vértebras que conformam a coluna, se unem a nível de corpo pelos discos inter-vertebrais através de anfiartrose, e os arcos mediante as tiras articulares. Estão desenhadas de forma específica para sua missão: mais densas nas regiões caudais e mais finas quando mais próximas do craneo.

A forma curvilínea da coluna em forma de "S" tem como finalidade a distribuição da carga na raque através das curvas anatômicas. Um dos conceitos mais importantes na pratica de asanas e meditação é manter, o máximo possível, o desenho anatómico original.

De forma mais especificas as funções da coluna são:

- Estáticas
- Suporte do peso
- Proteção da medula (até L2-L3) no plano clinico uma hérnia em L4-L5 diminui sua importância por não chegar na medula espinhal
- Ampliação da caixa torácica
- Ancoragem para junção e estruturas
- Dinamica: Movimentos
- Suporte de impactos
- Apoio monopodial

- Ancoragem dos músculos responsáveis pela marcha

A variação biológica individual, tanto da raque, a pelve como o resto de estruturas ósseas, é um fator fundamental na pratica de asanas.

Devemos considerar a forma dos discos intervertebrais e sua resistência em ciclos de flexão. Os discos mais sensíveis tem forma de limacon (caracol de Pascal), porém os discos ovóides suportam melhor os ciclos de torção.

Os discos invertebrados em forma de limacon são sensíveis a melhoria com asanas como:

- Bhujangasana
- Ardha-Bhujangasana
- Balasana
- Bebe feliz
- Marjary asana-Vitilasana

Estes exercícios estão considerados atualmente dentro do método McKenzie

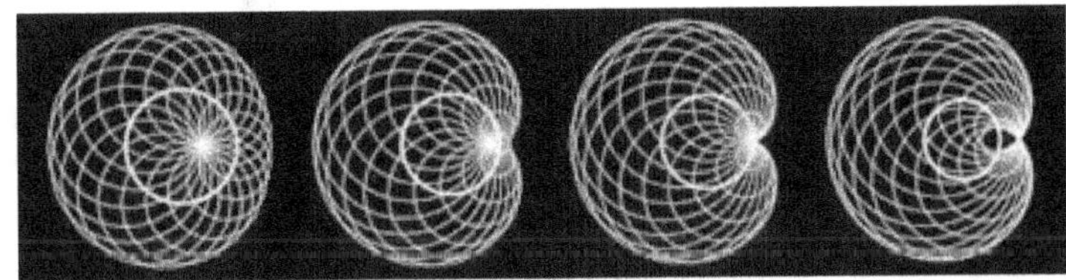

Ilustração 14 Discos limacon

Em outra tipologia de colunas mais largas, com maior diâmetro dos corpos vertebrais, vamos encontrar maior suporte frente a cargas, porém menos resposta a movimentos de flexão como Uttanasana ou Paschimotasana.

Uma coluna definida como fina, terá melhor resposta a posturas como Navasana e pior resposta em asanas com maior carga da raque. Mesmo assim, não é aconselhável uma proposta de Navasana dentro do conceito de Yoga Terapêutico devido a seu potencial lesivo.

Vários autores como Schmidt et al (2016), Belavy et al (2017) e Gordi M et al (2015) coincidem em que a hora do dia influi no estado de hidratação dos discos. Nas primeiras horas do dia, os discos estão altamente hidratados, aumentando sua tensão durante os exercícios de flexão. Snook at al (1998) propõe evitar asanas de flexão repetidas em pessoas com problemas lombares nas primeira horas da manhã.

Será preciso, então, adequar a pratica do Surya Namaskar repetido para pessoas com patologia lombar.

Outra situação que encontraremos, é que colunas mais grossas e com menor mobilidade sofrem uma maior tensão de flexão, e terão lesões de hérnia mais rapidamente com asanas de flexão.

O equilíbrio da coluna depende do equilíbrio entre o complexo muscular e miofascial anterior e posterior (quadrado lombar), a pressão que sofre a cavidade abdominal e o controle motor complexo dos diferentes captores posturais. Para Juan Ramón Heredia, é importante a coordenação que mantém a coluna com a pelve a nível intersegmentar e a contribuição do tronco na manutenção do equilíbrio corporal em relação à gravidade e outras forças externas que podem levar a situações de sobrecarga e desestabilizações inesperadas.

Mesmo que as bases da estabilidade da raque tenham o condicionamento abdominal como conceito base, é importante avaliar as diferentes sinergias dadas pela resposta psico comportamental do individuo (a atitude pode afetar a postura) e os diferentes alinhamentos osteoarticulares de base genética ou que foram desenvolvidos durante a primeira fase da infância e seus primeiros passos.

Vejamos uma breve revisão sobre as pressões discais da coluna e como flutuam em relação ao movimento sobre seus diferentes eixos e planos.

McGill, no seu livro "El Mecânico de la espalda" (ed. Autores de Argentina) diz sobre pacientes que sofrem dores: *As posturas e movimentos determinam as cargas e o estresse sobre as articulações. Esse estresse influi na sua dor.* McGill e Panjabi são importantes referencias atuais na biomecânica das costas e no controle do core. Em relação à flexibilidade da coluna, McGill a compara com um arame e seu efeito acumulativo em flexões repetidas e recomenda priorizar uma flexão controlada sobre a dobradiça da cadeira a fim de evitar que a coluna possa quebrar, como o arame exemplificado.

Amplitudes Articulares na Coluna

A amplitude articular foi estudada em outros capítulos, porém neste, assume especial importância.

O estudo de certos asanas provoca a prática de exercícios fora da sua amplitude ideal, produzindo efeitos sobre os sistemas motores da coluna.

Corretores de curvas anatômica:
Urdhva Prasarita Padasana, Padhastasana, Pavanamuktasana

Aumento de curvas anatómicas:
Ustrasana, Bhujangasana, etc

A função das curvaturas é resistir mais peso. Se observa na formula:

$$R = n^2+1$$

Onde R é a resistência e N número de curvas. Manter nossa curvatura habitual significar ter 10 vezes mais resistência do que mante-la corrigida numa linha reta.

Ação Articular	ADM adequado	ADM danoso	Exemplos
Flexão Lombar	<40°	60° a 80°	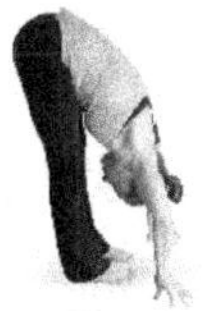
Extensão Lombar	<20°	35°	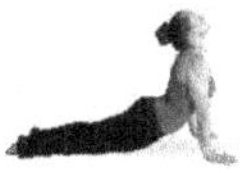
Inclinação lateral	<30°	35°	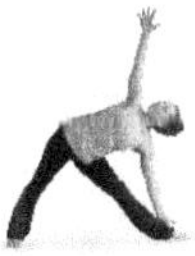
Rotação Global	<45°	45°	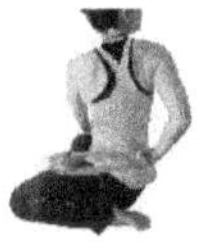

O movimento flexo extensor é variável entre 150 e 300 graus, com maior variação na coluna lombar e cervical, sendo limitado na região dorsal.

No plano da lateralização, limitado pelas costelas, observamos os diferentes graus:

- Cervical: 25graus
- Dorsal: 15 graus
- Lombar: 35 graus

O movimento de rotação acontece especialmente na região dorsal e atlo axóide, sendo nulo a nível lombar.

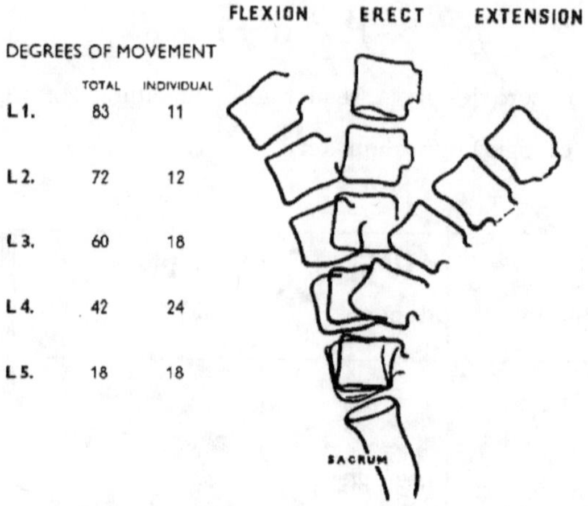

Ilustração 15 Traçados de radiografia representativas mostrando a amplitude de movimento da região lombar

Alterações da estatica da coluna

No plano frontal se encontra a escoliose. No plano sagital, a hipercifose e hiperlordose.

Nos discos intervertebrais, podemos detectar degeneração e hérnia de disco.

Biomecânica da dor nas costas

Muitos dos problemas de dor em consulta, são de Hérnia de disco, compressão radicular ou sobrecarga muscular originados no
DESEQUILIBRIO
Pontos principais a considerar:

- Equilibrio muscular.
- Fortalecimento.
- Muscular:
- 1o abdominal
- 2o lombar
- Ganho de mobilidade/ elasticidade muscular:
- Alongamentos

Construindo o Core

A questão do "core"e da saude do core surge pela primeira vez no pensamento contemporâneo sob um contexto terapêutico da abordagem da dor lombar crónica, o que leva à recomendação do exercício físico e de rotinas de exercícios para trabalhar este sistema. O termo "núcleo", neste contexto terapêutico, se refere essencialmente a região lombar estabilizada de forma efetiva.

No contexto da abordagem da dor lombar crônica, a estabilidade da coluna foi equiparada ao tônus abdominal correto, popularizando o trabalho abdominal como forma de melhorar o core para tratar ou prevenir a dor lombar.

No New York Times foi publicado um artigo entitulado *"Seu treino abdominal esta machucando suas costas?"* Um artigo polemico explorando a ideia da "saúde central" equiparando-a com exercícios que exigiam "Sugar a barriga" Abdominal Hollowing?, "secar a barriga" ou "alisar costas". O artigo gerou, imediatamente, mais de 300 respostas com muitas informações contraditórias. Enquanto algumas pessoas contavam sobre curas miraculosas de dores nas costas após participarem de exercícios centrados no "núcleo", outros descobriram que os problemas nas costas existentes se agravaram ou causaram novas dores. Segundo as reações dos leitores, parecia claro que a importância do conhecido como "saúde central" estava infiltrado na consciência popular. Também é claro que existe uma grande confusão em relação ao significado real de "Core" e quais praticas derivam do mesmo.

Apesar da popularidade, a informação usada não era totalmente correta, então não é surpreendente que programas para desenvolver a "força central" tenha resultados mistos (e contraditórios).

Se enfatizou demais o papel dos abdominais (sem descreve-los de forma cientifica) Seu significado fica claro no momento que observamos o contexto mais amplo ou o"quadro geral" do "core" e ao entendermos adequadamente o tipo de "estabilidade" que beneficia à região lombar.

As preocupações pela "estabilidade da coluna" vão além da prescrição de exercícios para remediar ou evitar a dor. O objetivo final do "trabalho do Core", que é o mesmo trabalho dos Bandhas na prática de asanas, reconhece que a saude do Core é o centro do movimento do corpo inteiro bem organizado.

Também existe a preocupação popular pelo estado fisico e aparência, especialmente para manter uma "barriga scca", que distorce a compreensão de um núcleo estável e saudável.

Há muitos exercícios que se ensinam para tonificar o Core, onde a força central se equipara com a força abdominal, e a força abdominal se iguala ao abdômen liso. Isso levou a problemas e confusão, assim como lesões e dor, pois os esforços para evitar atingir um abdômen liso devido a força abdominal (especialmente a força dos "six paks"ou rectus abdominis) junto ao método de ensino, podem afetar a saúde lombar e assim, os objetivos e benefícios da pratica do Yoga.

Os sistemas estabilizadores

Embora as descobertas sobre o abdômen transverso tenham sido "levadas a serio", o papel dos músculos multifidos em conjunto com os abdominais transversos eram muito pouco frequentes nas abordagens populares para descobrir a "força central".

Com a ajuda da eletromiografia, Richarson e sua equipe puderam estabelecer uma descrição precisa de como trazer o umbigo em direção à coluna (que é a descrição de Uddyana Bandha: envolve uma co-contração de uma camada especifica dos músculos abdominais (transverso) e os multifidos.

A pesquisa se centrou no trabalho conjunto desses dois músculos na reabilitação e prevenção da dor lombar. Desde então, o conceito de estabilização da coluna vertebral recebeu a atenção da pesquisa cientifica.

Embora as descobertas sobre os abdominais transversais foram levados a serio, o papel dos multifidos junto aos abdominais transversais, foram excluídos do enfoque popular para desenvolver a "força do core"

Este mal-entendido levou a exercícios errados com instruções para empurrar a coluna contra o chão ou a parede. Este movimento, desabilita os músculos multifidos, debilitando o sistema de suporte da coluna em vez de criar estabilidade.

Embora seja muitas vezes mal compreendida pelo publico, a pesquisa de Richadson, é um bom exemplo de como a ciência moderna pode aportar uma nova claridade à sabedoria antiga. O movimento do umbigo ao nervo em termos da ação combinada do abdômen e multifidos, pode ser agora mais especificamente entendido.

A fim de aproveitar totalmente a ação de Uddiyana Bandha à luz desta relação, tem que entender que o uso postural de Uddiyana Bandha funciona melhor quando a curva natural, na parte inferior das costas, apoia a co-ativação dos músculos multifidos com a coluna transversa.

Mesmo sendo difícil manter as curvas anatômicas da região lombar, a ação postural de Uddiyana Bandha ainda se aplica. Para entender como funciona, deve-se examinar de perto o conceito completo da estabilização.

Em relação a estabilização das articulações (no caso também da coluna), a teoria anterior foi centrada nos ligamentos. Os exercícios de reabilitação das costas se destinavam a fortalecer os músculos para compensar os ligamentos fracos, pelo qual se insistia no fortalecimento dos abdominais (usar agachamento) e dos extensores das costas compensando a fraqueza inerente aos ligamentos.

Nos últimos 20 anos, este conceito evoluiu na medida que avança a compreensão de como as articulações e os músculos trabalham juntos para a estabilidade. Implica reconhecer quais músculos funcionam com estabilizadores precisos, e quais estão relacionados ao movimento (como os bíceps/tríceps, que mexem a parte inferior do braço em relação à parte superior, embora estes também funcionam em serie com os ligamentos do cotovelo para estabilizar e regular o movimento dos ossos do braço).

Os músculos estabilizadores não mudam o comprimento no transcurso do movimento, mesmo quando ativados. Eles não provocam movimento, mas sim estabilizam o corpo durante o movimento.

Dois destes músculos são os abdominais transversos e os músculos multifidos, será estudado de perto seu papel para compreender sua participação na ação estabilizadora de uddyana bandha,
Panjabi (1992, 1994) conceituou o sistema estabilizador da coluna em três subsistemas em equilíbrio:

1.   Subsistema de controle (sistema nervoso)
2.   Subsistema de estabilidade passiva (vértebras, corpos vertebrais e ligamentos)
3.   Subsistemas de estabilidade ativa (músculos e tendões)

O controle motor da estabilidade da coluna é complexo, com múltiplos músculos e linhas de ação redundantes, há um numero infinito de possíveis padrões de ativação muscular que satisfariam as condições de equilíbrio, mas um adequado controle de estabilidade pode não necessariamente ser alcançado.
(Cholewicki e Silfies, 2006)

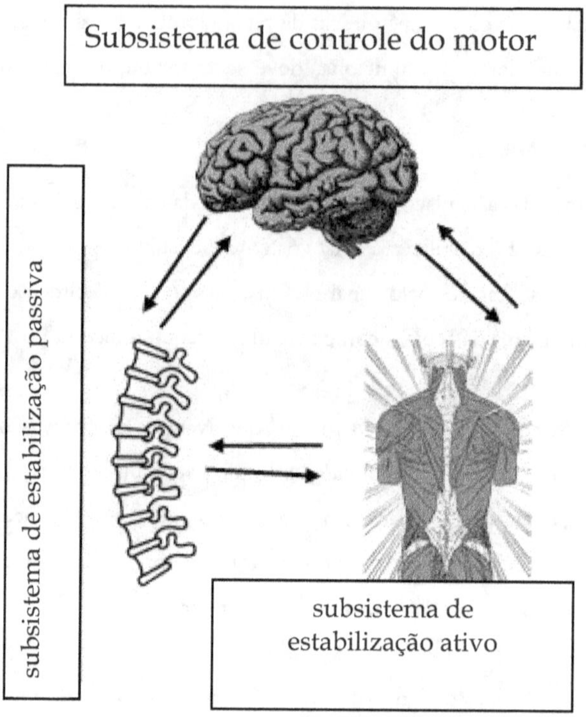

Ilustração 16 Figura com subsistemas

Diversos autores concordam em que deve existir uma interrelação e equilíbrio entre todos eles e a disfunção de um subsistema provoca a substituição pelos demais. Não se imagina um movimento das extremidades, que por mais simples que seja, não envolva uma inter-relação com a coluna que proporciona fluidez e graça ao movimento. Por regra, o movimento costuma ser poli-articular e simultaneamente acontece em vários planos. Para esses movimentos cotidianos do tronco, Cholewicki e MacGill (1996) e O'Sullivan (2006) concordam que padrões coordenados de recrutamento muscular devem acontecer entre os sistemas musculares global e local do tronco.

Desta forma, ao exercitar as extremidades superiores ou inferiores (ou combinados) com uma adequada percepção e controle das micro progressões de integração neuro-muscular do CORE, a exigência de estabilidade se desenvolve e integra.

Dentro de um processo autônomo e independente, o SNC pode configurar processos que proporcionam estabilidade à demanda de movimento.

Em uma demanda previsível, o SNC configura e programa estratégias adequadas. Quando a solicitação de resposta for imprevisível, é gerada uma rápida resposta muscular para responder ao distúrbio.

Como observado em outros capítulos, este distúrbio deve ser respondido pelos órgãos sensoriais e pelos receptores encontrados em todo o corpo.

Os músculos superficiais do tronco respondem às diferentes forças que atuam na coluna, seguindo parâmetros temporais e espaciais da atividades. Não entanto, a atividade dos músculos intrínsecos profundos é independente da direção das forças reativas (Hodges e Richarson, 1997).

O subsistema de estabilização ativo

O subsistema de estabilização ativo, é o trabalho realizado pelos músculos e tem a habilidade mecânica de estabilizar o segmento da coluna vertebral (Hodges, 2004).

No âmbito da estabilidade lombar-pélvica, será necessário o trabalho combinado de numerosos músculos para permitir manter um controle ótimo.

Para McGill (2008) o trabalho muscular deve ter um equilíbrio capaz de permitir uma rigidez muscular de suporte estabilizador. No caso da força muscular exceder ou não atingir o mínimo necessário, não terá cumprido sua função.

Apesar do que se pensava há muito tempo, são importantes tanto os músculos estabilizadores "locais"quanto os estabilizadores "globais". A resposta e importância de um ou outro, irá depender da tarefa.

A co-ativação simultânea de muitos grupos musculares, aumenta a rigidez da coluna. A contribuição relativa varia com múltiplas fatores: a tarefa, a postura e a direção do momento.

Subsistema de estabilização passivo

O subsistema de estabilização passivo, é formado por estruturas ósseas, articulares e ligamentos. Os ligamentos, disco intervertebral e outras estruturas passivas, também contribuem à estabilidade da coluna lombar agindo como molas não lineares. Este sistema adquire maior importância no fim da amplitude do movimento, não sendo tão importante na posição neutra, onde a coluna vertebral apresenta menor rigidez neste aspecto.

A importância deste sistema é que a redução da sua rigidez pode aumentar a vulnerabilidade da coluna, favorecendo a instabilidade.

Reitero a importância dos três subsistemas. Não fossem os músculos, os próprios ligamentos da região lombar seriam sensíveis à instabilidade com cargas compressivas muito baixas.

O disco intervertebral é o principal suporte de carga da coluna lombar e esta desenhado para suportar forças de carga verticais, mas é vulnerável a forças de rotação e cisalhamento (O'Sullivan, 2006)

Quando o ligamento é submetido a uma carga que excede o limite fisiológico, se produz um micro colapso antes de atingir o limite da elasticidade. Estudos mostram que o micro colapso pode começar mesmo antes de exceder o limite de carga fisiológico e ocorrer em toda sua amplitude fisiológica, em qualquer ligamento (Nordin y cols, 2004)

A individualidade anatômica, como a postura e o fitness podem ser precursores de lesões

Encontramos com frequência no Yoga, propostas orientadas a trabalhar X parâmetro anatômico. Um dos mais comuns é o quadril.

Os asanas com apertura de quadril são muito frequentes no Yoga. Malasana, Utkata Konasana, Baddha Konasana e variantes (Supta), Corvo de Kundalini e Uphavista Konasana entre outras que precisam um movimento de flexão, adução e rotação da mesma.

O correto desenvolvimento será regulado pela anatomia da pessoa e mais especificamente, seu quadril. A articulação do quadril é composto por um espaço oco na pelve -chamado acetábulo- e a cabeça do fêmur que se incerta nele. Ao redor da articulação do quadril encontramos a musculatura, a capsula da articulação e o tecido conectivo, além de outras considerações anatômicas.

A estrutura anatômica do quadril determina os limites da pratica de asana com a amplitude de apertura e seu impacto no eixo lombar-pélvico.Vejamos nas seguintes imagens diferentes variáveis anatômicas.

- **Angulo da cabeça do fêmur.** Na imagem a seguir, observamos o fêmur de duas pessoas diferentes. A estrutura mais elevada permite maior rotação na cabeça no acetábulo.

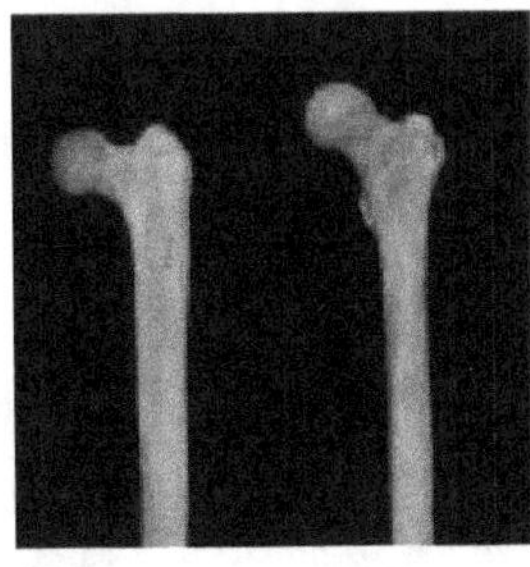

Ilustração 17 Figura dos dois fêmur.

- **Colo do fêmur mais longo.** A maior distância do colo do fêmur melhora a dinâmica de agachamento entre as duas pessoas, independente do trabalho de flexibilidade desenvolvido. Na pessoa com o colo menor, um esforço na aplicação de asanas pode produzir lesões por desgaste e deterioro da estrutura óssea.

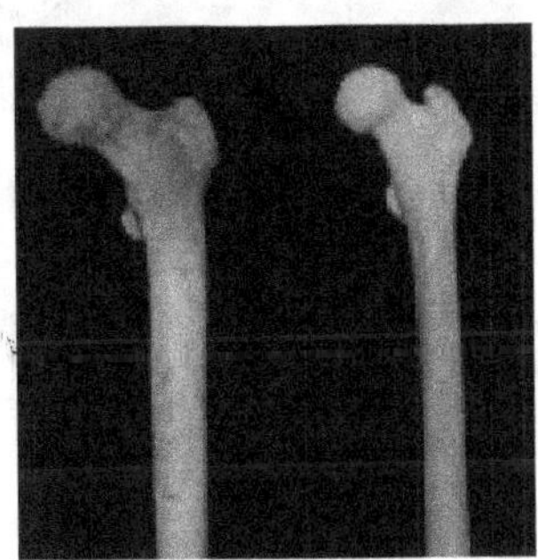

Ilustração 18 Figura dos fémures, um com maior desgaste

- **Angulo 3D da cabeça e colo do fêmur** que permite uma melhora de rotação não acetábulo, independente da situação da musculatura do piriforme.

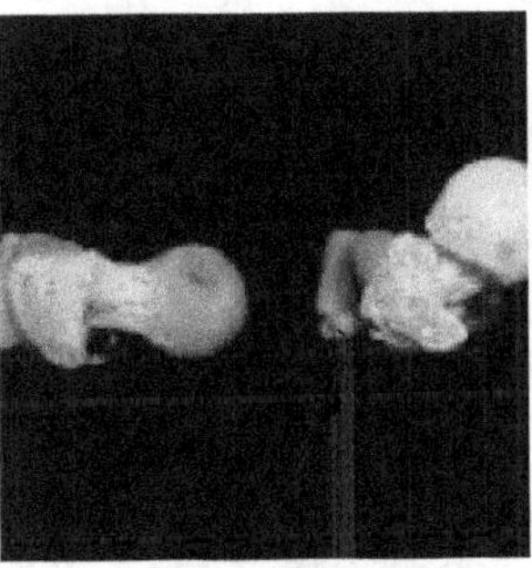

Ilustração 19 Figura das cabeças dos fêmures.

- O espaço do acetábulo do quadril é também muito importante. No mesmo tamanho da pelve, há uma diferença onde a cabeça do fêmur é inserida (melhor alinhamento do asana da pessoa da esquerda que o da direita)

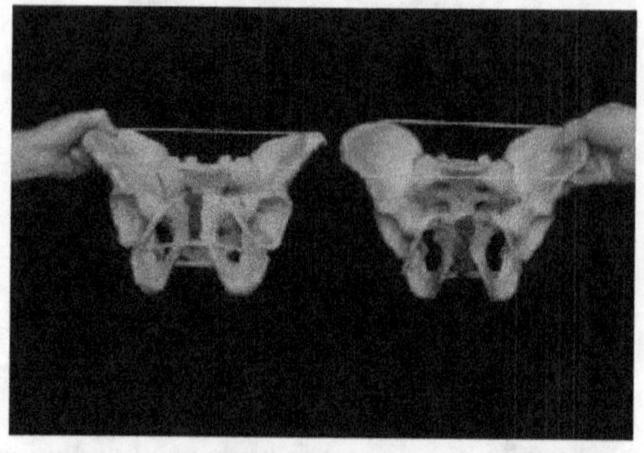

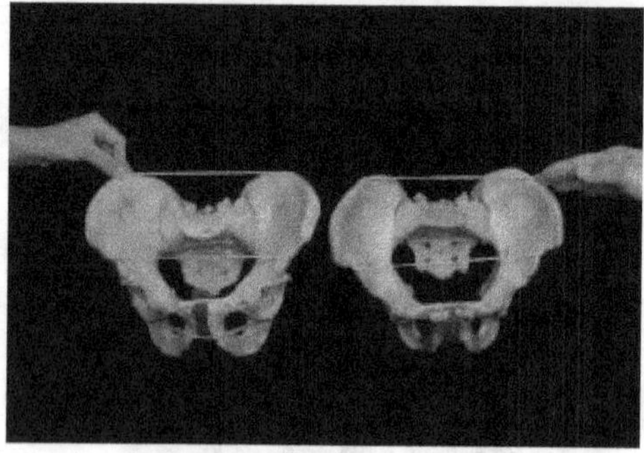

Ilustração 20 duas figuras de quadris diferentes

- **Lateralização dos segmentos ósseos** Numa vista lateral

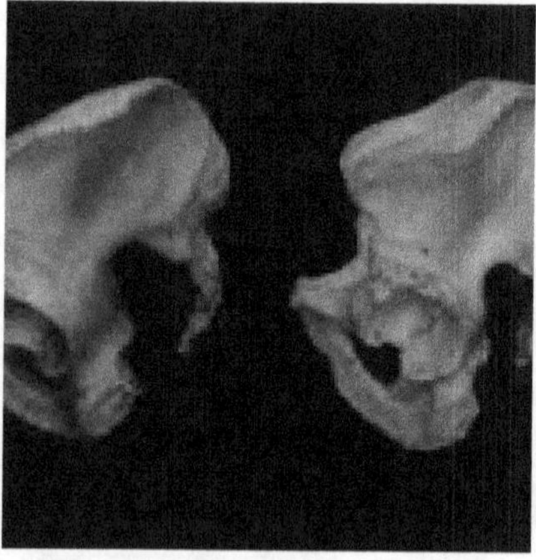

Ilustração 21 figura da pelvis lateral

Independente da situação muscular de cada individuo, a anatomia da pelve será um dos principais protagonistas. Muito poucas pessoas estão no seu limite do movimento do quadril, por tanto, os exercícios de mobilidade são, sem duvida, uma boa ideia. As diferentes estruturas anatômicas que nos individualizam, aconselham o uso de PROP para o correto desenvolvimento do Yoga.

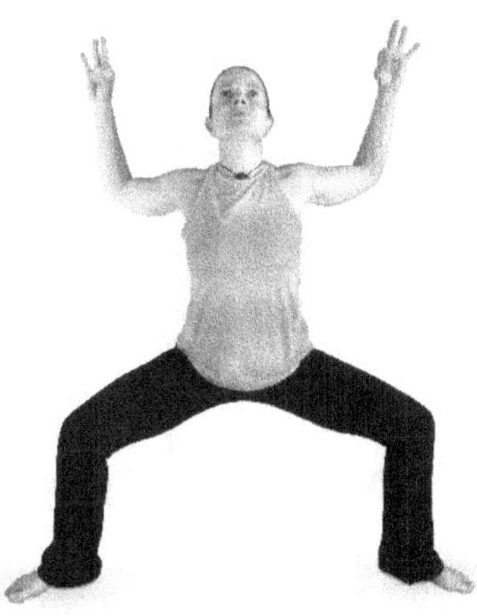

Ilustração 22 - a apertura do quadril é condicionado às estruturas ósseas

O controle motor da estabilidade da coluna vertebral, requer um sistema integrado com sensores que detectem o estado corporal, um sistema de controle que interprete as demandas de estabilidade e programe as respostas adequadas, e os músculos que executam essas respostas. É preciso considerar estes elementos e relaciona-los às propriedades de arquitetura, mecânica e funcionalidade dos músculos do tronco para compreender os mecanismos usados pelo SN para controlar a forma em que os músculos do tronco coordenam seu movimento e estabilizam o tronco.

3. Os quatro Bandhas do Yoga

O Hatha Yoga Predipika é um tratado de mediados do século XIV d.C escrito por Svatmarama. Trata do Raja Yoga.

É um dos primeiros textos que, em diferentes momentos, menciona aspectos relacionados aos Bandhas. Um dos seus fragmentos explica:

Quando o Siddhâsana foi aperfeiçoado, pode-se desfrutar do êxtase proporcionado pelo estado meditativo unmani-âvasthâ que surge sozinho, os três bandhas surgem de forma natural, sem esforço.

O uso dos Bandhas mencionado no texto mostra como, após uma prática de ação muscular física, uma resposta fisiológica e energética pode ser atingida.

O Sloka que lida com as chaves na respiração diz:

- No final de *Puruka* deve ser praticado *Jalandharabandha*, e no final de *kumbhaka* e inicio de *rechaka*, *uddiyanabandha* deve ser realizado.

- Praticando *jalandharabandha*, *mulabandha* e *Uddiyanabandha* ao mesmo tempo (durante a respiração), *prana* flui por *sushuma*.

Esta parte do texto destaca a resposta muscular por ação dos bandhas, que interagem com estruturas energéticas como Sushuma. No seu recorrido anatômico, fazem parte da coluna e obtém respostas no movimento respiratório primário sacro-cranial, através da ativação de músculos como o transverso e Multifidus.

O conceito de Bandha é utilizado em outras tradições e culturas. Na cultura japoneses se define como Hara, traduzido como abdômen. *Define* a região que percorre o estômago até os órgãos genitais, juntando o I(estômago)e o Kikai (próximo do umbigo). No Kikai, 5 cm abaixo do umbigo, está o Tánden inferior (encontrado em textos antigos do s.III e IV d.C). As artes marciais japonesas tem técnicas de co-ativação muscular, que junto a formas de pranayamas marciais, controlam o Hara. Autores descrevem três eixos principais que se assemelham aos bandhas e outros dois Tanden, segundo a literatura:

- Jo tanden (上 丹田): tanden Superior

- Chu tanden (中 丹田: Tanden Médio

- Getanden (下 丹田): Tanden inferior também conhecido como Seika tanden (臍下 丹田) ou Kikai tanden

  (気海丹田).

En el Kikai, encontramos semelhanças com os pontos de acupuntura Rei Mai 4 e 5 da MTC, com funções especificas de índole digestiva e Genito-urinária.

Na medicina chinesa se fala de San Jiao ou triplo aquecedor, distinguindo Jiao Superior, Médio e Inferior. Com um meridiano miofascial energético definido, a cultura Chinesa define os Jiaos como uma estrutura energética com capacidade de regular as funções dos órgãos viscerais.

- **Jiao Superior**: no tórax. Relação com pulmão, Coração e energia respiratória.
- **Jiao Médio**: no abdômen, debaixo do diafragma . Relação com Baço, estômago, Vesícula Biliar, Fígado, Intestinos, digestão e transformação de nutrientes em energia nutritiva.
- **Jiao Inferior**: no baixo ventre. Relação com rins, Bexiga, sistema reprodutor.

Bandhas energéticos na cosmovisão do yoga.

Continuando com o referido paralelismo entre a ativação dos Tanden japoneses e os Bandhas, os Bandhas são técnicas que permitem, a partir de contrações musculares intencionadas, facilitar o uso da bioenergética. Para a cultura hindú , é similar à corrente de energia Kundalini e o desbloqueio dos *granthis.*

Os Granthis formam um sistema de proteção que impede a livre circulação do prana em direção a Sushuma. Bloqueiam energeticamente os chakras, mantendo atitudes e emoções negativas:

- **Bamha Granthi** associado aos primeiros chakras (raiz, sacro e plexo solar). Bloquear esse Granthi alimenta os apegos materiais e psíquicos. Para combate-lo deve se ativar o **Mula Bandha.**
- **Vishnu Granthi** associado ao quarto e quinto chakra (coração e garganta). Seu bloqueio alimenta o apego à excitação emocional, egocentrismo e egoísmo. Deve ser abordado a partir da ativação de **Uddiyana Bandha.**
- **Rudra Granthi** associado aos dois últimos chakras (terceiro olho e coronilha). Seu bloqueio gera preconceito, fantasia e orgulho. Deve ser abordado a partir da ativação de **jalandhara Bandha.**

Nas aplicações mais esotéricas da prática, entendeu-se que este sistema inverte o processo pelo qual a energia espiritual "lunar", mantida na abobada craniana, é "queimada no calor rajásico do fogo digestivo". As ações dos Bandhas interromperam este processo, que é a raiz do processo de envelhecimento. Estas ações foram utilizadas para obter uma fusão adequada da energia "lunar" (ojas ou Bindu) com a energia solar da parte inferior do corpo (na área do plexo solar) para acender o "fogo"transformador da kundalini.

A fusão acontece através dos processos sutis do prana e ações mais físicas ou "hidráulicas" dos bandhas. O resultado é a transformação da própria substância do corpo (ficando mais firme) e da consciência, abrindo o olho da percepção e compreensão não dual por meio da meditação. As ações dos bandhas foram adaptadas a formas mais modernas de Pranayama como suporte para a retenção da respiração, porém reconhecendo o propósito esotérico original.

Os bandhas podem ativar o tônus dos músculos utilizados na respiração, especialmente em Kumbhaka (retenção da respiração). Eles proporcionam apoio ao diafragma em uma respiração completa e também tem relevância no suporte para a estrutura do corpo, estabelecendo as condições para a respiração completa e mantendo sua conexão.

O ênfase do yoga moderno mudou para a prática física de asanas, eclipsando o pranayama, assim a aplicação dos bandhas também mudou seu uso para o de manter a estrutura geral do corpo, sustentando a respiração durante o asana.

Através da ciência osteopática, sabemos que o corpo humano dispõe de quatro diafragmas:

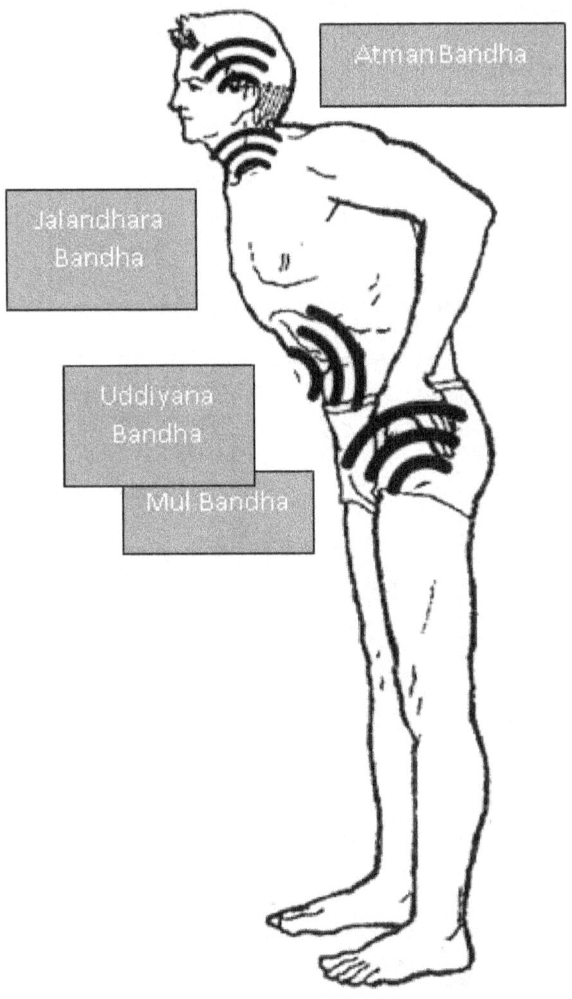

Ilustração 23 Figura de homem marcando os 4 diafragmas

1. **Mula Bandha**: no solo pélvico

2. **Uddiyana Bandha**: o diafragma respiratório

3. **Jalandhara Bandha**: diafragma bucal/cervical ou clavicular

4. **Atman Bandha**: compartilha diferentes estruturas do cerebro e do cerebelo gerando sinergias com o MRP

Atualmente a ciência reconhece este conhecimento ancestral com um nome: Core.

Na ciência do movimento os dois primeiro bandhas constituem uma entidade funcional permitindo a **ativação da cintura muscular com a proteção das costas**. Ativar as três chaves simultaneamente significa estabelecer **Maha Bandha**.

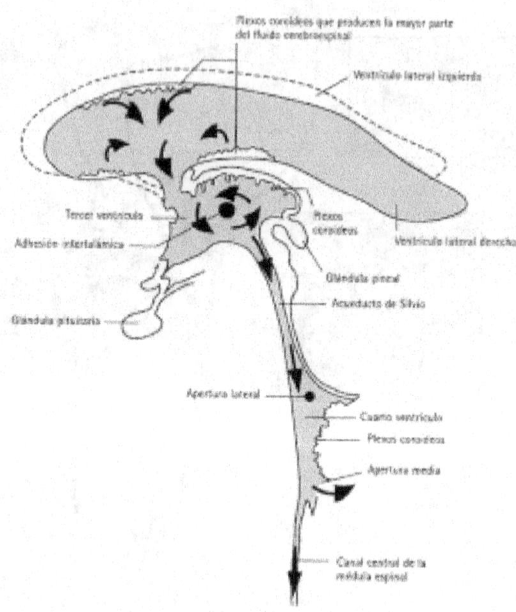

Ilustração 24 Figura de Maha bandha-

Jalandhara Bandha esta localizado na garganta, sua função seria a proteção das meninges. O diafragma bucal ou cervical formado pela língua e o palato esfenoetmóide (formam a base ou assoalho do cérebro) além do céu da boca, junto com os músculos da nasofaringe, glote, hioide, os ossos esterno-hióideos e omo-hióideos e os músculos da clavícula. A função deste diafragma é regular o fluxo de pressão na traqueia e ao controlar a pressão desde os pulmões, auxilia na postura erguida. Neste nível existem nervos cranianos, hormônios e vasos importantes.

Jalandhara Bandha esta localizado no diafragma cervical e tem uma direta relação com a mecânica do movimento craniano-sacral (como apoio ao diafragma craniano) e a passagem do LCR (Liquido cefalorraquidiano) protegendo as meninges do cérebro até cair em cascata fazendo sua conexão com o sacro.

A ativação de Maha Bendha criaria uma proteção perfeita, através da regulação do movimento craniano-sacral, da coluna e das meninges.

A importância da Jaladhara Bandha e a região do pescoço, definido no quinto chakra oriental, estão definidas por estruturas anatômicas que afetam a pratica de pranayamas como Ujjay ou Simha pranayama (respiração do leão), assim como a atividade fisiológica de certos mantras.

David Vinyers descreve a importância da região faringo-tonsilar justapostas nas regiões adjacentes a Jalandhara bandha. O autor descreve esta região com rica inervação na sua estrutura:

- Inervação simpática e parassimpática

- Sensitiva e motora

- Vascular

- Tecido linfatico

Neste sentido Vinyes relaciona a região com a estrutura anatômica fisiológica dos tecidos da base do crânio, cervicais, esôfago, laringe e do pacote vascular e nervoso do pescoço, pelo qual as irritações ou infecções habituais podem ter uma maior incidência no sistema basal.

Para Lorenz Fischer, as conexões nervosas que existem entre os núcleos de nervos glossofaringeo, vago, trigésimo e espinhal com as células do haste anterior da medula cervical superior e também com o nervo frênico, podem explicar o motivo de aparecerem com frequência afecções cervicais e viscerais quando existe um foco irritativo que interfere na região da faringe e amígdala.

Uma disfunção aguda ou crônica da área em qualquer da suas estruturas biológicas ou energéticas: faringite, amigdalite, abcessos ou mesmo no complexo biomecânico do pescoço, podem levar a uma alteração no sistema. A irritação prolongada na região da faringe, pode ser um fator determinante na formação de uma hérnia de disco cervical, dor cervical ou também infecções de ouvido.

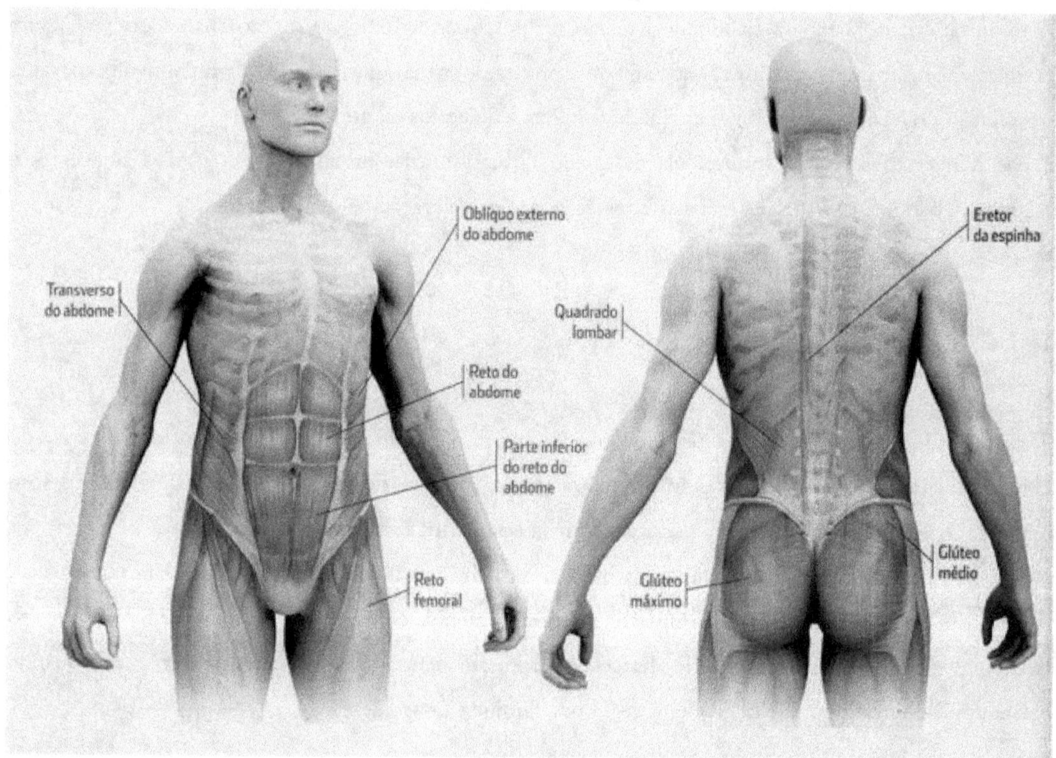

Ilustração 25 Figura dos Músculos do Core

Vinyes vai além e comenta: "*observei grande relação entre irritação na região da faringe e amígdala com manifestações alérgicas, as afecções da pele e vertigem, e isso me levou, em algumas ocasiões, a injetar na área mesmo quando a pessoa não lembra de ter tido faringite, amigdalite ou que as mesmas tenham sido removidas. Algo semelhante acontece com pessoas que sofrem de dores generalizadas, sejam articulares, musculares ou de tendão e sejam diagnosticadas com artrose, artrite reumática ou fibromialgia.*"

Deve-se entender a relação dos músculos do pescoço, conectados com a fáscia visceral e sua interrelação direta com Mula Bandha e Uddiyana Bandha para poder abordar o tema das cadeias musculares. Por outro lado, numa perspectiva interativa, é preciso entender doenças de garganta com deficit de ácidos graxos que afetam a esfera Otorrinolaringológica (perfil de Agpi deficiente) de Claude Lagarde e sua possível relação com disbiose intestinal, entrando no eixo da fáscia visceral e seu impacto nos músculos do pescoço e na patologia lombar-pélvica devido a inflamação de baixo grau.

Para aplicar jalandhara Bandha, deve-se sentar confortavelmente com a coluna vertebral dorsal reta, fortalecer o pescoço puxando a cabeça para atras e o queixo ligeiramente para dentro e para atras.

A estabilidade escapular

Para adquirir estabilidade no corpo, é necessário manter o principio da estabilidade escapular, a fim de evitar lesões nas cervicais e tensões musculares do pescoço e na parte superior das costas.

É um dos princípios mais difíceis de integrar à pratica. Cada vez que se realiza um movimento com os braços ou se trabalha contra uma resistência, forças são transferidas através da cintura escapular.

Seu alinhamento é importante para prevenir ou eliminar dores. Devem ser evitadas tensões no pescoço para resguardar os músculos como o trapézio ou escapular que estão encarregados, entre outras coisas, de elevar os ombros e que uma ação excessiva pode sobrecarrega-los,

Como estabilizar a cintura escapular?

Antes de cada movimento deve-se encontrar a região neutra. As escapulas estão numa posição neutra quando:

- São mantidas entre D2 e D7 (segundo a direção do movimento de elevação/depressão)

- Sua borda medial permanece em 5cm da coluna (segundo o movimento adução/abdução).

- Permanecem planas sobre o tórax.

Mula bandha

Este bandha desempenha um papel importante como raiz sacro , tanto na conexão energética quanto de movimento. Durante a prática do asana facilita a estabilidade da coluna.

O papel estabilizador da musculatura abdominal, está na sua capacidade de diminuir a pressão intradiscal na coluna dorso-lombar, mediante um aumento na pressão intra-abdominal e co-ativação da fáscia toracolombar, pela ação dos músculos largos do abdômen.

Do ponto de vista anatômico, temos que entender que o Core não existe. Para Isidro y Herrera o Core é um conceito funcional referido às estruturas musculares e osteoarticulares constituídas pela coluna lombo-dorsal, pelve e quadril coordenadas pelo SNC. O objetivo é manter e fornecer estabilidade ao tronco, bem como gerar as forças necessárias para ser o eixo central das cadeias cinéticas. Alguns autores afirmam que os músculos glúteos e a estrutura interescapular, também devem formar parte do conceito citado. Os músculos responsáveis pela estabilização do Core se dividem em dois grupos:

• Estabilizadores globais e superficiais. Abrange os músculos mais longos e superficiais do tronco, encarregados por gerar grandes alavancas de movimento, como os eretores da coluna vertebral ou o reto do abdômen. Estão associados principalmente, aos meridianos miofasciais.

- Estabilizadores locais e profundos. O sistema estabilizador local inclui músculos profundos como o transverso abdominal e os multifidos lombares, que estão unidos às vértebras lombares e sacras, sendo capazes de controlar os segmentos lombares. A co-contração deste sistema, forma uma cintura muscular profunda que é ativada mesmo em intensidade muito baixa. Se observa com o autêntico Mula bandha.

Atualmente existe um debate tanto na ciência convencional quanto nas escolas de yoga sobre a aplicação de Mula Bandha e Uddiyana Bandha.

Na nomenclatura atualizada, existem diferenças nas formas equivalentes: a aplicação de Abdominal Bracing e Abdominal Hollowing. Este ultimo rebatizado no sector de fitness e reabilitação como Hipopressivo pelo conceito Caufriez, proposto pelo mesmo autor.

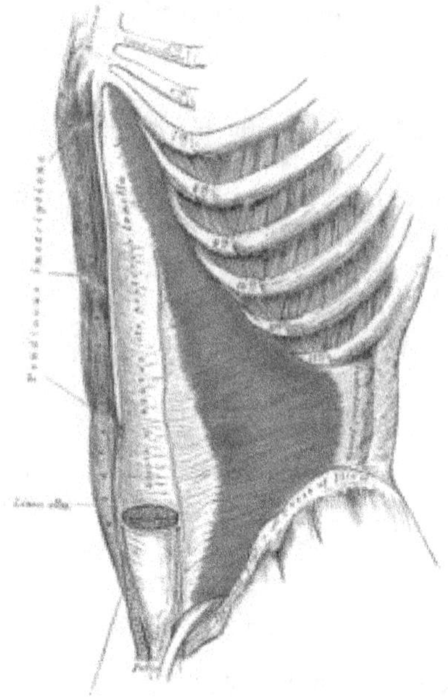

Ilustração 26 - Músculo Transverso do abdômen

Ha mais de duas décadas, Juker et al. Descreveram importância da parede abdominal e do músculo psoas no correto funcionamento da coluna lombar.

Como cada músculo realiza funções diferentes de suporte e força nos diferentes planos espaciais, existem diferenças morfológicas tanto em suas inserções, orientações e comprimento dos fascículos quanto na espessura muscular entre as diferentes regiões. Devemos acrescentar a inervação segmentar e a presença de tabiques separando os fascículos do transverso e oblíquo interno.

Os músculos abdominais tem como função:

- Moldar a cintura e manter as vísceras em posição, opondo-se à gravidade.

- Formar a prensa abdominal, relacionada à processos de excreção fisiológica, de emese e a expulsão durante o parto.

Sistema Estabilizador Local	Sistema estabilizador Global
Intertransverso	Longuissimo do tórax (porção toracica)
Interespinhal	Intercostal (Porção toracica)
Multifido	Cuadrado Lombar (fibras laterais)
Longuíssimo do tórax (porção lombar)	Reto abdominal
Iliocostal do Lombo	Obliquo externo
Quadrado Lombar (fibras mediais)	Obliquo Interno
Transverso Abdominal	
Obliquo interno (inserção na fascia toracolombar)	

- **Participam da expiração** baixando as costelas e reduzindo a abertura inferior do tórax.

- **Mobilizam o tronco**, produzindo flexão sagital, rotação e lateralização do tronco.

Músculos estabilizadores da coluna vertebral		Características básicas
PRIMARIOS	**SECUNDARIOS**	**Profundos**
Transverso abdominal	Obliquo Interno	Caráter aponeuirótico
Multifidos	Fibras mediais do obliquo externo	Fibras lentas
	Quadrado Lombar	Ativos em atividades de resistencia
		Recrutamento pobre, possibilidades de ser atrófico
		Ativado a baixa intensidade (30-40% RM)
		Alongados/ Fasicos

- **A estabilidade do tronco**. A contração simultânea dos músculos do abdômen aumenta a pressão intra-abdominal e a rigidez do tronco, fixando ou estabilizando os diferentes segmentos que formam a coluna. Assim a coluna fica protegida de possíveis lesões produzidas por movimentos bruscos, empurrões, quedas, escorregadas, etc. É uma das funções mais importantes da musculatura abdominal.

Classificação dos músculos lombares e abdominais em relação a sua função estabilizadora (Bergmark; A: Satbility of the Lumbar Spine. A estudy in Mechanical Engineering. Acta Ostopaedica Scandinavica, 230 (suppl), 1998) Como indicam Heredia e Isidro, lembrando os trabalhos de Bergmark, o conceito de músculos que são estabilizadores da coluna muitas vezes é mal interpretado com aqueles que geram impulso. Os novos estudos contribuem com que não ha músculos no tronco clinicamente mais relevantes do que outros, mas que todos os músculos participam da estabilidade, e as fibras que cruzam uma articulação contribuem para o momento articular.

McGill contribui de forma relevante no Mecânico da espinha, utilizando uma palavra tabu no Yoga: A rigidez muscular. Diz McGill: *Lembre que a rigidez na região media é necessária (referindo-se ao Core) para evitar micromovimentos dolorosos das articulações da coluna, permitindo maior movimento no quadril e ombros.* O autor afirma a importância da ativação conjunta dos músculos abdominais e desmistifica as técnicas de Abdominal Hollowing típicas em muitas disciplinas como ineficientes.

Classificação da musculatura que atravessa a região lombo-abdominal. A partir de Norris 1999.

A ativação correta de Mula Bandha deve ser adequada, a rigidez muscular sempre será adequada, mas um excesso ou deficit de força muscular podem contribuir para uma menor estabilidade, criando um desafio no asana perante forças inesperadas: a mudança de asana coordenada ao pranayama com estabilidade suficiente.

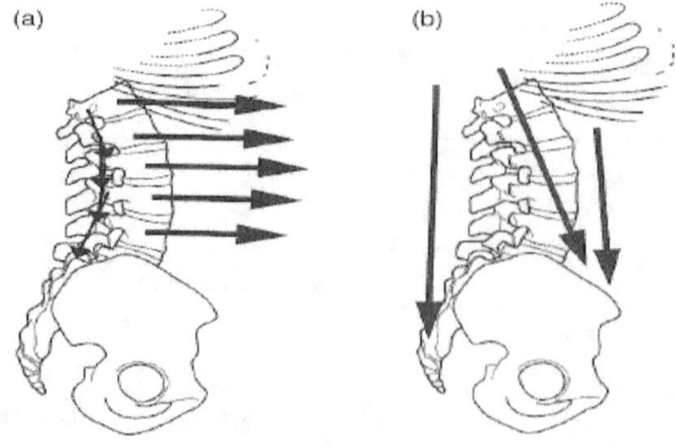

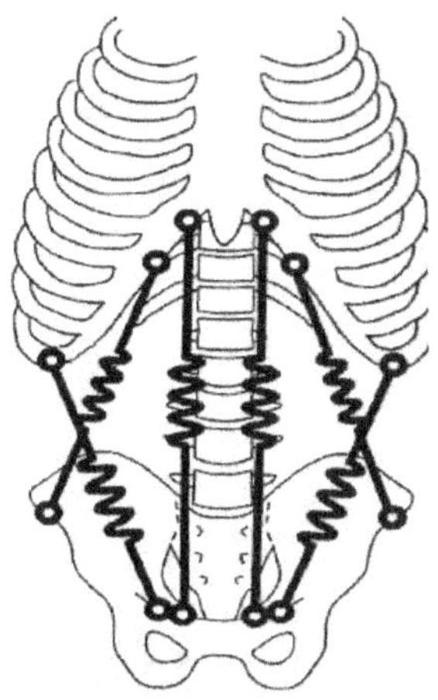

Ilustração 27. *Figura de Músculos globais e locais do tronco. A partir de Richardson, C; Hodges, P; Hides, J: Therapeutic exercise for lumbopelvic stabilization. Churchill Livingstone, 2004, 2a edition*

As posturas derivadas de Vasistasana, estimulam a musculatura ampla do abdômen e do quadrado lombar (que é ativado essencialmente para prover de estabilidade à coluna) sendo um asana eficaz pela capacidade de ativar a musculatura obliqua e o quadrado lombar. tem baixa atividade mioeletrica no psoas e flexores coxo-femoral. A fim de evitar lesões de impacto para quem tem baixa resistência muscular, é aconselhável sua prática na forma de Ardha Vasistasana com os joelhos flexionados e apoiados.

Outras vantagens de Ardha Vasistasana são:

- Cargas de compressão baixas

- Baixo nível de tensão de cisalhamento na coluna lombar.

- Inibição dos flexores do quadril, principalmente o psoas maior, gerando menor carga espinhal.

Em contraste, asanas como Navasana ou Sarvanhgasana aumentam a instabilidade lombar pois não ativam a musculatura abdominal com ações mecânicas especificas, mas sim os flexores do quadril, aumentando a pressão intradiscal e o estresse lombar compressivo.

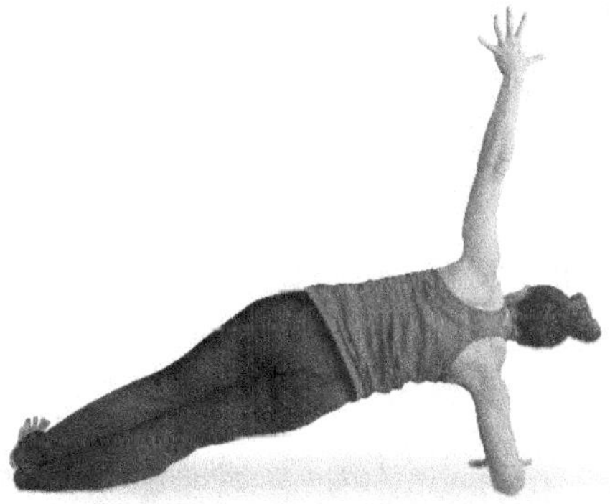

Ilustração 28. Figura de Vasisthasana

Alguns Autores como Vera e López consideram também algumas posturas como a Postura de Alongamento Kundalini, adaptada com certos critérios de segurança e eficácia de um exercício abdominal, desde que feito de forma adequada.

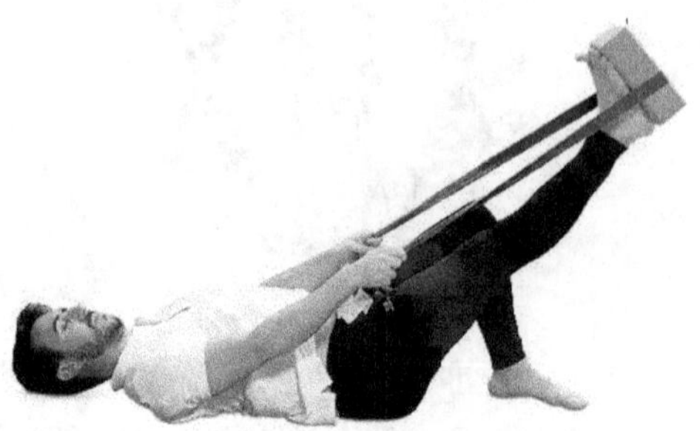

Ilustração 29. Figura de alongamento

Os ajustes são levantar o tronco até que as escapulas se levantem do chão. Durante a flexão, manter a coluna reta e a cabeça ereta, sem causar flexão cervical. As articulações do quadril e joelho, são dispostas com um joelho em flexão e o outro em extensão, pois assim a lordose lombar é menor do que com as duas pernas estendidas .

Respeito aos tempos do asana Mc Gill propõe uma duração de 7-8 segundos para a atividade, devido a testes com espectroscopia no infra vermelho que demonstram que os músculos contraídos do torso experimentam uma rápida perda de oxigênio; o relaxamento breve nestes músculos estabelece o oxigênio.

A ciência reconhece que a coluna tem uma instabilidade intrínseca e, para sua estabilidade, depende da contribuição de vários sistemas que devem manter uma função em posturas estáticas, de movimento, e de maior porte durante a ativação das cadeias cinéticas nas extremidades. Diante dessa situação, o SNC inicia um padrão de atividade muscular do tronco e dos membros inferiores para preparar o corpo para o distúrbio do momento, assistido por seus elementos osteoarticulares e ligamentares.

Foram registrados segmentos com hipo ou hipermobilidade tanto na população com lombalgia quanto naqueles que não a sofrem (Friberg, 1987; Pearcy e Shepherd, 1985; O'Sullivan, 2006).

Uma gestão correta de Mula Bandha como Core na prática de asana, deve ser realizada a partir da estabilização lombo-pélvica, protegendo as estruturas passivas. Para isso, os músculos e o sistema de controle devem satisfazer os requisitos para sustentar o asana, realizando os ajustes necessários e suportando a força diante movimentos inesperados.

Devemos considerar as seguintes variáveis que permitem o treinamento do CORE:

1)   Ativação mioeletrica moderada-intensa nos músculos da parede abdominal

2)   Inibição dos flexores do quadril.

3)   Níveis de compressão inferior a 3000 Newtons

4)   Não exceder amplitudes articulares seguras

Quando e como ativar Mula Bandha?

O músculo transverso do abdômen esta localizado em forma de faixa seguindo ao longo da coluna vertebral até a linha Alba. É um músculo interno, está debaixo do músculo obliquo interno, sendo acessível pela região pélvica

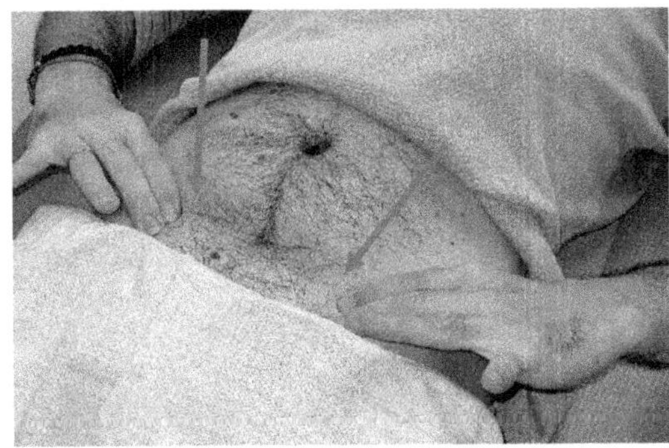

Ilustração 30. Foto mostrando a localização

Recomendações para sua localização:

- Deita em Savasana com os joelhos flexionados

- Mantenha sua curvatura lombar neutra, ativando os flexores profundos do pescoço

- Sinta com a ponta dos dedos, encima da região medial na altura das espinhas ilíacas

- Ative o solo pélvico elevando-o como para reter a urina

- Observa a região que se contrai ao respirar

- Observa sua ativação ao expulsar o ar

- Ante a ausência de sensação da ativação, se recomenda visualizar como os dedos se aproximam como se estivessem conectados na forma de um cinto.

Existem diversas correntes sobre como orientar sua ativação.

- Uma das recomendadas é através de Abdominal Hollowing, não sendo aconselhável pela sua prática em apneia e aumento da tensão arterial.

- Outra forma é solicitar inalar e na exalação introduzir o abdômen para dentro. Esta pratica requer desenvolver a asana lentamente e com consciência.

- Inalar e ativar o transverso, prévio ao asana que requer carga e estabilidade na coluna, inalando e exalando com o transverso ativo.

Quando ativar Mula Bandha?

Pela sinergia com o Core, é recomendável ativar Mula Bandha antes e durante a execução de asanas e suas variantes:

- Chaturanga
- Plataformas
- Danurasana e derivados
- Salambhasana
- Setu bandha
- Postura de alongamento(Kundalini)
- Sarvangasana
- Vasistasana

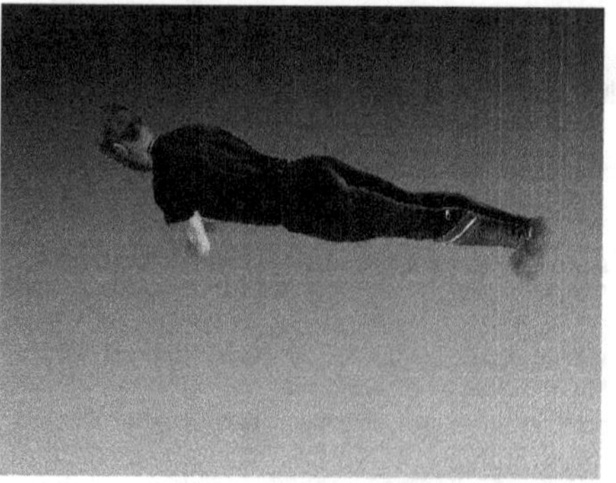

Ilustração 31. Figura em chaturanga

Existem outras posturas que ativam os músculos envolvidos? Sim, algumas como Navasana, ja mencionada, deve ser considerada com reservas em alunos multiníveis, ousaria dizer que não devem ser indicadas, pelos conceitos tratados neste capitulo.

Carmen tinha uma consulta essa tarde e me ligou para desmarcar por uma intensa dor lombar que a impedia de se levantar do sofá. Expliquei, pelo telefone, técnicas simples e profundas de respiração para ativar a primeira e segunda bandha de forma suave até conseguir manter as ativações por 15 segundos. Recomendei um trabalho gradual e sustentado e lhe dize que ligaria após as consultas. Ao finalizar, à noite, enviei uma mensagem de WhatsApp para saber como estava. Me dize que estava ainda com dores porém melhor.

Hipopressivos, o novo Uddiyana Bandha?

Uddiyana bandha é mencionado em treze ocasiões no Hatha Yoga Pradipika

No seus slokas diz:

- Simhâsana é muito apreciada pelos melhores iogue. Esta excelente asana facilita os três bandhas (mulabandha, Jalandharabandha e Uddiyanabandha).

Em relação às respirações é relatado:

- No fim de Puraka, deve ser praticado jalandharabandha, e no fim de kumbhaka e inicio de rechaka deve ser efetuado Uddiyanabandha.

- Praticando jalandharabandha, mulabandha e uddiyanabandha simultaneamente (durante a expiração), prana flui por sushuma.

- Empurrando apana para cima (com mulabandha) e descendo o prana da garganta (com jalandhrabandha) o iogue se liberta da velhice e se torna um jovem de dezesseis anos.

Em uma seção especial, dedicada a este bandha, diz:

- Assim é chamado entre os iogue porque com sua prática, o prana voa por sushuma.

- Devido a este bandha, o prana voa incessante através de sushuma; a continuação se explica uddiyabandha.

- Uddiyabandha é a retração do abdômen por cima do umbigo, é o leão que vence o elefante, a morte.

- Quem pratica com frequência Uddiyabandha como é ensinado pelo guru, até realiza-lo de forma natural, rejuvenesce por mais velho que for.

- Deve-se contrair o abdomen com força por cima do umbigo e para atrás, e no prazo de seis meses, vencerá a morte, sem dúvida alguma.

No uso de Bandhatraya:

Praticando simultaneamente Uddiyanabandha, mulabandha e jaladharabandha, se faz subir prana por sushuma.

No Gheranda Samhita, UddiyanaBandha é mencionado três vezes. Em uma delas diz:

O iogue sábio inala ar pela narina esquerda, repetindo Om por dezesseis vezes. Finalizando a inalação e fazendo uddiyanabandha.

As menções que são feitas com Uddiyana na literatura antiga tem objetivo bioenergético e de cuidados com a saúde, às vezes acompanhadas de pranayama.

Do ponto de vista clínico, as aplicações na saude de Uddiyanabandha, tem sua lógica.

Como mencionado ao inicio do capítulo, todas as culturas asiáticas definem uma tríade bioenergética principal dividida nos três setores do corpo humano e animal. No bandha médio, há uma sinergia com o sistema digestivo que também coincide com os pontos de acupuntura conectados à linha Alba na sua região miofascial.

A ação de Uddiyanabandha, tem uma relação direta sobre o intestino delgado, um eixo regulador muito importante na saude humana através da regulação da microbiota, da psicobiota e dos neurotransmissores, bem como do seu impacto em doenças como alergias, asma, dermatites, fibromialgia, fadiga crónica, etc.

Uddiyana bandha é capaz de melhorar a gestão do Core como Mula bandha?

O Abdominal Hollowing tem sido utilizado com êxito no tratamento de pacientes com instabilidade da coluna vertebral, porém, Vezina e Hubley-Kozey (2000) relatam que a intensidade de contrações que produz, podem não ser suficientes para o fortalecimento muscular em populações saudáveis.

Diante uma ativação de Abdominal Bracing conforme aplicado, se aconselha utilizar Mula bandha para a execução de asanas.

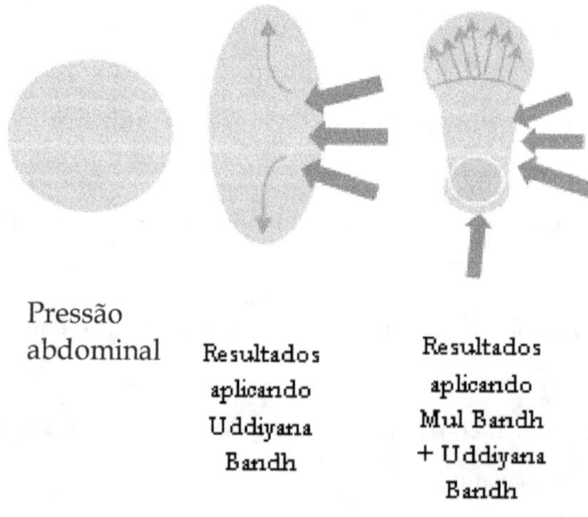

Ilustração 32. Figura da pressão

A relação dos Bandhas e sua interconexão, vão além do descrito até agora, podendo falar da importância não apenas de modular a intensidade da mioativação, mas gerar Maha Bandha durante a pratica de certos asanas.

Segundo Bloomfield, mencionado por François Ricard no seu tratado de Osteopatia Visceral e Medicina Interna, existe uma relação entre o aumento de pressão intra-abdominal e uma resposta proporcional na região intra-torácica e intra-cranial. A resposta em cadeia através do aumento da pressão pleural e de outros sistemas torácicos, desencadeia uma obstrução funcional da saída venosa cerebral através do sistema venosos jugular, que pode ser frequente em pacientes com pressão intra-abdominal elevada como pessoas obesas.

Watson e Howdieshell relatam maior comprometimento renal, cardíaco e pulmonar com um aumento frequente da pressão intra-abdominal.

O quarto Bandha: Atman bandha

Quarto bandha é a estrutura que na osteopatia se chama diafragma intracraniano. O diafragma intracraniano se localiza dentro do craneo e esta formado por um tecido dural que separa transversalmente o cranio e limita o cérebro do cerebelo. Se insere na protuberância occipital interna e na escama occipital. Podemos observar:

- A tenda do cerebelo: separa o cérebro do cerebelo.

- A foice do cérebro: separa os dois hemisférios cerebrais.

- A foice do cerebelo: separa as duas partes do cerebelo.

- O diafragma da sela turca ou túrcica: cobre a hipófise. Importante para o sistema hormonal.

É o ponto de partida do sistema sacral skull.

O quarto bandha é indiretamente influenciado pelos outros bandhas como se trata no capítulo de Osteopatia.

É influenciado diretamente pela mecânica iogue, como pranayamas e mantras.

De forma natural, os diafragmas ou bandhas se sincronizam harmonicamente, mas é possível que uma alteração psíquica provoque uma disfunção no quarto bandha e, portanto, tenha um efeito descendente. Também a disfunção pode ser na esfera ascendente. Observamos assim uma mecânica onde o visceral afeta o psiquismo, e um caminho descendente onde o psiquismo afeta o visceral. Sempre devemos a fluidez e bidirecionalidade dos sistemas.

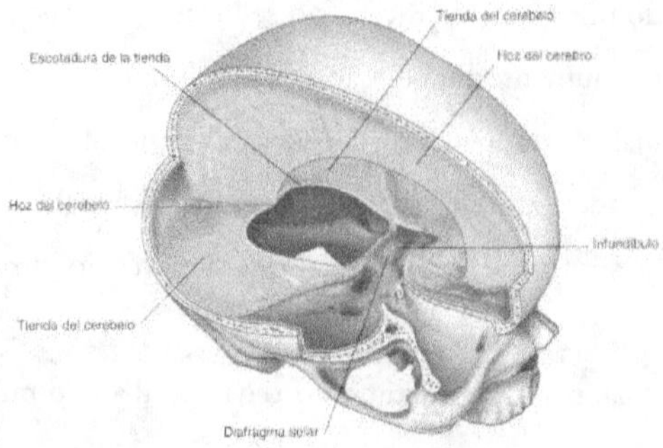

Ilustração 33. Figura da foice e da tenda do cerebelo

Todas as fáscias fixadas na base do crânio (tubérculo-faríngeo) se movem em direção cranial, assim como a Dura-máter. As estruturas corporais periféricas restantes, fáscias e cadeias musculares, se movem em direção à rotação externa e caudal.

Durante a fase de inalação da respiração toracoabdominal, os ossos do crânio se movem em flexão e rotação externa devido aos extensores fasciais em direção à base do crânio e às cavidades bucal e nasal. Durante a exalação acontece o contrário.

Ilustração 34. Figura do esqueleto e as rotações e bandhas

4. Contribuições da osteopatia visceral ao yoga

A osteopatia é uma disciplina independente em alguns países. Em outros, como na Espanha, se relaciona com a Fisioterapia e Cinesiologia. Subdividida em diferentes especialidades, sendo a mais conhecida a estrutural, com paralelos com a quiropraxia e, embora menos conhecidas, a visceral e a craniossacral. Tanto a osteopatia quanto o Yoga tem como base o movimento do corpo humano para reequilibrar o mesmo, desde funções como respiração através do diafragma, pulmões, e ativação de estruturas periféricas.

Vamos nos centrar na parte que se relaciona com a fisiologia visceral, conscientes de que as relações fisiológicas são bidireccionais e que a perturbação visceral pode desencadear resposta cardiovascular, biomecânica ou nervosa e vice-versa.

Para Ricard, no seu tratado de Osteopatia Visceral e medicina interna, *As vísceras estão suspensas nas estruturas musculares ósseas, vértebro-costal e lombo-pélvica.* Para o autor *uma disfunção somática, pode perturbar diretamente a mobilidade visceral.*

Como será estudado no capitulo de pulsologia e cadeias, a disfunção biomecânica afeta o órgão através da fáscia, provocando um bloqueio o estase vascular e em resposta, segundo Ricard, um reflexo nociceptivo medular. Um problema gerado na coluna, também pode provocar uma resposta simpático-visceral. a base do sacro move-se posteriormente e cranialmente

As disfunções órgão-viscerais, podem ter sua origem em:

- Uma disfunção na resposta de efeito Turgor. Neste mecanismo fisiológico cada víscera ocupa o maior espaço disponível possível, sendo delimitado pelo diafragma que ajuda a controlar a expansão visceral na cavidade abdominal, facilitando a homeostase dos órgãos mediada pelo Sistema Nervoso Central (SNC). A perturbação da mobilidade diafragmática, provoca uma diminuição da mobilidade das vísceras, causando anomalias.

- Aderências produzidas por processos inflamatórios, infecções ou intervenções cirúrgicas. Respostas em forma de intolerância e alergias alimentares, são considerados processos inflamatórios que comprometem a postura.

- Fixações ligamentares por ptose visceral por alterações posturais e hormonais.

- Senescência ou deterioração da idade biológica.

- Partos distócicos

- Reflexos patológicos derivados de disfunção vertebral.

O efeito Turgor pode ser explicado de forma simples como uma pressão ou descompressão orgânica devido a sua participação nas funções, que se desempenham a todo momento através da mecânica dos fluidos e gases. As alterações, segundo a prioridade, estão relacionadas às atividades realizadas pelo aluno, pelos processos fisiológicos primários e são gerados dentro dos biorritmos circassianos (que será tratado em outros temas). Uma redução da mobilidade visceral, pode produzir uma irrigação deficiente e baixo retorno venolinfático, responsável pela congestão órgão-visceral.

Como ja foi abordado em outro capitulo, a coluna cumpre uma missão importante na biomecânica e bioenergética (unindo o sistema de bandhas e sua relação com Sushuma). A partir da perspectiva visceral, as disfunções vertebrais tem relação direta com problemas viscerais por meio de reflexos patológicos mediados pelo sistema ortossimpático medular. As vísceras estão conectadas através dos sistemas neurovegetativo, ortossimpático e parassimpático ao aparelho locomotor, com a pele através dos metâmeros.

Qualquer perturbação derivada de processos inflamatórios, infecções ou pós-cirurgias, gera aderências e restrições de mobilidade, com aumento do tono segmentário através da fibra sensitiva aferente. Dentro deste aspecto, e como será explicado mais a frente, se relaciona o uso da meditação e visualizações nos diversos pontos Chapman e Neurolinfáticos para auxiliar nos bloqueios viscerais segmento-metaméricos.

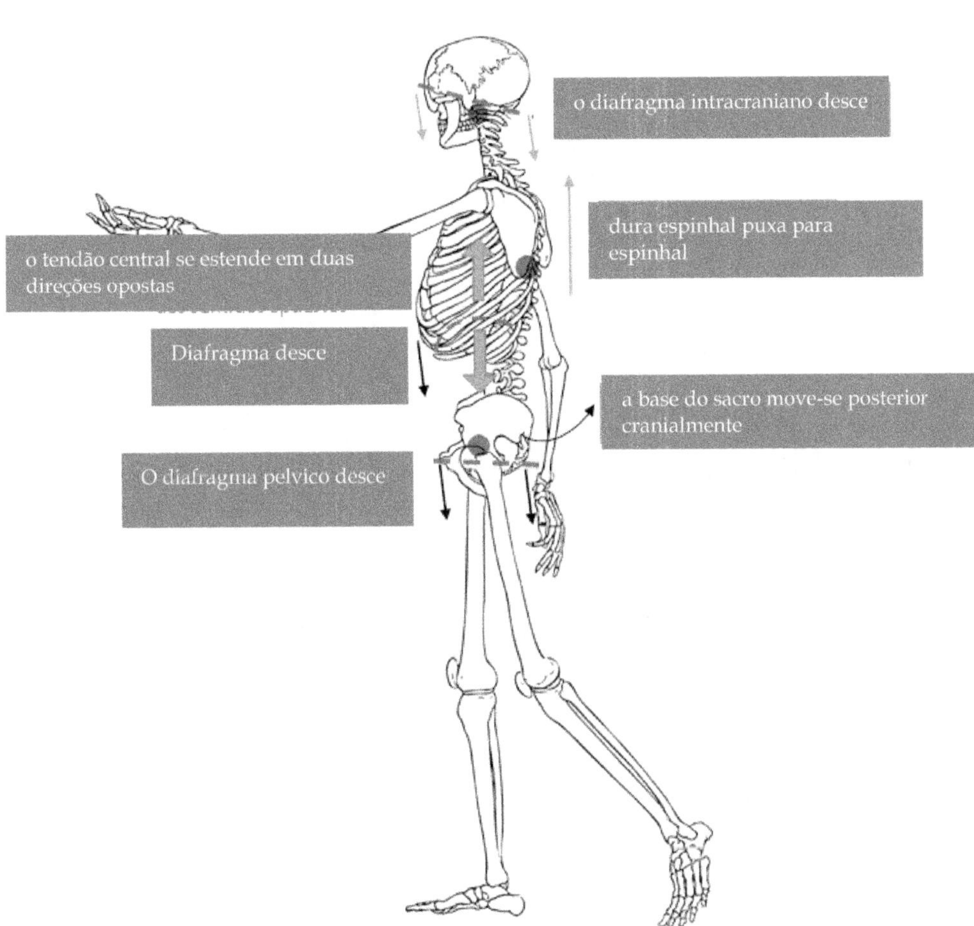

o diafragma intracraniano desce
dura espinhal puxa para espinhal
o tendão central se estende em duas direções opostas
Diafragma desce
a base do sacro move-se posterior cranialmente
O diafragma pelvico desce

Vísceras	Vértebras - Centros medulares	Ganglios ortossimpáticos later-vertebrais
Estomago (Piloro)	T3	T5
Figado	T5	T8
Vesícula Biliar	T5	T8
Duodeno (Oddi)	T6	T9
Duodeno-jejun	T7	T10
Íleon (Válvula iliocecal)	T9-T10	L1
Cego (Mc Burney)	T10	L2
Colon	T8	T11
Sigmoides	T11	L4

Adaptado do Tratado de Osteopatia Visceral e Medicina Interna. Ricard. Ed Panamericana

O conceito de *Segmento facilitado é* interessante para a compreensão da repercussão do asana na melhoria de certas lesões, pois a relação segmentar entre a medula espinhal, a víscera e o tecido miofascial é significativo clinicamente, visto que sob o conceito de "segmento facilitado", tudo o que é inervado por aquele segmento pode ser afetado negativamente. A respeito John Upledger descreve o segmento facilitado como *um elo poderoso e sutil entre o sistema músculo-esquelético e os diferentes sistemas viscerais do nosso corpo, no qual um segmento espinhal perdeu parte do seu controle inibitório. Por tanto está continuamente excitado.*

O segmento estará hiperexcitado, com descarga anormal de impulsos nervosos, que irão irritar a estrutura biomecânica e visceral relacionada, gerando restrição vertebral e muscular, que respondem negativamente por meio de receptores sensoriais, gerando um circuito retroalimentado de excitabilidade.

Do ponto de vista fisiológico, o sistema vascular ligado à viscera, se contrai gerando maior sensibilidade visceral a intoxicação e patologia. Do ponto de vista bioenergético, afeta a condutividade elétrica dos tecidos. Em sua relação segmento metamérico. uma inflamação de baixo grau hepática (sem importância em testes laboratoriais convencionais) gera uma resposta através do segmento medular relacionado, facilitando o mesmo e, também, provocando uma contratura do tecido miofascial e hiperatividade simpática. Essas situações, não são a causa da sintomatologia aguda do momento e tendem a ser crônicas, por tanto é importante descartar a posteriori qual foi a primeira origem: o processo hepático ou a disfunção miofascial. Isso justifica o impacto do asana como forma de alongamento miofascial e impacto metamerico positivo para o gerenciamento da disfunção e encurtamento.

Uma vez compreendido este conceito, poderemos descrever os reflexos víscera somático e somático-visceral:

- No reflexo somático-visceral, o estômago se conecta simpaticamente com as vértebras dorsais médias. Um distúrbio destas vértebras pode gerar um processo irritativo do órgão com propensão a patologias clinicas no mesmo.
- No reflexo víscera-somático, será o estômago quem transmite a irritação às vértebras relacionadas.

J.P. Barral e P. Mercier, descrevem uma relação direta entre vísceras e as estruturas músculo-esqueléticas que estão conectadas mediante estruturas fibrosas e, também, através dos nervos espinhais que comunicam vísceras com SNC.

Como se vê no capitulo dos Bandhas, a relação coluna e músculos profundos é estreita e os processos inflamatórios viscerais, as disfunções articulares e musculares, tem forte impacto.

Neste sentido também se pronuncia Philippe Campignion no livro cadeias Antero-laterais de GDS (vol 2) reafirmando a importância dos oblíquos internos na pressão da cavidade intra-abdominal. Como visto, as cadeias cinéticas de extremidades superiores e inferiores tem certa interrelação com a estabilidades espinhal e as vértebras conectadas. O autor relaciona um excesso da Cadeia Antero-lateral (Fígado sob nossa nomenclatura) a uma repercussão negativa no diafragma por uma aproximação da caixa torácica à pelve, bloqueando a expansão da caixa torácica. O aumento da pressão intra-abdominal resultante provoca problemas gênito-urinários, na forma de disfunção esfíncteriana e ptose. O autor propõe a abordagem a partir da ginastica abdominal hipopressiva (Uddiyana Bandha), assim é aconselhável uma re-leitura do capitulo do Bandhas.

A prática do asana gera como resposta:

- Resposta celular em cascata que depende do tipo e escola que se pratique.

- Resposta hemodinâmica e linfática que afeta o fluxo vascular e a função endotelial.

- Compressão e respostas em órgãos e vísceras. Asanas de torção como Arda Matychiasana ou Parivrtta Janurisasana exercem pressões laterais em fígado e rins que são estimuladas durante o pranayama. Um Pranayama lento e profundo produz uma desaceleração do movimento respiratório visceral, um pranayama como Agni Pranayama em torção, produz uma estimulação do mecanismo respiratório visceral.

- Equilíbrio de cadeias miofascias que possam estar encurtadas.

- Mecanismos de modulação do sistema nervoso central.

Da perspectiva do asana como atividade física, pode-se dizer que tem a capacidade de restituir com eficácia grande parte da função endotelial. O endotélio é um tecido formado por uma única camada de células que cobre internamente o coração e outras cavidades internas com capacidade de produzir e liberar substancias vasodilatadoras (oxido nitroso, prostaglandinas, EDHF, acetilcolina y adenosina) e vasoconstritores.

Davignon et al diz em Role *of endothelial dysfunction in aterosclerosis: O óxido nítrico , está entre os compostos responsáveis pela capacidade vasodilatadora do endotélio, que também se opõe à lessão vascular e ao desenvolvimento de patologias como a arteriosclerose, mediante seu efeito antiagregante, antiproliferativo e inibidor dos fenômenos inflamatórios.*

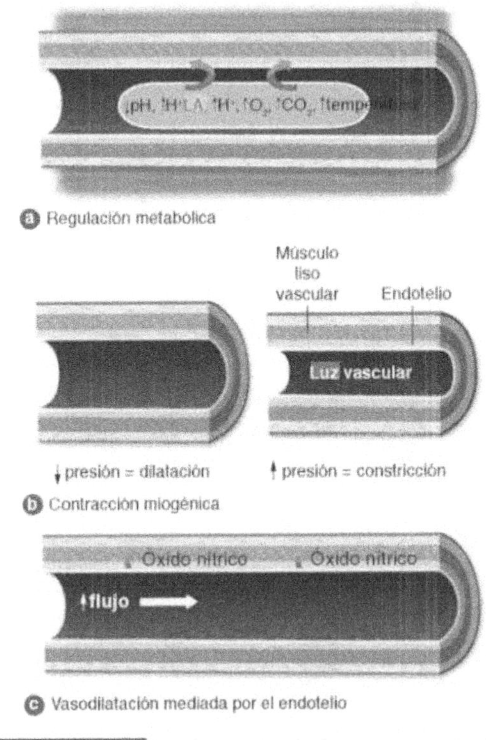

Ilustração 35. Figura da regulação metabólica, da contracção mitogênica e da vasodilatação do endotelio

Observando os movimentos muscular e visceral que, em diferentes planos, provocam respostas fisiológicas, entre elas aderências e encurtamentos musculares, se prevê que a qualidade da perfusão dos sistemas circulatórios será afetada.

A ativação muscular das diferentes estruturas de acordo com a direção das suas fibras, é altamente estudada, mas vale a pena questionar a realidade do fluxo vascular e visceral nos diferentes asanas, especialmente os de torção que podem ter algum tipo de resposta hemodinâmica no eixo de torção. Se recomenda uma leitura cuidada do capítulo de pulsologia em Yoga Terapêutico.

A conjunção da mecânica miofascial, asana e pranayama, estabelece um reajuste na aderência ao desempenhar mecanismos vibratórios que devolvem elasticidade ao tecido conjuntivo.
Depois de mencionar a técnica de pranayama lenta ou rápida no mesmo asana, é importante juntar os diferentes movimentos primários que o corpo tem.

Na formação acadêmica oficial, se ensinam constantes vitais regidas pelo sistema nervoso autônomo , a respiração ou a frequência cardíaca. Uma alteração importante destas constantes, tem um valor clínico claro do aparecimento de doença ou angustia do corpo. De forma sutil, encontramos que nosso corpo dispõe de outros mecanismos primários, autônomos, separados no tempo e no local de medição mais qualitativa do que quantitativa.

- Movimento diafragmático 15mov/min 22.000
- Movimento Cardíaco 70 batidas/min 100.000 por dia
- Movimento visceral 7-9 mov./min 12.000 por dia
- Movimento Cranio sacro 8-10 mov./min 13.000 por dia

Movimento diafragmático do pulmão

Os pulmões são duas estruturas anatômicas onde o sangue recebe o oxigênio e desprende dióxido de carbono, que passa ao ar através de alvéolos capilares, agilizando o intercambio.

Limitados a D9-D10 e seios até D11 D12, e rodeados pela caixa torácica, os pulmões são órgãos passivos que se movem devido à pressão negativa ou positiva criada ao redor deles. Como resultado dessas forças, os pulmões se expandem com pressão negativa, enchendo-se de ar, e quando a pressão muda para positiva esse ar, já alterado com alta concentração de CO_2, é expelido, comprimindo os pulmões.

A presão é conduzida pelo diafragma, sendo a inspiração ativa e passiva quando relaxa. Em situações de necessidade de maior oxigênio como correr, os músculos acessórios como escalenos, peitoral menor, etc , são ativados.

Diafragma

O Diafragma exerce um papel essencial no processo respiratório. Este músculo divide dois espaços anatômicos, o pulmonar e o visceral e suas pressões, se inserindo em muitos pontos como tenda de campanha:

- O diafragma está inervado pelos nervos frênico esquerdo e direito, que nascem nas C3, C4 e C5, com maior participação da C4
- A apófise xifoide do esterno
- As bordas costais da parede torácica
- Os extremos da decimo primeira e decimo segunda costela.
- As vértebras lombares mediante dois pilares, o direito no corpo de L3 e o esquerdo em L2.

Para François Ricard a relação diafragma - vísceras, se origina com a magnetização da cavidade pleural que tem menor pressão que a cavidade peritoneal.

O ritmo diafragmático é de 15 movimentos por minuto, ou seja, cerca de 22.000 movimentos por dia em alguém que não tenha uma atividade física especial, embora possa ser modificado à vontade. É um dos movimentos mais potentes do espaço intra-abdominal.

Podemos estabelecer vários motivos para a importância do diafragma:

- Principal músculo inalador

- Separador de pressões abdominal e torácico.

- O diafragma esta intimamente relacionado ao coração, pois quando o diafragma desce na inalação, o coração fica tenso na sua região caudal favorecendo o enchimento de sangue. Assim a respiração influencia a frequência cardíaca.

- Impulsiona o movimento a nível visceral.

Como comentado, O diafragma é importante na sua relação com o efeito Turgor. Uma perturbação neste mecanismo pode:

- Impactar na região torácica: pulmões, tracção do pericárdio e descenso do coração, esôfago, veia cava, aorta, traqueia \, primeira costela, as vértebras e os nervos vagos.

- Impactar nas vísceras da região abdominal: ptose do fígado, estômago, duodeno, cólon transverso, rins, glândulas supra-renais, baço, pâncreas e coluna lombar.

- Resposta de perturbação da estática lombar, hérnia de hiato, lombalgia, cistite, colite, sigmoidite por descenso do diafragma.

- Torção duodenal que estaria relacionada a problemas de má absorção de nutrientes através do músculo de Treitz, que relaciona o diafragma com o duodeno.

- Disfunção das vértebras lombares altas e dorsais baixas.

Estes dados são muito importantes pois, graças ao Yoga, as pressões podem ser controladas através da respiração, resultando no equilíbrio.

Com base nas explicações dadas sobre a osteopatia, Ricard explica as mudanças nos planos de uma respiração e que elas ocorrerão de forma mais profunda durante a inspiração de uma respiração yogue completa:

- Descenso do fígado e rotação no eixo ântero-superior, produzindo o descenso do lóbulo direito e ascensão do lóbulo esquerdo.

- Descenso do estômago e apoio no meso transverso

- Deslocamento do baço , direção caudal e anterior, grudando no estômago

- Descenso vertical do peritoneo parietal posterior

- Descenso das partes verticais do cólon através da fáscia de Told

- O peritoneo parietal posterior, arrasta o rim para baixo e para fora, esticando verticalmente o ureter

Movimento Cardiaco

O coração é o órgão muscular principal do aparelho circulatório, é um músculo oco e piramidal, localizado na cavidade torácica. Seus movimentos são:

- Sístole: a concentração do coração(seja de uma aurícula ou um ventrículo) para expulsar o sangue aos tecidos.

- Diástole: o relaxamento do coração para receber o sangue procedente dos tecidos.

Em base ao promédio de 70 batidas por minuto, o coração bate 100.000 vezes ao dia de maneira involuntária e sendo adaptado à situação em que o corpo esta submetido (atividade física, situação emocional, etc)

A prática continua do yoga, traz melhorias no sistema de controle da tensão arterial e frequência cardíaca, principalmente pela respiração que os influencia, como ja foi mencionado (diafragma). Por outro lado, a contração dos músculos na execução dos exercícios, proporciona uma pressão favorável ajudando à circulação sanguínea e linfática evitando coagulopatias, varizes, ruptura de fibras isquemias, câimbras noturnas, etc.

Ricard descreve como devido a descida do diafragma e do ponto fixo superior cérvico-torácico Superior, o coração verticaliza durante a inalação

MOVIMENTO VISCERAL

Cada víscera possui seu próprio movimento influenciado pela respiração diafragmatica abdominal. O ritmo visceral (7-8 movimentos por minutos de media) é próprio de cada víscera, regulado pelo núcleo supraquiasmatico e é afetado pelo estado que se encontra e o espaço que percorre limitados, as vezes, por lesões.

Vamos nos concentrar no fígado, rim, estomago e intestino

-Ilustração 1: diferentes movimentos que afetam o movimento visceral-

Movimento Visceral Figado

É a víscera mais volumosa localizada à direita por baixo do diafragma com forma cônica (lig triangular e lig falciforme). O fígado tem grande atividade metabólica como a síntese de proteína plasmática, função desintoxicante, armazenagem de vitaminas e glicógeno, além da secreção de bilis, entre outras. É responsável de eliminar do sangue as substancias nocivas para o organismo.

O movimento do fígado deve-se ao princípio da respiração, sendo esta muito ligeira e sob um eixo transversal descendo em bloco num movimento de flexão. Este movimento se deve à tensão abdominal, ao impulso do diafragma e ao seu sistema de fixação ligamentar (lig triangular e lig falciforme)

Movimento Visceral Rim

Os rins são a única estrutura que não esta fixa a nenhum ligamento, devido à necessidade de estarem livres e moveis para poder desenvolver sua função. Seu movimento basicamente é a ascensão ou descenso vertical sobre o psoas ilíaco como um trilho, em torno a 3-4 cm de deslocamento e um movimento de 20.000 vezes ao dia

--Ilustração 1: diferentes movimentos que afetam o movimento visceral-

É produzido pelo diafragma e ao caminhar. Na inalação desce e na exalação sobe

1.   Dutos biliares:
2.   Es: ducto biliar intra-hepático
3.   Dutos hepáticos direito e esquerdo
4.   Ducto hepático comum
5.   Ducto cístico
6.   Ducto biliar comum ou Coledoco
7.   Es: esfínteres de Oddi
8.   Carúncula maior ou Papila de Vater

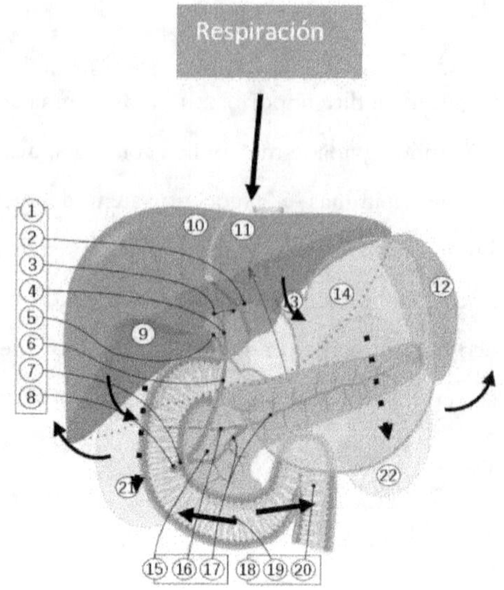

9.		Vescicula biliar

10.		11. Lóbulos direito e esquerdo do fígado

12. Baço

13. Esófago

14. Estomago

15. Pancreas:

16: Ducto de Santorini o acessório pancreático

17. Ducto de Wirsung ou pancreatico

18. Intestino Delgado:

19. Duodeno

20. Yeyuno

21. 22: Rins direito e esquerdo

Movimento Visceral Estomago

O estômago é um alargamento do tubo digestivo com diâmetro entre 8 e 11 cm, de estrutura oca e de dimensões variáveis, com função de decomposição dos alimentos. Também ajuda a eliminar bactérias e outros organismos infecciosos (HCL e enzimas).

Por ser uma estrutura deformável e adaptável à quantidade do ingerido, a descrição do seu movimento é complexa.

Tem relação direta com o movimento do diafragma, que esta na parte superior, e do fígado. Sob suas influencias, o estômago desce globalmente com inclinação à esquerda e uma virada para a direita. Um mal funcionamento no eixo diafragma -estômago, pode produzir refluxos gástricos e acidez. Motivo pelo qual deve se ter cuidado com posições como invertidas, em situação de gastrite é contraindicado asanas em decúbito supino por tempos prolongados. Por exemplo Savashana deve ser facilitada inclinando um pouco o aluno com PROP ou mantas.

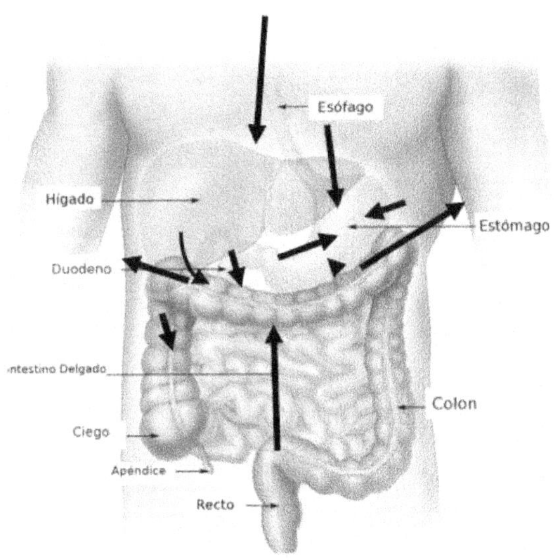

Ilustração 37. Figura das vísceras no corpo humando

Movimento visceral Intestino

O intestino é a parte visceral tubular do aparelho digestivo que se estende do estômago até o ânus, localizada na cavidade abdominal, onde são extraídos os nutrientes dos alimentos e gerenciada a absorção da agua.

Tanto o intestino delgado quanto o grosso tem vários metros de longitude. Um intestino delgado mede entre 5 e 7 metros e tem 2,5 a 3 cm de diâmetro. Sua relação com a microbiota ao longo do tubo digestivo está sendo cada vez mais importante nas Terapias Corpo-Mente. Cada parte do intestino é rico na flora intestinal própria que o caracteriza e que está relacionada a várias doenças dos sistemas respiratório e cutâneo, bem como a esfera otorrinolaringológica e geniturinária, por processos de permeabilidade e endotoxemia.

O movimento do intestino é múltiplo devido a sua atividade, pois não tem pontos fixos para estabelecer eixos de deslocamento, Por isso vamos nos concentrar em seu movimento no sentido horário, quando o alimento flui dentro dele. Passando por diferentes processos químicos e físicos.

Este movimento é produzido primeiro por:

*   Musculatura intrinseca
*   Diafragma
*   Deambulação

Mobilidade do útero e dos ovários

Relacionado à pressão intra- abdominal e à diminuição da massa intestinal, o útero descende e sua anteversão aumenta, as trompas giram e se aproximam do útero, enquanto os ovários descem e realizam um giro para dentro.

Movimento da parede costal

A mobilização da parede costal, seja por asana ou por pranayama provoca na inspiração um alongamento do cólon transversal, elevando ele para acima e para frente, comprimindo o estômago, associando-se à atividade do sistema nervoso simpático. Na expiração o movimento será inverso.

Movimento Global

A Osteopatia observa como nos tratamentos funcionais viscerais há uma permanência em retração visceral até ser produzida a acomodação e, a seguir, acompanhamento do seu restabelecimento. Por exemplo, se a barriga doer, o movimento instintivo é flexionar.

A prática de asana levará às seguintes repercussões viscerais:

*   Flexão de tronco (Uttanasana, Paschimotanasana, Halasana, Sarvangasana, Parsvottanasana, Prasarita Padottanasana, etc) produz compressão e aumento de pressão das vísceras a nível anterior.

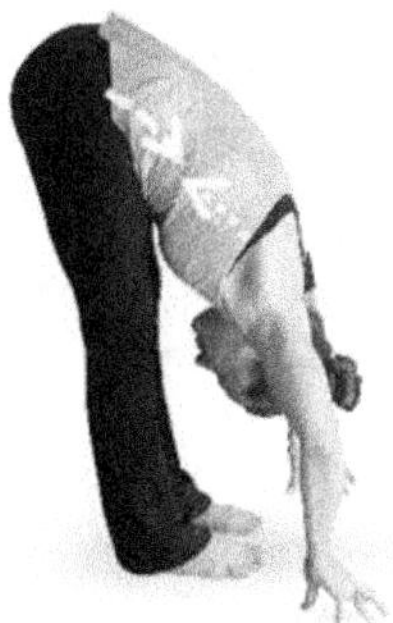

Ilustração 38. Figura de pessoa em Uttanasana

- Extensão do tronco (Bhujangasana, Virabhadrasana, etc) leve compressão de rim e uma distensão ao nível da face anterior do abdômen

- Asanas em latero - flexão (Utthita Trikonasana, Utthita Parsvakonasana, Parighasana, Parivrtta Janu Sirsasana, etc)

- Direita Compressão no fígado, Vesicula Biliar, Intestino Grosso ramo ascendente e rim direito.

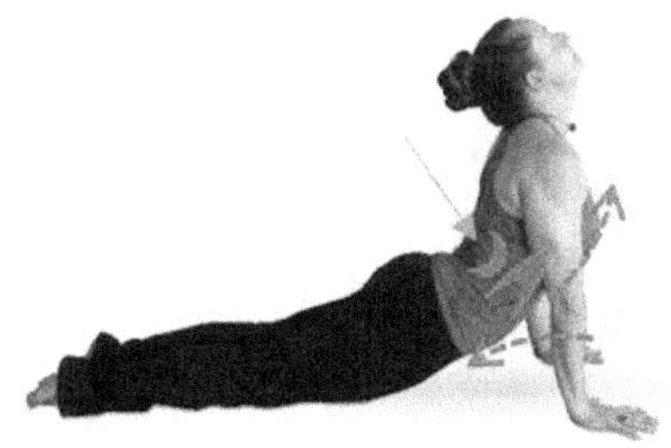

Ilustração 39. Figura de pessoa em savhasana(?)

- Esquerda afeta estômago, baço, intestino grosso ramo descendente, cólon e rim esquerdo.

Podemos estabelecer que qualquer asana em extensão é de caráter rajásico e qualquer asana é tamásico, esta definição é relativa pois a ativação de energia de um sistema sempre será em detrimento de outro (agonista-antagonista) e será explicada nos capítulos relacionados com a metodologia, bioenergética e os fundamentos do Samkhya.

Os trabalhos de cincundução e dinâmico terão um efeito global de drenagem e movimento,

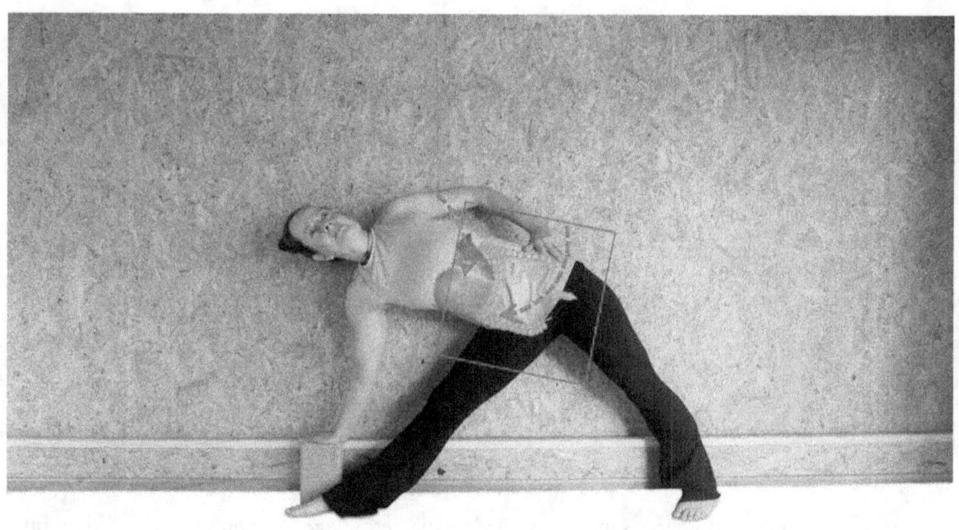

Ilustração 40. Figura de pessoa em Bujhangasana

5. Importância dos captores posturais

É comum detectar as diferentes respostas dos alunos em relação à prática cotidiana em aula e que fiquem perguntas sem respostas mediante a experiencia adquirida:

- A incapacidade de manter certo equilíbrio, mesmo em asanas simples

- O equilíbrio em posturas de um lado do corpo.

- As limitações para seguir as indicações espaciais.

- O aparecimento de dor em asanas que não devem ser classificadas como lesivas .

- A dificuldade em realizar os ajustes padrão, compensando em outras partes do corpo sem observar as limitações de anatomia óssea particular de cada pessoa.

- O aparecimento de lesões apesar da pratica correta.

- A rigidez mandibular localizada em certos alunos ante certas práticas.

- O aparecimento de incômodos e enjoo em pranayamas nos quais, por exemplo, tem que mostrar a língua ou leva-la no paladar.

A resposta para estas perguntas está na adaptação que existe entre nosso cérebro, o SNC que o conduz, e sua relação com o meio através dos diferentes sensores do nosso corpo (semelhantes a sensores como dos veículos) que se denominam captores.

Devemos entender que a descompensação de qualquer órgão sensorial nos Tatwas, resulta numa alteração de ordem biomecânico e, a longo prazo, visceral, por isso a avaliação correta da programação neurossensorial é essencial.

A título de introdução histórica, devem ser mencionados os autores que a partir do século XIX estabeleceram as devidas questões sobre a postura ereta no ser humano: Bell, Romberg ou Longet.

Cada um qualificou a importância de uma ou outra estrutura. Romberg destacou a importância da visão, Longet a propriocepção das paravertebras, Flourens a influência do vestíbulo e Sherington o "sentido" muscular.

Em meados do s. XX, Baro publicou uma tese respeito a importância dos músculos óculo-motores na atitude postural.

Como descrito no módulo de bioenergia, os captores posturais já foram explicados de acordo a cosmovisão oriental, em forma dos 5 elementos e dos tatwas manifestados através dos órgãos sensoriais. Suas funções são nos relacionar com o exterior e, também, nos conectar ao nosso interior.

A importância dos captores vai além de manter uma postura correta. Uma disfunção dos mesmos pode afetar a mecânica da marcha, produzindo uma resposta em cascata na forma de compensações por todo o corpo.

Se entende como captores, aqueles sensores distribuídos pelo corpo que permitem manter o equilíbrio em pé, os mecanismos para a marcha e as atividades da vida diária.

As pessoas adotam a postura mais adequada em relação ao seu entorno e aos objetivos da sua mobilidade, em condições estáticas ou dinâmicas. O objetivo final da postura é a manutenção do equilíbrio em ambas as situações.

Os captores podem se desestabilizar por diferentes razões:

- Dores músculo-esquelético, cervicalgia, lombalgia, etc
- Disfunções neuro-vestibulovascular: enxaqueca, vertigem, zumbido
- Disfunções radiculares: neuralgia trigeminal, cervicobraquial, ciática, etc
- Disfunções neurovegetativas: digestivas, cardiorrespiratórias, distúrbios comportamentais (ansiedade, fadiga, astenia, etc)
- Disfunções neurológicas: espasticidade, flacidez, disfonia

Previamente a situação de dor, o corpo gera compensações biomecanicas e neurossensoriais necessárias para poder ser funcional. Os conceitos chave da postura podem ser resumidos da seguinte forma:

- Conceito espacial: posição assumida pelo corpo nas três direções do espaço e a relação espacial entre os diversos segmentos esqueléticos.
- Conceito da antigravidade: a gravidade é a força externa fundamental para ajustar a postura, e o equilíbrio postural, é uma resposta à gravidade
- Conceito de equilíbrio: relação entre o Individuo e seu entorno.

O equilíbrio é um reflexo da interação entre as diferentes estruturas anatômicas principais e secundarias. Se define como estruturas principais os órgãos vestibulares, cerebelo, córtex cerebral e formação reticular, e as secundárias são os exteroceptores (táteis e de pressão) localizados abaixo do pé, receptores visuais e proprioceptores localizados em tendões, cápsulas articulares e músculos.

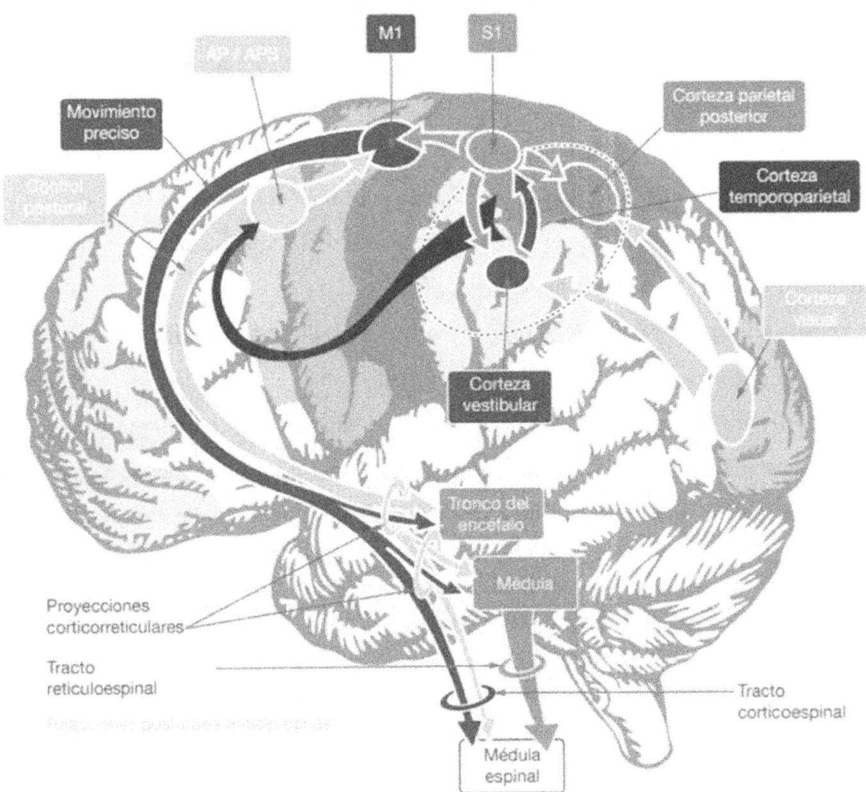

–   *Ilustração 41: Principais fluxos de sinal para controle postural e marcha. O tronco cerebral e a medula espinhal estão envolvidos nos processos automáticos. Os gânglios basais e o cerebelo controlam os processos automáticos e voluntários através das projeções tálamo-corticais e das projeções diretas ao tronco do encéfalo respectivamente. Domínguez Oliván (2017) e adaptada de Takakusaki-*

Para Carini et al.(Act. Biomedica 2017) em *en Posture and posturology, anatomical and physiological profiles: overview and current state of art*: O controle da postura é um comportamento isométrico e motor, que representa o ponto de partida estável da execução dos movimentos.

A eficácia do sistema de controle postural, depende da disponibilidade e confiabilidade da informação do sistema vestibular e somatossensorial. Quando um desses componentes é alterado patologicamente, o corpo de oscilação e a atividade dos músculos posturais aumentam para manter um equilíbrio postural.

O controle postural, é regulado por um sistema conhecido como Sistema Postural Tónico, formado por um sistema aferente (vias sensoriais) que transmite a informação ao computador central (Sistema Nervoso Central- SNC). O sistema muscular é o responsável final do controle postural devido à via eferente. A prática do Yoga em suas diferentes formas influenciará este sistema.

A informação do ambiente é recebida pelos sistemas sensoriais, como o sistema visual (pela retina), da pele(devido a receptores localizados embaixo dos pés), o sistema vestibular, os órgãos tendinosos de Golgi e os fusos musculares.

Estes estímulos se transmitem a centros superiores, que incluem o cérebro, cerebelo e tronco encefálico, através de interneurônios e neurônios motores na medula espinhal. A informação, ao chegar ao sistema nervoso central, é processada e registrada como imagem corporal (conhecimento que se tem do corpo em uma situação estática e dinâmica). Em seguida, são transmitidos aos músculos, onde a contração dos mesmos provoca o deslocamento das alavancas esqueléticas e uma consequente estabilização da coluna. A informação de entrada é fornecida pelo sistema somatossensorial, que inclui receptores exteroceptivos e proprioceptivos, e pelos sistemas vestibular e visual.

A entrada somatossensorial é gerada pelos órgãos sensoriais localizados em diferentes níveis:

- Muscular: informação suministrada pelo músculo (sensível às mudanças no comprimento do feixe muscular) e os órgãos tendinosos de Golgi (sensível às mudanças na tensão muscular) As flutuações posturais provocam tensões musculares leves e a subsequente ativação dos fusos musculares. A informação proprioceptiva muscular é particularmente precisa e discriminatória.

- Viso-oculomotor: retina (paracentral e periférica), transmite informação relacionada com o movimento do campo visual e detecta a orientação da cabeça de acordo com a cisão percebida

- Vestibular: No controle da postura não interfere todo o sistema vestibular. Os canais semi-circulares não estão envolvidos no controle da postura, pois o limite da sua percepção é muito fino para ser controlado através da estabilometria. Os receptores vestibulares verdadeiros, são otólitos que transmitem informação relacionada a aceleração e a desvio da cabeça e que atuam no controle das flutuações posturais.

- Pele: detecta a flexão do pé em relação a superfície de apoio, utilizando os receptores da pele, localizados principalmente ao nível do pé.

O sinal de saída é representado por músculo, modulado e coordenado no nível do sistema nervoso central por dispositivos que têm como alvo as fibras musculares intrafusais estriadas e extrafusais, e é realizado por neurônios motores. O sistema nervoso central é responsável pelo tono muscular, ou seja, pela tensão leve dos músculos estriados em repouso, mantendo adequadamente as posições das partes relativas do corpo e se opõe às modificações passivas dessas posições.

O corpo também requer entradas viscerais, são os graviceptores viscerais que auxiliam na percepção da verticalidade. Localizados originalmente no tronco por Mittelstaedt, eles mobilizam a aceleração por meio do movimento das vísceras abdominais. As vísceras tóraco-abdominais exibem uma ressonância de 4 a 6 Hz.

Nas palavras de Donoso et al.(2019) Para uma correta orientação espacial, o individuo tem as seguintes referencias: a geocêntrica, a alocêntrica e a egocêntrica .A referência geocêntrica ajuda a elaborar a vertical subjetiva graças aos graviceptores localizados em órgãos como estômago, rins e sistema cardiovascular. Na referência alocêntrica ou também chamada de exocêntrica, os elementos estáticos do ambiente são utilizados para indicar a vertical e auxiliar na regulação postural. Por fim, na referência egocêntrica as vias somatossensorial e vestibular e a representação interna participam da manutenção do controle postural.

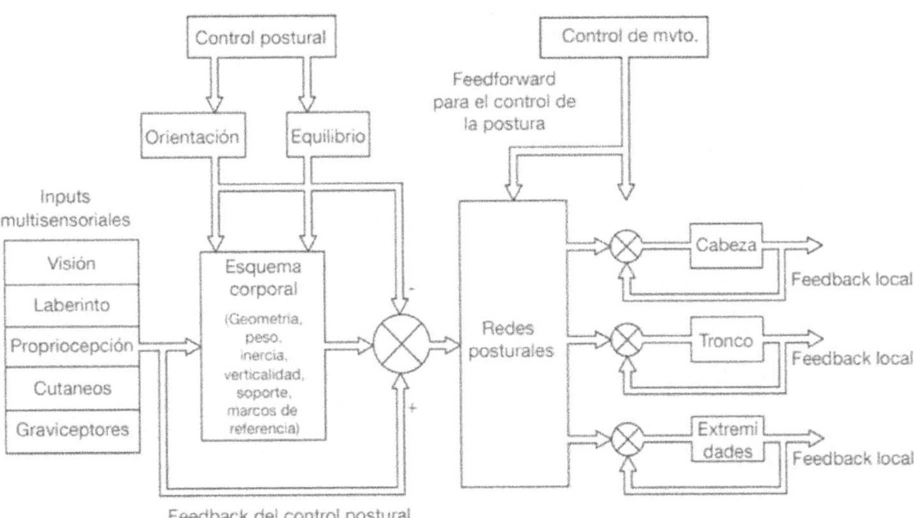

flustração 42: representação dos dois níveis de organização postural: o esquema corporal e os mecanismos posturais. Fonte María Pilar Domínguez Oliván. Avaliação postugráfica da reeducação do distúrbio vestibular periférico unilateral: contribuições ao estudo da integração multi sensorial na orientação espacial. Adaptado de Massion.

Pés e captores podais

Tamanha é a magnitud e importancia de alguns dos captores, que merecem ter um capítulo aparte. Os trabalhos de Keller e Myers sobre Yoga Terapêutico a partir dos ajustes do pé são fundamentais para a prática.

As escolas posturologicas tem clareza sobre uma das bases que mais ênfase se da nas escolas afins para qualificar os ajustes do asana como Iyengar ou Anusara, a importância dos pés e seu enraizamento.

O pé agirá como exteroceptor (exocaptor) e proprioceptor (endocaptor) sendo o origem dos ajustes das cadeias miofasciais e, a longo prazo, visceral, como será visto no capitulo correspondente.

Durezas e calosidades. Se observa, em alunos, diferentes posturas e rotações dos pés, bem como calosidades inerentes às correções podiátricas.

Sistema Visual

O olho também é considerado, como será visto nos Dristhis, como um captor misto, sendo um agente importante na abordagem das técnicas do Yoga ocular. Sua demanda explica sua eficácia nas aplicações de certos Karanas e Kryas. Um conceito tradicional descrito nos estudos de EMDR e Brainspotting. Por enquanto iremos centrar no sistema visual como captor sensorial do corpo.

A visão é um dos sistemas sensoriais que utilizamos com maior consciência no cotidiano. A falta de acuidade visual ou patologia ocular é um grande perturbador da qualidade de vida humana e animal.

Em relação aos aspectos posturais, devemos destacar a importância dos músculos óculo-motores que codificam a posição do olho no crânio e, em segundo lugar, os músculos do pescoço que estão relacionados com outros eixos para codificar a posição do crânio na relação com o resto do corpo.

Os Dristhis do Yoga podem ser considerados como um treino proprioceptivo dos músculos óculo-motores e cervical.

Os músculos oculo-motores extrínsecos estão presos a um duplo objetivo: visual e proprioceptivo, através de centros nervosos subcortical que respondem a impulsos visuais e proprioceptivos.

Em resumo pode-se disser que:

- O servo visual é a base da maioria dos movimentos do olho

- Os movimentos de fixação, perseguição ou preensão, são regulados pelos centros nervosos subcortical que recebem aferentes visuais do córtex (incluindo o córtex visual através do córtex collicular) e das vias visuais subcortical (retino-collicular e sistema óptico acessório).

- Os núcleos oculares motores, através de subcentros cortical, estão relacionados aos aferentes proprioceptivos dos músculos somáticos e óculo-motores. Por este motivo, podemos observar signos óculo-motores vinculados à codificação de proprioceptivos nos centros nervosos subcorticais.

Nos desequilibrios posturais, encontraremos disfunção da informação proprioceptiva somática com transtornos oculares característicos por motilidade ocular deteriorada: exoforia ou estrabismo, diminuição da fusão motora e distúrbios da convergência que, por sua vez, geram distúrbios visuais (problemas de localização espacial, orientação, dificuldade pra ler, etc)

Nos movimentos oculares, os aferentes proprioceptivos dos centros nervosos subcortical participam na regulação da atividade motora ocular. Atualmente, em humanos adultos, a desaferentação proprioceptiva extraocular não demonstrou interromper significativamente as habilidades óculo-motoras.

O Ouvido

O ouvido interno, é responsável por codificar a informação sobre o equilíbrio ou a sensação de equilíbrio. Um mecanorreceptor semelhante, célula capilar com estereocilio, detecta a posição da cabeça e o movimento do nosso corpo. Estas células se localizam no vestíbulo do ouvido interno.

A posição da cabeça é detectada pelo utrículo e o sáculo, enquanto o movimento da cabeça é detectado pelos canais semicirculares. Os sinais neuronais gerados no gânglio vestibular são transmitidos através do nervo vestibulococlear ao tronco encefálico e cerebelo. Juntos, constituem o sistema vestibular.

Cada ouvido tem 5 receptores vestibulares. Três canais semicirculares e dois receptores otolíticos para cada ouvido. O sistema vestibular representa o giroscópio do corpo humano em continuo funcionamento. Ele informa ao cérebro o movimento da cabeça e sua orientação em relação à gravidade.

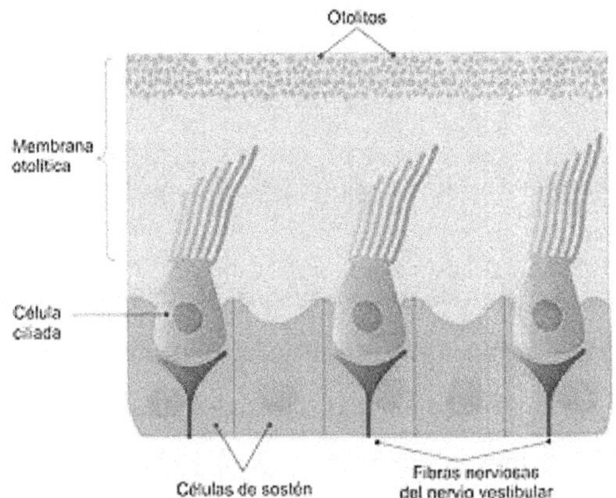

Ilustração 43. Figura do vestibular: otólitos, fibras nervosas, etc

O mecanismo responsável reside na inclinação de cílios muito sensíveis que se localizam sobre as células ciliadas do labirinto. Esta estruturas sensoriais estão localizadas no interior do labirinto membranoso, preenchido com endorfina e, em continuidade, com o liquido cefalorraquidiano através do aqueduto coclear.

Sistema orofacial

Ao executar utkatasana, se observa em muitos alunos tensões na mandíbula, é importante? O que esta acontecendo? O importante é indicar que relaxem a mandíbula nestes ajustes por suas implicações na mecânica postural.

Alguns elementos do sistema estomatognático (orofacial) participam na regulação da ortostática postural. Os ossos maxilar e mandibular participam ativamente na manutenção da posição correta do crânio junto aos flexores e extensores do pescoço, os músculos por cima e debaixo do hioide, os músculos da mastigação e cintura escapular.

Igual que o resto dos órgãos sensoriais, ainda há muito para estudar e, também, inter-relacionar as sinergias, neste caso, de uma estrutura importante na mecânica da mastigação e fonação, e que colabora com o sistema óculo-motor, vestibular e olfativo.

Como será visto, a senescencia e o deterioro biológico, irá induzir um processo de degradação em todos os pontos. Entre eles os órgãos sensoriais. Duelos et al (2017) descrevem em um gráfico o aumento das estratégias sensoriais, biomecánicas e suas variáveis a fim de manter certas condições de higiene e economia fisiológica em andamento.

Que diz o Yoga sobre isso?

Os asanas de caráter proprioceptivo e isométrico, tem capacidade de influenciar na adaptação e ajuste de todos os captores ao produzir o realinhamento da cadeia miofascial afetada. Os que mais oferecem equilíbrio são definidos como Satvicas e fornecem igual abordagem tanto à cadeia anterior quanto à posterior e à lateral.

Tadasana na parede, seguindo os ajustes da escola Iyengar, é considerada um asana ideal para este fim.

Pode-se encontrar literatura que estuda os resultados do Yoga terapeutico e aspectos como a propriocepção. Como será visto mais adiante, a senescência forma o quadro evolutivo do ser humano com impacto especial nos órgãos sensoriais e que não é predeterminado pela idade cronológica da pessoa. Shambhu et al (2017) descreve em ffect of practicing yoga on cervical vestibular evoked myogenic potential, como o yoga é capaz de melhorar o controle postural e fortalecer o sistema vestibular com a prática continua, graças ao aumento da força muscular estudado através da via sáculo-cólica.

De Oliveira et al relataram que a prática do yoga melhorou o equilíbrio entre indivíduos com esclerose múltipla, medido com a escala de equilíbrio de Berg, a escala de estado de discapacidade expandida e a melhoria auto informada na postura. Ülger e Yag'li também descrevem efeitos positivos nos parâmetros de equilíbrio e marcha de mulheres com alterações da marcha e equilíbrio causadas por problemas músculo-esqueléticos.

Kelley et al(2014) *descrevem os efeitos de um programa de yoga terapêutico no controle postural, a mobilidade e velocidade da marcha em adultos maiores que vivem na comunidade.* O estudo executado a partir dos ensinamentos do Kripalu Yoga, é realizado com uma população reduzida e sem contato prévio com o mundo do Yoga, com sessões quinzenais de uma hora e professores sem conhecimento de tais avaliações.

Neste estudo se realizou o uso de Mini-BESTest (Balance Evaluation System Test). Versão abreviada do teste de equilíbrio (BESTest),incluindo 4 das das 6 sessões originais do BESTest : ajustes posturais antecipatórios, controle postural reativo, orientação sensorial, marcha dinâmica.

O miniBESTest (MBT) contém 14 itens no total e a pontuação máxima é de 28 pontos. Cada item se evalua de 0 a 2 ("0"indica o nível de funcionalidade mais baixo e "2"o mais alto)

As posturas executadas no estudo, foram:

Tadasana (postura da montanha), virabhadrasana I (guerreiro I), virabhadrasana II (guerreiro II), trikonasana (postura do triángulo), vrikshasana (postura da árvore) e utkata konasana (postura da deusa). As posturas adicionais incluem virabhadrasana III (guerreiro III) e ardha chandrasana (postura da meia lua). Os autores descrevem que as posturas em pé, foram escolhidas pela capacidade de aumentar a força nos quadríceps, tibial anterior e gastrocnêmio para atacar os potenciais déficits da marcha e equilíbrio.

Orientou-se aos participantes a ativar os dorsiflexores do tornozelo, levantando os dedos dos pés durante a postura da montanha.

vrikshasana (postura da árvore), exige dos participantes, que alcancem e mantenham uma posição unilateral. Os participantes foram encorajados a tentar a postura sem apoio, porém permitindo o uso de uma cadeira caso precisasse ajuda.

Outras posturas, incluiram Ado mukha svanasana (postura do cachorro olhando para baixo) para aumentar a carga de peso das extremidades superiores e promover um alongamento dos grupos gastrocnêmio/ sóleo e isquiotibiais, setu bandhasana (postura da ponte) para o fortalecimento geral das extremidades inferiores e badda konasana (postura do ângulo fechado) para aumentar a amplitude de movimento do quadril. Cada sessão terminou com relaxamento em shavasana (postura do cadáver).

Devido ao aumento das cargas da coluna, sua capacidade retificadora e as posturas propriamente em cifose dos pacientes que podem ser observados nas fotos do estudo, teria que ser feita uma leitura crítica do uso do Ado Mukha (sem esquecer suas raizes históricas) neste público , no qual também pode ser observado um certo bloqueio da flexão do ombro causado pelo bloqueio do movimento do úmero na cifose dorsal e elevação, protação escapular externo.

Em uma proposta de melhoria devemos acrescentar o incremento de sessões semanais (2 sessões na semana) adaptado às propostas mais atualizadas das Ciências da saúde e do Movimento.

Os alunos tiveram melhorias estatisticamente importantes no MBT, a velocidade da marcha normal, velocidade de marcha rápida, o teste Timed Up and Go e Time Up and Go Dual-Tarea

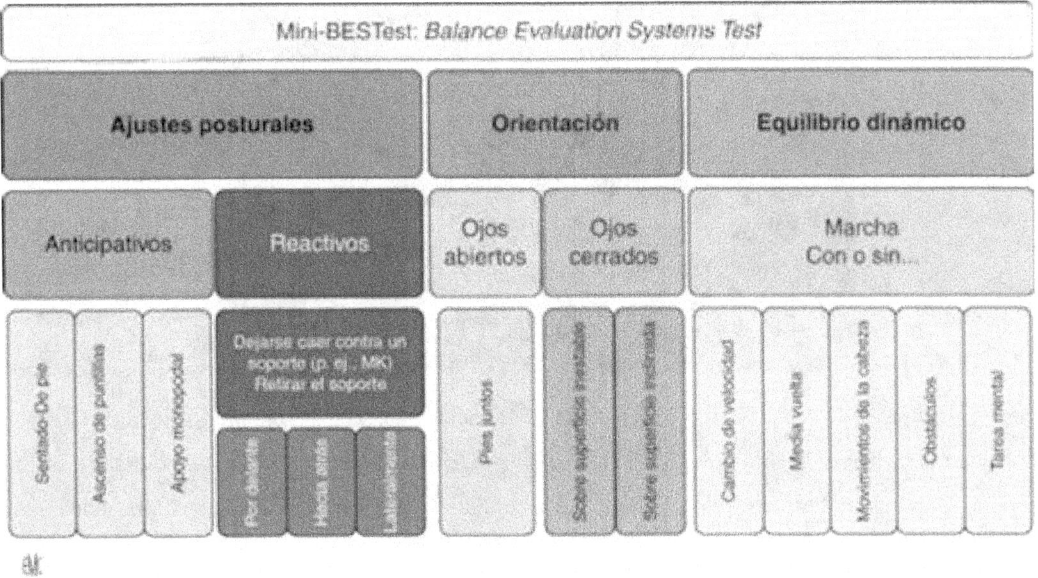

Ilustración 1 MiniBest Test Fuente EMC - Kinesiterapia - Medicina Física Volume 38, Issue 2, April 2017

Ilustração 46. SEQ \ * ARABIC 4 mini Best test- Fonte EMC - Cinesioterapia - Medicina Física Volume 38, Issue 2, April 2017.

A intervenção do Yoga melhorr a velocidade de marcha rápida e auto-selecionada dos participantes. A postura da árvore estimula o envolvimento ativo do músculo gastrocnêmio e o levantamento do calcanhar e dedo do pé realizado em participantes, fortaleceu o complexo muscular gastrocnêmio - sóleo, bem como o músculo tibial anterior.

O complexo gastrocnêmio-sóleo é importante na fase de impulso da marcha e é um componente crucial na manutenção do gasto energético normal durante a deambulação. O tibial anterior é importante para a soltura do pé durante a marcha, ajudando a reduzir o risco de queda.

A postura da cadeira aumenta a força do quadríceps, que é fundamental para promover a extensão total do joelho, contribuindo para o comprimento normal do passo. A postura da árvore pode melhorar a força dos músculos gastrocnêmios e isquiotibiais, bem como o equilíbrio na postura unilateral, contribuindo para o aumento da velocidade de caminhada.

As posturas abordadas neste trabalho promovem a ativação muscular de estabilização do tornozelo e a ativação da musculatura intrínseca do pé, o que leva a uma melhor estabilidade postural e velocidade da marcha, e a ativação dos Captores do pés. Seria interessante poder realizar um estudo transversal sobre os demais captores.

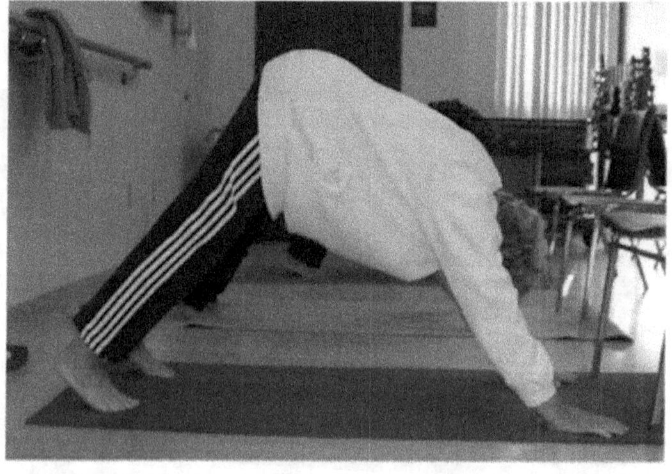

-       Ilustração 47 fonte Fuente The Effects of a Therapeutic Yoga Program on Postural Control, Mobility, and Gait Speed in Músculos TA Tibial anterior GA: Gastrocnemio RF Recto femoral BF Biceps Femoral. Community-Dwelling Older Adults Journal of Alternative and Complementary Medicine Kelley et al. 2014

Em relação à ativação da propriocepção com relação a determinados músculos, existem diferenças de gênero e ativação muscular nos asanas? Kelley et al (2018) descrevem em An Electromyographic Analysis of Selected Asana: Menes vs. Females O uso da eletromiografia de superfície (EMG) para examinar a ativação de vários músculos, como tibial anterior, gastrocnêmio, reto femoral e bíceps femoral durante várias posturas de ioga e a diferença intergênero na média de alunos com menos de 5 anos de experiência prática.

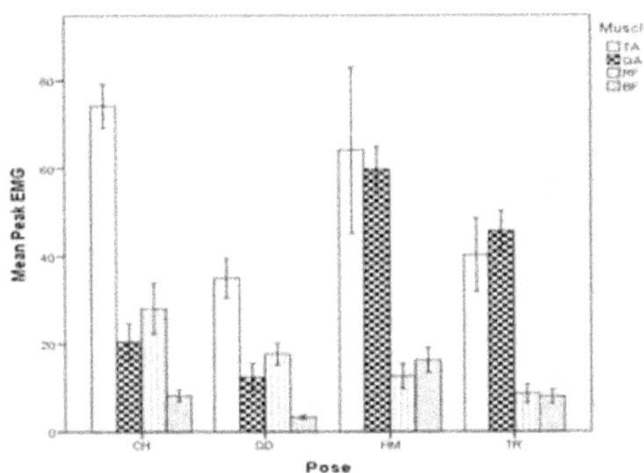

Ilustração 48 Resultados electromiográficos por asanas Fonte Kelley et al 2018 An Electromyographic Analysis of Selected Asana: Males vs. Females Jacobs Journal of Yoga and Natural Medicine.

Asanas: CH cadeira (chair) HM Meia Lua (Half Moon) DD Ado Mukha (cachorro voltado para baixo - Downwartd Facing Dog) Tr Árvore (Tree)

A maior ativação eletromiográfica do tibial anterior ocorreu na postura da Cadeira, ativando o bíceps femoral em menor extensão. Ado Mukha teve uma maior ativação do tibial anterior. Ardha Chandrásana (meia lua) e Vrakasana (árvore) tiveram ativação muscular dos músculos estudados, com maior impacto do tibial anterior e gastrocnêmio.

Após o estudo, os autores concluem que o rendimento dos músculos difere de acordo com o gênero e o asana escolhido.

Analises adicionais revelaram diferenças entre homens e mulheres muito curiosas. Posturas como Vrkasana e Ardha Chandrasana realizam maior recrutamento de gastrocnêmio e bíceps femoral em mulheres do que em homens em comparação com outras posturas como Cadeira e Ado Mukha, onde dificilmente existem diferenças significativas.

Lembrando que os asanas descritos, podem ter nomes diferentes de acordo com a escola ou que o mesmo nome seja utilizado para outro asana. Ardha Chandrasana é conhecido também como Anjayenasana.

Teria sido interessante introduzir o estudo de outros músculos como o glúteo médio ou os músculos transverso e oblíquo, bem como o impacto nas cadeias cinéticas superiores.

Entre os asanas que ativam apenas um membro, são as posturas de Vrakasana e Ardha Chandrasana as que geram a maior quantidade de ativação muscular.

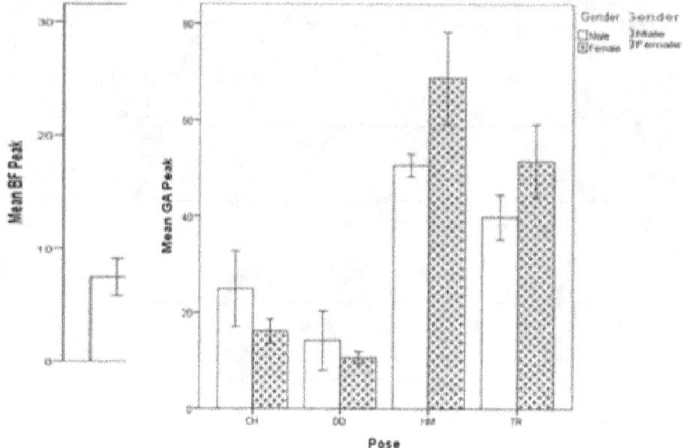

Dentro das variáveis a atender, teria sido interessante realizar um trabalho com alunos experientes ou com o mesmo grupo de estudo em um intervalo de tempo maior. Devido a que a intenção era a ativação entendida como isométrica, a escola e a forma da prática não foram assunto de estudo.

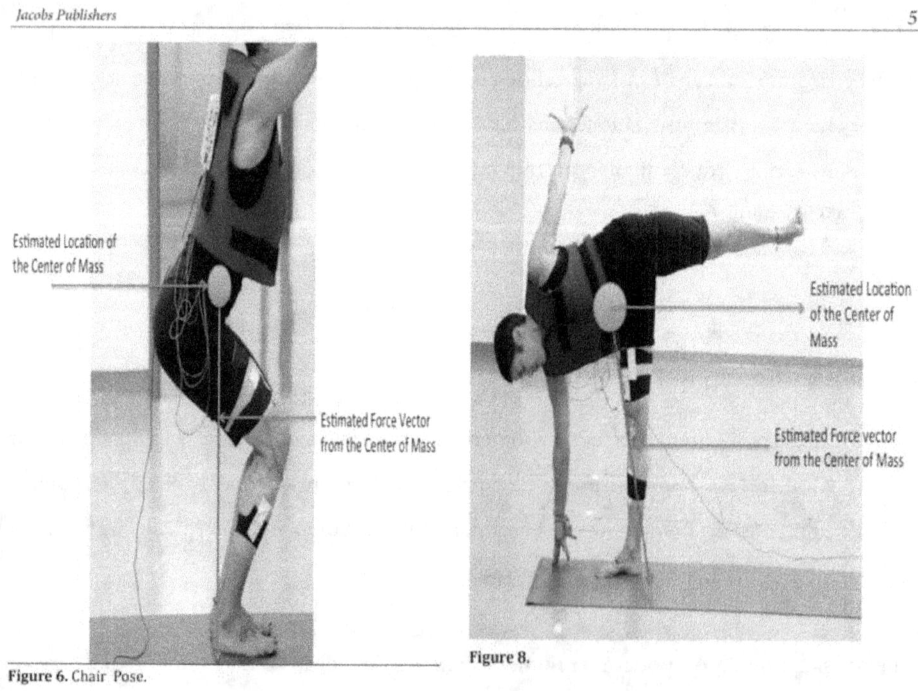

Figure 6. Chair Pose.

Figure 8.

- Ilustração 49 Electromiografia em Asanas Fonte Fuente Kelley et al 2018 An Electromyographic Analysis of Selected Asana: Males vs. Females Jacobs Journal of Yoga and natural medicine.

Uma revisão sistemática e meta-análise realizada por Youkhana et al(2016) mostra que as intervenções de Yoga resultaram em pequenas melhorias no equilíbrio e melhorias médias na mobilidade física em pessoas maiores de 60 anos. O estudo é interessante devido à inclusão de pessoas maiores com vários estados de saúde, que vão de estados ótimos até pessoas com sequelas de acidente cardiovascular cerebral, Parkinson, Osteoartrite de joelho, etc.

Dentro do estudo, as práticas de diferentes escolas são mencionadas, onde encontramos a possível confusão ou ignorância dos pesquisadores sobre as mesmas ao selecionar as de Hatha e Iyengar separadamente, quando originalmente Iyengar era uma forma de Hatha Yoga.

Encontramos em comum a frequência média de presença em aulas de 60 a 90 minutos de yoga, de 1 a 2 vezes na semana, durante o período de 8 a 24 semanas no total, o uso de PROP's como mantas, cadeiras, almofadas, cintos de alongamento e colchonetes.
Dentro dos estudos a prescrição de Utkatasana, vekasana, Ardha Chandrasana e Trikonasana, é frequente. A participação nas aula aumentou de 75% a 99%.

O estudo observa possíveis efeitos adversos detectados: Queda de um paciente com a doença de Ménière. Dor no joelho, dor lombar e contraturas musculares foram mais comuns em algumas pessoas.

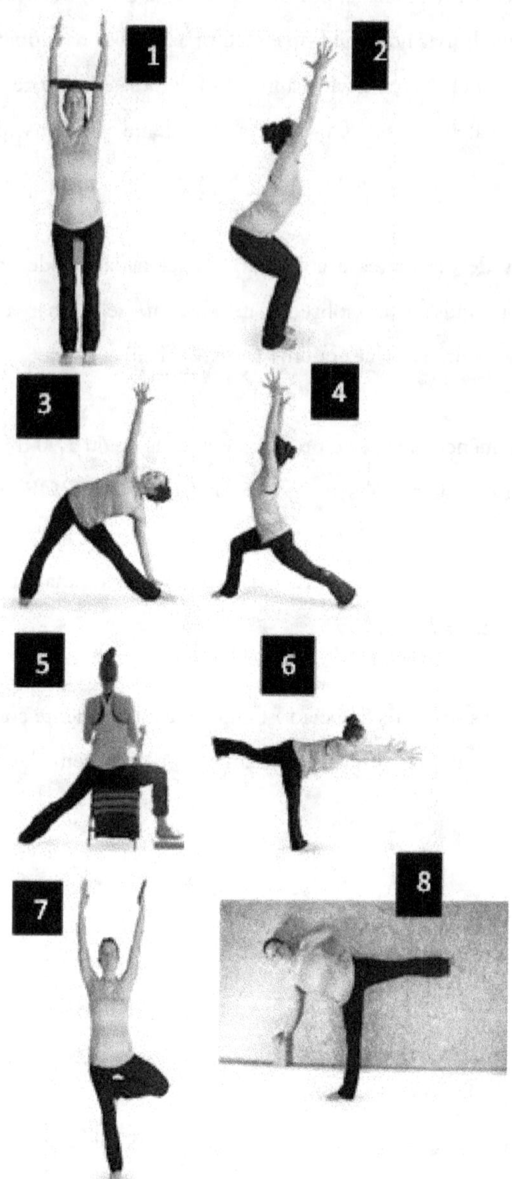

Ilustração 50: o protocolo do yoga e modificações às posturas considerando as diferentes capacidades físicas. FonteTiedemann et al A 12-Week Iyengar Yoga Program Improved Balance and Mobility in Older Community-Dwelling People: A Pilot Randomized Controlled Trial

As referências alocêntricas e geocêntricas são feitas a partir de aferências externas ao nosso corpo (visual ou gravitacional). As referências egocêntricas são feitas a partir de referências internas (somatossensoriais). Para o desenvolvimento da orientação corporal e espacial, além da ínsula, a integridade da parte posterolateral do tálamo é essencial. Algumas das vias responsáveis para a integração da gravicepção vestibular, é a tálamo-insular e para a integração da gravicepção somestésica, a tálamo-parietal.

Adolescentes com escoliose, tem percepção errada da vertical gravitacional?

Em 2019, Le Berre et al. Realizaram um estudo multicêntrico com 30 pacientes com diagnóstico de escoliose. A causa da escoliose idiopática do adolescente é múltiple e variada, está associada a alterações neurossensoriais, como controle alterado da postura ortostática. Na atividade cinética, a postura vertical (em humanos) esta determinada em referência à vertical gravitacional real, e sua percepção pode estar alterada em este público. Os autores mostraram que individuos com escoliose idiopática à direita tinham uma percepção equivocada da vertical gravitacional. Sua vertical postural subjetiva, teve um deslocamento para a direita, sem alterações da visão vertical subjetiva. Os autores sugerem uma disfunção dos graviceptores viscerais.

Como as linhas Vinyasas podem afetar os sensores do corpo?

As linhas Vinyasas são heterogêneas, das mais dinâmicas como Ashtanga até posicionamentos mais moderados.

Roll e Albert descrevem em Journal of Neurophysiology, a resposta óculo-motora da retina e dos músculos extra-oculares ao estimular o tibial anterior, o sóleo e o fibular. Diferente de outras disciplinas, é usual no Yoga a prática com os pés descalços que, junto com a superfície do MAT e a vestimenta, condicionam o enraizamento do pé, os ajustes pertinentes na perna e consequentemente a resposta motora corporal.

Uma prática de Vinyasa gera uma superestimulação dos sistemas vestíbulo-ocular, optocinético e cérvico-ocular. Como vimos, a referencia plantar e visual é muito importante, e se a recepção da informação visual é continuamente eliminada (seja por mudanças de planos e níveis, voltas, subidas e descidas ao solo) ou da informação plantar (por saltos, pelo solo, pelas próprias acrobacias), irá gerar distúrbios no sistema de equilíbrio.

Jeter et al (2015),neste sentido, descrevem em um estudo realizado, uma importante melhoria nas respostas somatossensoriais e vestibulares utilizadas para otimizar a estabilidade postural em um grupo com deficiência visual grave, com um protocolo de Ashtanga adaptado pela mesma autora. Jeter, que é uma professora com experiência no ensino de pessoas cegas, detalha a importância de posturas simples, com descrições claras e ajustes práticos. No estudo, cada aula começou com uma respiração simples em uma posição sentada, aquecimento, posturas em pé, posturas sentadas, seguidas de Pranayama e Savasana. Cada asana foi mantido por cinco respirações ou pelo tempo que o aluno foi capaz de segurar.

A pratica de rotina deve permitir a adaptação por meio da atenuação das reações vestibulares devido à excitação repetida do labirinto vestibular. No entanto, o aumento da demanda vestibular pode facilitar a probabilidade de lesão.

Indicações para reeducação do sistema vestibular:
O trabalho vestibular, será combinado com o proprioceptivo, e o progresso será feito para que exista maior ativação do sistema cognitivo: quanto mais complexa e precisa seja a tarefa, mais será trabalhado o sistema do equilíbrio em todas suas formas.
De Tadasana
Ilustração 12- protocolo Asthanga Yoga adaptado para pessoas cegas. Fonte Yoga for presos with severe visual impiamente: a feasibility study. Alternative Medicine Studies 2012, volume 2 e 5

- Tadasana
- Vrkasana, Nataranjasana ou Virabhadrasana III (com leve flexão de joelho) sobre o chão
- Tadasana nas pontas dos pés.
- Utkata Konasana nas pontas dos pes
- Gerudasana nas pontas dos pés
- Tadasana em Bosu ou plataforma instável
- Vrkasana ou asana em um pé em superfície instável
- Tadasana nas pontas dos pés em superfície instável
- Vrkasana em "metas"dos pés em superfície instável

É importante a inclusão de Mantras, Yoga ocular e a psicomotricidade fina com atividades físicas que integrem exercícios matemáticos: por exemplo, pulos em quadriculas com contagem e desenvolvimento de atividades físicas com desenvolvimento de figuras geométricas.

No estudo bioenergético e biológico, será visto a relação da pele com o sistema digestivo como órgão emuntorial diante de processos inflamatórios e endotoxêmicos de baixo grau, conhecendo, também, as interferências neurais geradas por cicatrizes ou lesões, por tanto a pele deve ser considerada como parte de um captor, pois a falta de elasticidade, as vezes relacionada com alterações na síntese do colágeno, reflexos viscerais, segmentação facilitada ou outros processos de irritação, influenciam na postura. Mesmo que todos os Asanas tenham uma repercussão em um ou outro captor, aqueles relacionados com a Pele, irão ter uma abordagem direta nas afeções desta área.

15 min	1	*Padmasana Lotus Posture* or comfortable seated position and commence *ujjayi* breathing. (25 Breath Count, 5 minutes)
	2	From seated position, inhale the arms overhead drawing the palms toward each other until they touch. Exhale releasing the arms down moving with the breath. 5x
	3	Transition to Table Pose
	4	*Marjaryasana* (Cat) to *Bitilasana* (Cow)
	5	From Table to Balasana (Child's) pose
	6	From Table to Downward-facing Dog. Move from Downward-facing dog to standing.
30 min	7	*Tadasana* or *Samasthiti* (Mountain Pose)
	8	*Padangusthasana* (Foot Big Toe Posture)
	9	*Utthita Trikonasana* (Extended Triangle Posture)
	10	*Parivritta Trikonasana* (Revolved Triangle Posture)
	11	*Utthita Parsvakonasana* (Extended Side Angle Posture)
	12	*Parivritta Parsvakonasana* (Revolved Side Angle Posture)
	13	*Prasarita Padottanasana*, A-D (Feet Spread Intense Stretch Posture)
	14	*Vrksasana* (Tree pose)
	15	*Utkatasana* (Chair Pose) Move to the floor, modified Sun Salute
	16	*Dandasana* followed by *Paschimottanasana* (Western Intense Stretch Posture)
	17	*Purvottanasana* (Eastern Intense Stretch Posture)
	18	*Janu Sirsasana* A (Head to Knee Posture)
	19	*Marichyasana* C (Dedicated to Marichi)
	20	*Navasana* (Boat Posture)
	21	*Baddha Konasana*, A &B (Bound Angle Posture)
	22	*Setu Bandha Sarvangasana* (Bridge pose)
15 min	23	*Paschimottanasana* (Western Intense Stretch Posture)
	24	*Padmasana* (Lotus Posture) or *Sukhasana* (Easy Pose), breathe 10x
	25	*Savasana* (Corpse Pose) (10 minutes)

A origem de um problema de saúde pode estar em qualquer um dos captores do corpo, que podem ser modificados em qualquer plano (sedestação, decúbito, etc) ao gerar ajustes em outros captores como a ATM, o olho e sistema vestibular.

Os asanas de pé terão especial importância neste capitulo devido ao forte impacto que tem nos captores de equilíbrio e sua relação olho, captores vestibulares e pé. O alinhamento e ajuste de um asana em um eixo anterior, posterior e/ou lateral, tem especial importância em regiões anatômicas do pé e a mecânica miofascial correspondente.

É interesante lembrar a posição do American College os Sports Medicine que recomenda a prática de atividades que incluam:
*   Posturas com dificuldade progressiva, que reduzam gradualmente a base de apoio

- Movimentos dinâmicos que perturbem o centro de gravidade
- Estresse nos músculos de controle postural
- Redução da entrada sensorial.

Essas diretrizes são fáceis de aplicar a partir do paradigma iogue.

A visão holística do Yoga terapêutico, deve integrar os conhecimentos da posturologia a todo o paradigma osteopático, psicossomático, miofascial e bioenergético, não estritamente nessa ordem. Cada escola irá gerar uma reposta de diferente corte na hora de estimular os captores de diversas formas.

A complexidade da posturologia esta diretamente relacionado com o objetivo deste livro e se desenvolve ao longo do mesmo, trata da psique, de como a consciência relaciona-se com Maia e com a densidade da matéria. Da perspectiva global, a posturologia precisa de diferentes profissionais e sub-especialidades:

- Osteopatas- posturologistas: capazes de gerenciar a informação derivada do status da coluna, do crânio, sistema visceral, sistema neuromeníngeo, as áreas somato-reflexo, somado-emocionais no contexto da adaptação postural.

- Posturo-odontológistas: que possam estudar a conexão entre um enfoque odontológico e seus sintomas biomecânicos.

- Podo-posturologista: que permite um estudo da pegada e desenho de uma palmilha que respeite a mecânica e a propriocepção intrínseca do pé, que modifique a fisiologia do sistema postural fino, estimulando os barorreceptores e alterando as informações dos captores ligamentares, causando reações posturais que melhoram a vascularização e atuam reflexivamente no sistema visceral.

- Optometristas: Diante de uma disfunção ocular, o corpo vai se adaptar para tentar colaborar na busca por uma compensação.

- Fonoaudiólogos: Corrigir possíveis alterações na deglutição, oclusão e respiração.

- Especialistas em cadeias e reeducação postural: neste campo têm acesso a várias disciplinas posturais como: Mézières, GDS, RPG, Feldenkrais, micro-ginástica, Alexander, Rolfing, e claro os profissionais de Yoga Terapêutico que tratam de todas as informações contidas neste livro.

- Psicoterapeutas: As emoções afetarão uma de respostas fisiológicas por todo o corpo, que podem ser perturbadoras para a mecânica corporal.

Para suportar toda a mudança morfo-psíquica do individuo, é preciso de apoios na forma de diferentes ferramentas destas especialidades: palmilhas posturais exteroceptivas, que atuam a partir da planta do pé, são de tamanho minimalista e devem ser usados todos os dias durante muito tempo, estímulos oculares na forma de miniprismas em óculos, adaptadores (ALPH) nas superfícies dentais que atuam na disfunção oral.

Conclusões:

Os conhecimentos estudados a partir das diferentes escolas de posturologia, definem que a mecânica central é possível devido a:

•   A informação do sistema nervoso central, que gerencia a informação recebida através dos captores ou receptores sensoriais: sistema vestibular, pé, sistema óculo-motor e sistema estomatognático (atm).

•   Os extroceptores, que nos colocam em relação com nosso entorno través dos órgãos sensoriais: tato, pressão, temperatura, visão, audição. É curioso que a língua não esteja incluída como um exteroceptor, não apenas como órgão sensorial, mas também pelas disfunções biomecânicas a ela sujeitas. Lembrando de que a língua é importante na fonação e na deglutição.

As aferencias somato-sensoriais, que incluem, além das proprioceptivas, os sensores das plantas dos pés e graviceptores viscerais, são fundamentais no desenvolvimento das referencias egocêntricas referidas à posição relativa da cabeça, tronco e posições dos membros no espaço.

6. Os pés como raiz do asana no yoga moderno

Embora nas suas origens os asanas fossem posturas sentadas, no Yoga moderno as posturas em pé ganham importância, como observado no capítulo de captores posturais.

Nos pés se iniciam e finalizam os circuitos bioenergeticos e a rede miofascial. Nos limites osteoarticulares de cada individuo, podemos considerar a possibilidade que os ajustes nos asanas tenham um fator de impacto para melhorar a estabilidade dos pés, sua relação com o sistema nervoso central e os captores como os quais o pé se relaciona.

Lembrando que em reflexologia o pé se relaciona à saúde do individuo, e que atualmente podemos analisar dos captores até a relação visceral e miofascial.

Diz Keller en The Therapeutic Wisdom: *Nosso relacionamento com a terra através do nosso aterramento, é um relacionamento dinâmico e vivo. Por meio dele, levamos energia para cima e enraizamos na terra da mesma forma que as raizes de uma árvore alimentam seu crescimento. Essa relação com a terra, uma relação de receber e dar, se estabelece através do jogo de levantar os músculos, alinhar e aterrisar através dos ossos.*

Terra

Pode-se tomar como contexto o "mapeamento geral do corpo de acordo com os elementos estabelecidos na abordagem tântrica tradicional do Tatwa shuddhi" ou a purificação dos elementos. Em relação a isso há variações na forma como o mapeamento é estabelecido em vários tratados e textos, principalmente em relação aos chakras na meditação sentada.

Os aportes descritos no livroTattva Shuddhi de Swami Satyasangananda, São interessantes.

A "Purificação" relacionada aos elementos ou tatwas Shuddhi, tem a ver com a liberação e transformação da energia.

Os "Tatwas" ou elementos, são formas ou comprimentos de ondas de energia que carregam uma qualidade que afeta nossa experiencia geral do EU como composto por esses Tatwas, e seu mapa nos permite uma visão especial de cada área do corpo.

Do ponto de vista estratégico, os pés e os joelhos, são regidos pelo elemento terra e as qualidades associadas a estabilidade, força e conexão.

O conceito enfatiza a relação entre a origem do éter nos pés e sua relação com o alinhamento dos joelhos e a conexão com o pescoço. Não existindo uma conexão adequada à terra, a tensão aparece em outra estrutura do corpo sem aparente relação.

O espaço da pélvis é regido pelo elemento água, com ênfase no psoas, que conecta o quadril e os ossos das coxas entre "água"e "terra". A qualidade de um alinhamento saudável nesta região, é a fluidez do movimento, se mexendo como um rio profundo desde a coxa.

A conexão dos joelhos, está em uma relação equilibrada com o elemento "fogo", no dorso do pé. Em reflexologia, se relaciona com o plexo solar que afeta a digestão, a absorção e assimilação de nutrientes (preocupação principal da Ayurveda). O "fogo" é a chave não so da assimilação, mas também na forma de inflamação, do processo de imunidade e cura do corpo. A inflamação excessiva ou crónica é destrutiva e causa o envelhecimento precoce do corpo.

O equilíbrio entre a água e o fogo mediante dieta, movimento, emoção e atitude, é crucial. Cada elemento se baseia no anterior para fornecer harmonia à saúde.

Em 1980, Lamoulie fez uma descrição da sensibilidade do pé: *a pele é fina no arco plantar e grossa e dura nas regiões que suportam pressão. O tecido subcutâneo plantar de natureza adiposa é muito espesso, atuando como amortecedor graças à sua elasticidade na planta do pé. As áreas sensíveis das plantas dos pés vêm dos ramos terminais do nervo tibial posterior do nervo ciática poplíteo.*

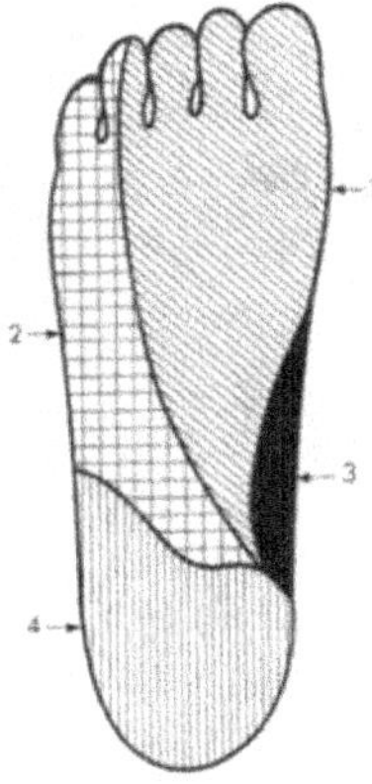

- Figura das regiões sensíveis da planta do pé

1- Nervo plantar interno

2- Nervo plantar externo

3- Nervo safeno interno

4- Nervos calcâneos

N. B.: o único nervo safeno sensível é um ramo terminal do nervo crural.

Cada tipo de sensibilidade tem receptores específicos: Corpúsculos de Pacini e Meissner para o tato, Merkel para a pressão, corpúsculos de Krause e Ruffini para a sensibilidade térmica.

Embora alguns autores não especificam os receptores, a possibilidade que o sistema nervoso central tenha uma seleção de diferentes estímulos, depende do tipo de resposta das terminações sensíveis:

• Um choque de baixa frequência da uma sensação tátil, e um choque de alta frequência uma sensação dolorosa.

• A qualidade da informação, é determinada por uma peculiaridade do funcionamento dos receptores dotados de adaptabilidade rápida ou lenta para o estímulo de intensidade constante.

Na planta do pé e tendões, existe um grande número de captores proprioceptivos (tato, som e alongamento) que conectam com o resto do corpo através do SN, e que informam nossa posição em relação ao solo e nosso entorno, sua distribuição homogênea recebe maior percepção da pressão nas regiões da pele com derme mais fina.

Os captores de tato e pressão tem a forma de baropressor cutâneo na planta do pé, e nos informam sobre variações de pressão, menores que 1gr, que desencadeiam uma resposta imediata às novas informações, indicando que o SNC deve provocar uma ação contínua de essa estimulação nas fibras musculares tônicas e tônico-fásicas que, por sua vez, modificam o tônus muscular ortostático e a postura no espaço.

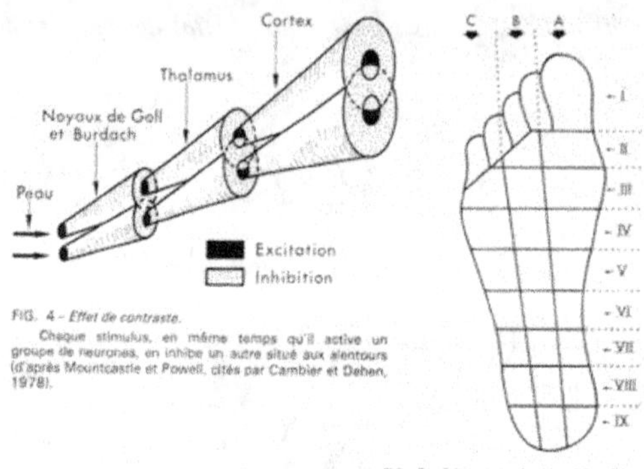

FIG. 4 – Effet de contraste.
Chaque stimulus, en même temps qu'il active un groupe de neurones, en inhibe un autre situé aux alentours (d'après Mountcastle et Powell, cités par Cambier et Dehen, 1978).

FIG. 5 – Découpage des aires identifiées.

- Ilustração 51 Fonte Cartographie de la sensibilité discriminatoire de la plante du pied chez l'adulte sain. M. LAMOULIE Ann. Kinésilhér., 1980, 7, 9-24

Lamoulie descreveu a sensibilidade do pé em uma região distribuída em 26 áreas:

A área dos dedos dos pés e a cabeça dos metatarsos 1sr e 5s tem maior nível de sensibilidade, uma região média correspondente ao borde interno e externo da planta do pé tem um limiar levemente mais alto, e uma região média e posterior com o limiar mais elevado. O arco do pé está composto por uma pele mais fina e sensível.

Os sensores de alongamento, estão nos músculos, tendões, cápsula e ligamento do pé e tornozelo, e permitem conhecer a posição e o movimento das diferentes estruturas ósseas em relação umas às outras, e a tensão dos tecidos moles que as rodeiam.

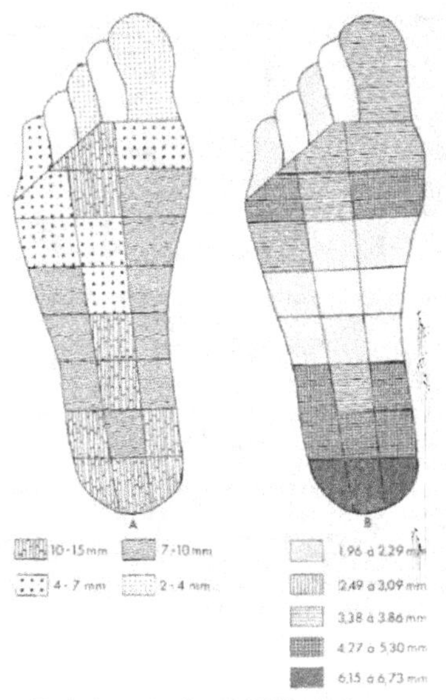

-   *Ilustração 52 2Fonte Cartographie de la sensibilité discriminatoire de la plante du pied chez l'adulte sain. M. LAMOULIE Ann. Kinésilhér., 1980, 7, 9-24*

A pratica de um asana em pé, é um desafio para as diferentes regiões do pé, nas que se sustenta junto aos receptores vestibulares , afetando os barorreceptores não acostumados a práticas fora da mecânica da marcha cotidiana, gerando sinergias diferentes das usuais.

As posturas de equilíbrio, como Vrkasana, Garundasana, Natarajasana, Utkatasana, Uthita Hasta Padangunasana C, Virabhadrasana, provocam a ativação da articulação titio - tarsiana e, através dela, de um grande número de receptores proprioceptivos, os receptores de Ruffini. Estes receptores abundam em todo o corpo e definem a posição no espaço.

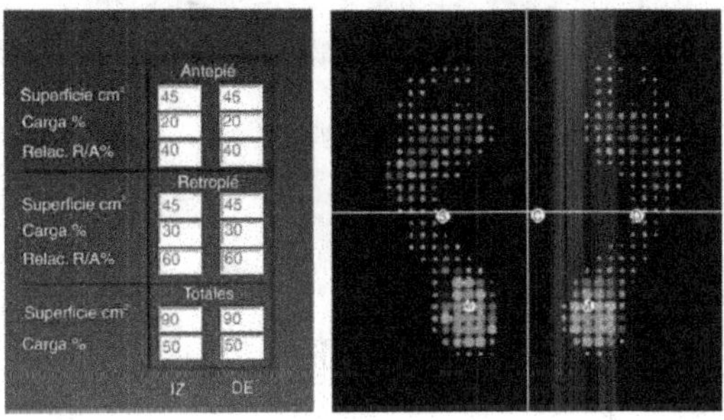

-   Ilustração 53 Baropodometria em fase estática onde se observam os pontos de máxima presão e o baricentro em um paciente normal com valores de referencia normais. Fonte Medigraphic

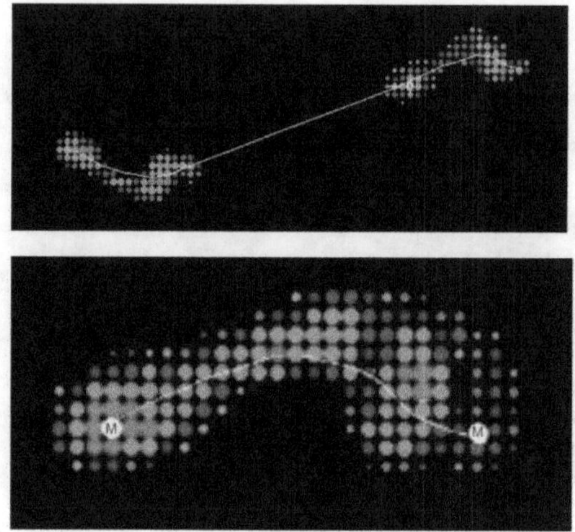

- Ilustração 54 Baropodometria em fase dinâmica onde se observa baricentro projetado ao chão em paciente normal. Fonte Medigraphic

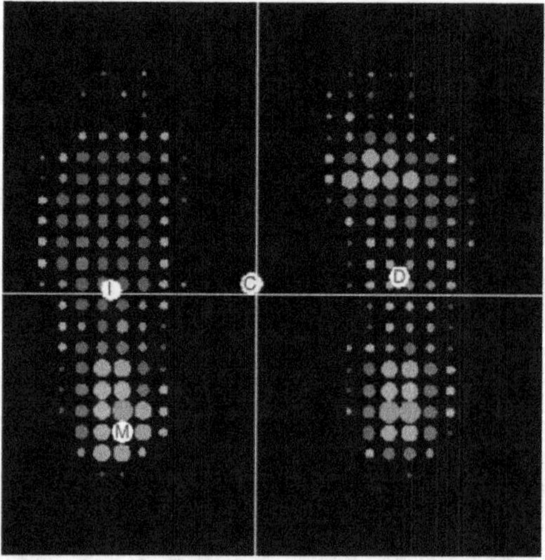

- Ilustração 55 Baropodometria de paciente com pé plano. Fonte Medigraphic

A reprogramação da pisada através de asanas, pode ser um precursor não só da adaptação dos captores do pé, mas também um bom adjuvante em outros componentes estruturais alterados.

Para Keller, os pés e joelhos, formam uma relação estreita e inextricável que rege e expressa as qualidades do elemento ou tattva da terra, apoiado pelos pés através do suporte tridimensional dos arcos do osso talo, no qual o tíbia é descrito através do meridiano do estômago (Terra) em TCM. Estas bases, tem um papel de equilíbrio na sinergia do SNC através dos captores; e também em como a mecânica visceral pode afetar o eixo de gravidade nos diferentes processos já relatados e que podem influenciar a direção Vísceras-Pé.

Uma disfunção na pisada, pode afetar o alinhamento biomecânico?

O joelho faz parte de uma base para o fêmur e, através dele, a pelve. Os côndilos do fêmur se equilibram na superfície da tíbia, e a estabilidade dessa base depende dos ligamentos do joelho junto com os músculos.

A resposta a pergunta é sim. Uma mudança na marcha provoca assimetrias devido a torções na pelve, perturbações na ASI e, por tanto, mudanças na coluna vertebral.

Devemos lembrar que anatomicamente, certas pessoas terão uma condição anatômica especial da pelve que podem não estar sujeitas ao relatado neste capítulo, sendo necessário o acompanhamento de médicos especializados, fisioterapeutas e podólogos.

O aterramento do pé, deve começar sobre uma série de quatro apoios que permitam uma base adequada que sustente a posição em pé e a caminhada. A diferente estrutura em forma de arco deve ser organizada a partir de um ponto central no osso cubóide, anterior ao tálus, no qual a tíbia se assentará. Embora a proposta de quatro apoios inclua a parte interna do calcâneo, é questão de debate se tem um significado especial no apoio real do pé.

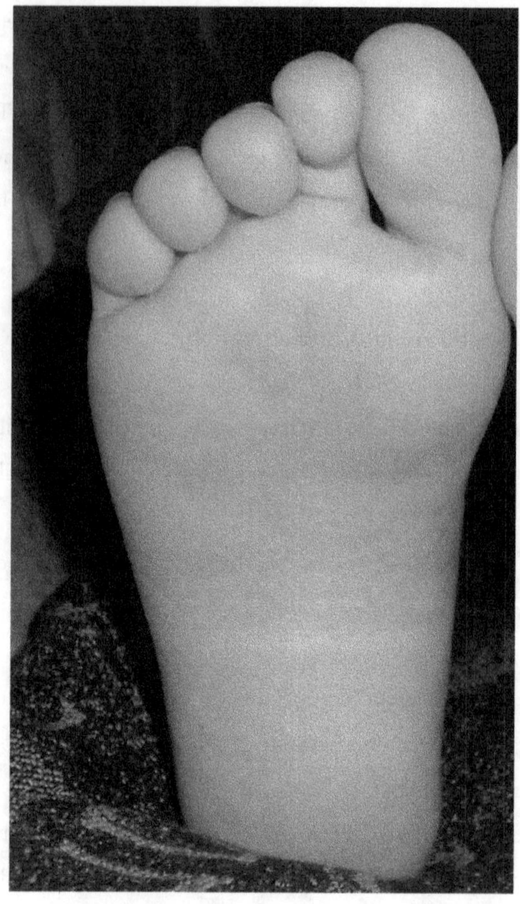

‑ Ilustração 56 Sistema 4 apoios podais-

O apoio acontece no tarso navicular, no tálus e arco transverso, gerando no seu epicentro o ponto "marma" Kurchashira Marma que tem influencia na postura corporal. Como um ponto de consciência ou "bindu" no pé, esta região define o ponto energético no qual aprendemos a levantar para equilibrar os quatro cantos do pé em torno do ponto central dos arcos do pé.

O apoio medial, vem não tanto de conectar esse canto à terra, mas da elevação proporcionada pelos músculos que se fixam ao monte do dedão do pé e metatarso (os músculos tibiais) e da parte interna do calcanhar, sendo inseridos na borda externa do dedão do pé (abdutor do hálux).

Embora por anos, nas carreiras de ciências da Saúde tenha se estudado que as pessoas podem ser pronadores ou supinadores, a experiencia passada por colegas podólogos é que essa situação é mais complexa em modelos reais, com modelos híbridos típicos de todas as variáveis etiológicas.

Na situação mais frequente da distribuição dos pés, vamos encontrar:

- Pé chato

- Pé cavo

- Hallux Valgus

Uma série de orientações no aterramento do pé e a apertura dos dedos, contribuirão na distribuição da pisada e a ativação dos músculos próprios do pé.

É frequente a instrução "levantar o primeiro dedo do pé" para levantar ou fortalecer o arco medial. Esta ação pouco fortalece o arco, pois ao descer o dedo, o arco o acompanha. Não entanto, levantar o dedão do pé começa o processo de fortalecimento do arco, fazendo o metatarso cair na falange do primeiro dedo e colocando os músculos em uma posição de trabalho efetivo para o fortalecimento do arco.

Conexão a terra da parte de baixo do dedão do pé.
Para Doug Keller, esta região é um dos quatro "pontos "do pé que deve estar conectado à terra, não pressionando o dedão pra baixo (que pode enrijece-lo), mas deixando cair a cabeça do metatarso(extremo distal) para apoiar o arco medial do pé.

Esta primeira ação, pode ser auxiliada levantando o dedão, porém nem sempre é necessário.

Levantar o dedão faz cair o extremo distal do metatarso enquanto estimula os músculos debaixo do mesmo a levantar o extremo proximal, apoiando e fortalecendo o arco.

A ação de deixar cair o metatarso ao levantar o dedão, inicia os rolamentos no tornozelo que levantam o arco medial, porém os músculos ainda tem que ser fortalecidos.

Ao falar de captores, descrevemos a importância da ativação da articulação tíbio-tarsiana e dos receptores proprioceptivos. O tibial anterior se estende do côndilo externo (lateral) da tíbia até o metatarso do primeiro dedo do pé. Este músculo dorsiflexiona o pé (levantando-o quando caminhamos) e inverte o mesmo (levanto o lado do dedão do pé, deslocando o peso para o lado do dedo mindinho). De fato, é o dorsiflexor mais forte do pé. O tibial anterior também desempenha sua função no levantamento do arco medial do pé, auxiliando a levantar o extremo proximal do metatarso. Keller descreve como o tibial anterior ajuda a iniciar o levantamento do arco plantar, se formos capazes de manter o metatarso do dedão do pé e o calcanhar interno conectados a terra. Caso contrário, quando liberado, o tibial anterior dorsiflexa e inverte o pé, jogando o peso para à borda externa do mesmo. O que as pessoas costumam fazer para compensar os arcos plantares hipotônicos, é caminhar sobre as bordas externas dos pés para evitar o colapso dos arcos.

A fraqueza do arco plantar pode gerar uma musculatura tibial excessivamente desenvolvida resultante da hiperfunção muscular, em consequência do aumento de trabalho ao tentar levantar o arco invertendo o pé.

Com todo esse desenvolvimento podemos avaliar como a ativação de um ou outro asana tem a capacidade de alterar a mecânica muscular e miofascial e auxiliar na abordagem da pisada

No caso do músculo tibial posterior, ele se origina na planta do pé, ascendendo próximo ao osso atrás do tornozelo e da canela, entre a tíbia e a fíbula. Sua inserção mais proeminente é no osso navicular, portanto, atua mais fortemente no ponto mais alto do arco, logo na frente do calcanhar. Suas inserções na sola do pé se abrem nos metatarsos 2-4 de maneira pinada, literalmente como as pás da pena de um pássaro.

Conselhos para conectar e aterrar o pé

Passo 1: Conexão a terra dos metatarsos. Com o pé centrado (sem nenhuma inclinação). Levante todos os dedos o pé, quando o metatarso do dedão apoiar na descida do metatarso, o arco medial irá se elevar. Esta etapa é muito importante para o que se segue: o abdutor do hálux não pode funcionar corretamente se o metatarso do dedão / cabeça distal do metatarso no aterra.

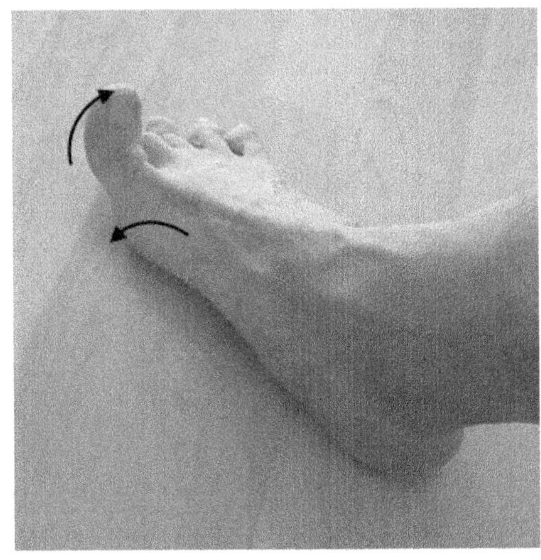

– figura com indicação dos movimentos do dedão

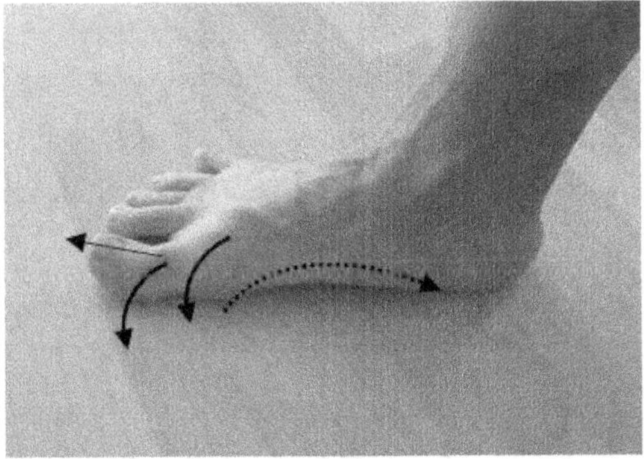

– Figura com indicação do dedão, metatarso e arco

Passo 2: O dedão do pé e arco medial

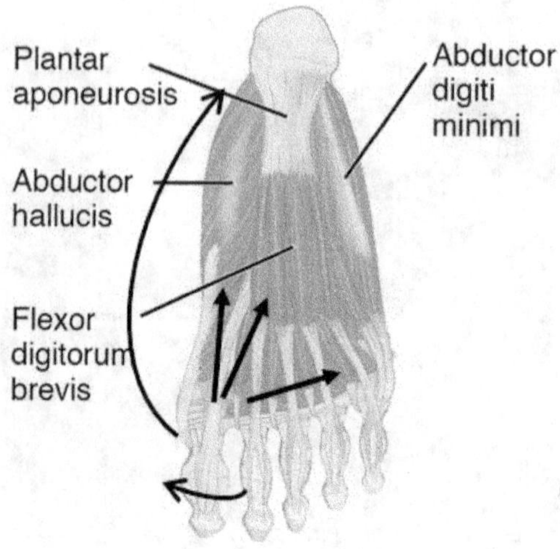

figura dos Músculos do pé

Com o calcanhar interno e a parte de baixo do dedão conectado a terra, estenda o mesmo pelo do dedão, levando pra frente até a ponta do dedão, sem pressionar para abaixo. O dedão do pé deve ser puxado medialmente à medida que você o estende. The Abductor Hallucis Action: Ativa e encurta o arco medial enquanto abduz o dedão do pé. Isso ajuda a alinhar o dedão do pé e fortalece o arco. Aterrar o metatarso do dedo ajuda o adutor e o abdutor a se fortalecer, alinhando tanto o metatarso quanto o dedão do pé,

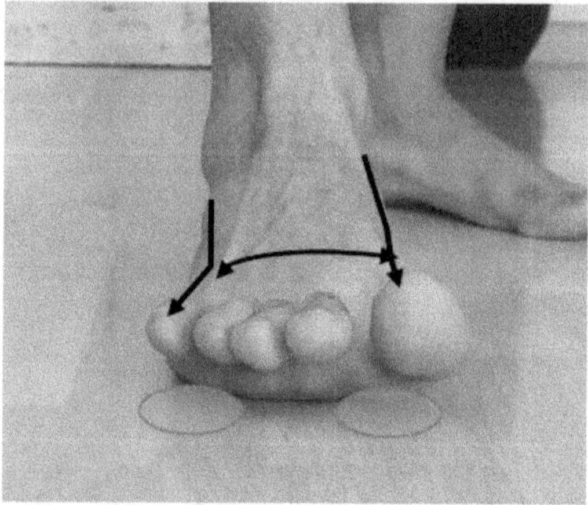

_ Figura do pe com dedo para cima e efeito na borda externa.-

Passo 3: o dedão do pé e o arco lateral: Mantendo os dedões e os dedos medios levantados, alongar o dedo mindinho para fora e para abaixo. Como com o metatarso do dedão, manter o metatarso pequeno aterrado, assim fortalece o arco lateral enquanto conecta a terra o calcanhar externo e e certificando-se manter o metatarso do dedão conectado a terra, sem inclinar ou supinar o pé.

Passo 4: estender e alongar os dedões e os dedinhos do pé, mantendo levantados os três dedos do meio. Isso cria um arco transversal na parte dianteira do pé, fortalecendo os abdutores sob os metatarsos dos dedos dos pés. Elevar todos os dedos dos pés, com a consciência de aterrar os metatarsos dos dedos nos dois "cantos" da frente do pé. Manter o mesmo peso no calcanhar interno e externo para manter o pé equilibrado.

Neste exercício, o Tálus está no ponto central do arco, centrado e equilibrado. Mantendo a relação transversal entre o ponto do calcanhar e o ponto em quantidade do dedo do pé no lado oposto, funcionando como tiras de uma sandália que une o quatro pontos.

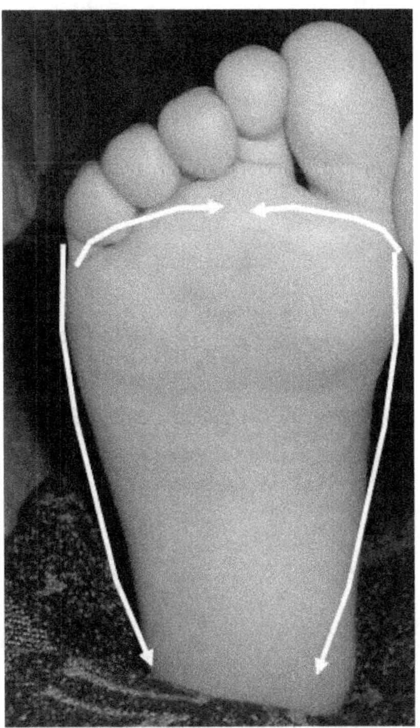

- Figura do pé explicativo-

O exercício descreve como a técnica de aterramento do pé, não é simplesmente uma pressão para baixo (o que não ativa o arco do pé). os arcos dos pés são ativados pela maneira como colocamos dinamicamente esses cantos em relação um ao outro.

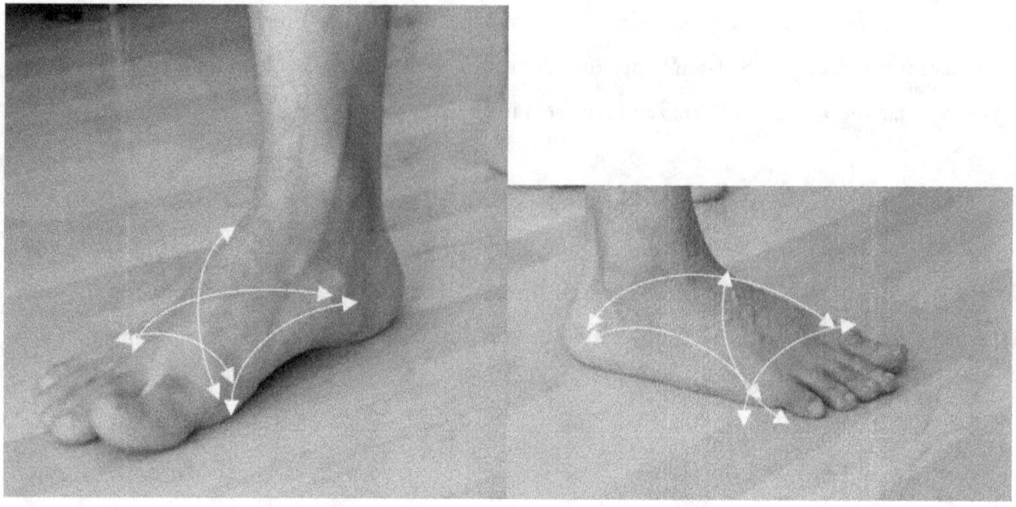

A abordagem de quatro apoios nos pés, pode ser realizado em diferentes sanas como Virabhadrasana 2

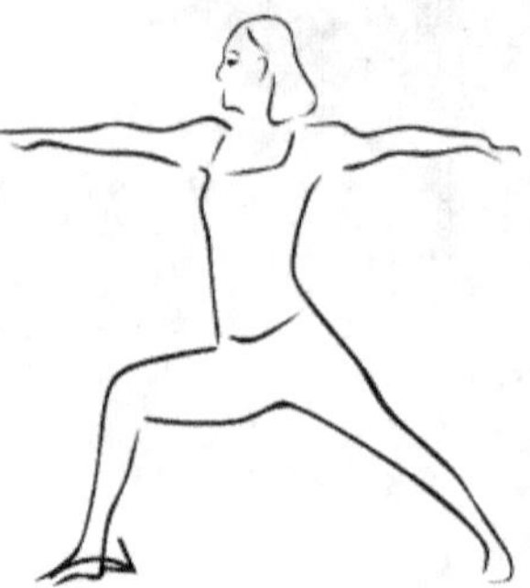

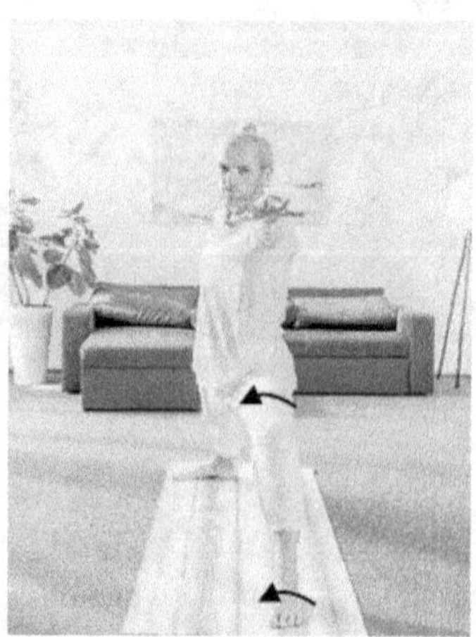

- foto de virabhadrasana

A sequencia básica para ativar os arcos mediante a conexão a terra nos quatro apoios, não é exclusiva. É uma abordagem possível entre várias, é útil para centrar o pé contra as tendencias à pronação e supinação enquanto se trabalha com a energia dos arcos estendendo os dedões e os dedos pequenos especialmente, fortalecendo os abdutores em ambos lados do pé, assim como os adutores que sustentam o arco transversal.

Estas ações podem ser praticadas em uma série de posturas, especialmente posturas em pé. Por exemplo, em Virabhadrasana II, as ações para fortalecer o pé da frente e alinhar a perna da frente podem ser:

1- Levantar levemente o calcanhar: deste forma se apoia o primeiro canto, o metatarso do dedão enquanto se ativa. Os músculos tibiais levantam o arco e o abdutor do dedão ao longo da borda medial do pé. Todos os dedos permanecem levemente levantados, incluso aos descer o calcanhar

2- Alongue o calcanhar interno para atrás e baixe-o até o chão, ancorando-o enquanto alonga através do dedão do pé. Esto estabelece plenamente a força do arco medial enquanto alinha o dedão através da ação do abdutor do hálux. Isso estabelece o segundo canto.

3- Vire o peso ao calcanhar externo abrindo a coxa,e levando calcanhar e joelho , alinhando a perna posicionando os ossos no mesmo plano. Manter o calcanhar interno aterrado, impedindo que escorregue ou afunde. Isso estabelece o terceiro canto.

4- Manter o metatarso do dedo mindinho conectado a terra, estender a mão mediante o dedo mindinho sentindo a conexão entre o calcanhar externo e a resistência do arco lateral do pé. Isso estabelece o quarto canto do pé; todos os dedos dos pés, especialmente o dedão e o mindinho alongando e descendo, estabelecendo o arco transversal do pé. A mesma sequencia de ação pode ser aplicada no pé detrás, inicialmente levantando o calcanhar. Claro, isso pode ser doloroso no caso de joanetes, portanto, as ações de fortalecimento para o pé são melhor praticadas no pé da frente, enquanto se mantém um bom alinhamento básico no pé de trás.

Mantendo estas ações no pé enquanto aprofunda a postura, também pode pensar na relação entre os cantos como se fossem tiras de uma sandália:

- Mantendo o calcanhar exterior conectado a terra, estenda a mão mediante o dedão.
- Mantendo o calcanhar interno conectado a terra o grudado no MAT, estenda a mão mediante o dedo mindinho.

Três cantos do pé, dois pontos principais: metatarso do dedão e calcanhar externo

O conceito dos quatro cantos do pé, é importante para ativar a musculatura intrínseca nos arcos dos pés, equilibrando o tônus entre eles e ao mesmo tempo, centrando o Tálus.

A estrutura óssea do pé consta de três pontos (não há osso na parte interna do calcanhar), dos quais o dedão e o calcanhar externo são mais importantes.

Os músculos que se estendem entre esses dois pontos, atravessam o ponto marma sob o tálus e os ossos escafóides, sustentando o arco e centralizando o pé enquanto a tíbia se equilibra no tálus.

Cada um destes pontos se comunicam através de linhas fascias com os músculos das pernas e quadril:

1- O metatarso do dedão, com conexões miofasciais que se estendem até os flexores internos do quadril (Madhya y Paschima Sutras)

2- O calcanhar externo, com conexões miofasciais até o quadril externo e extensores do quadril (Parsva e Parivritta. Sutras)

Uma distinção entre "cantos"e "pontos"

A distinção é que estes "pontos", surgem da estrutura do pé em si, que é construído para o movimento (caminhar, correr) ou, simplesmente, ficar em pé. A distinção entre cantos e pontos, depende basicamente de estabelecer uma posição estacionária ("cantos") ou negociando entre movimento e estabilidade ("pontos"), incluindo ações nos joelhos, quadril e pelve tanto quanto nos pés. Os "pontos" são pontos de contato para estimular ações através dos sutras.

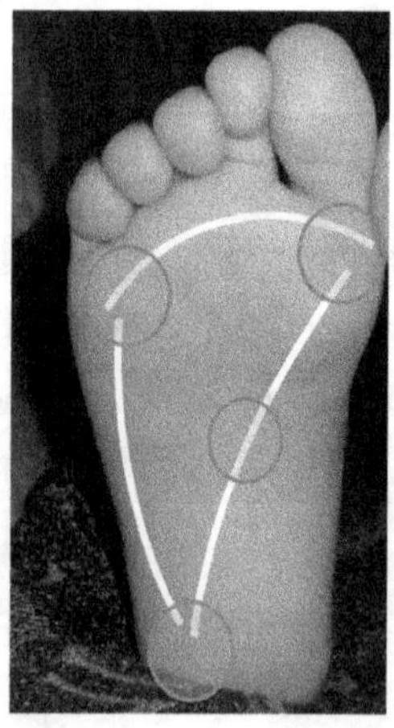

A distinção se inicia com o metatarso do dedão como base para "o pé do tornozelo", conjunto de ossos do pé que transferem directamente o peso e a força para a tíbia através do tálus no calcanhar, especialmente no movimento como caminhar. O metatarso do dedão é a base para iniciar o caminhar, mediante o qual se ganha impulso.

Hallux Valgus. Joanete

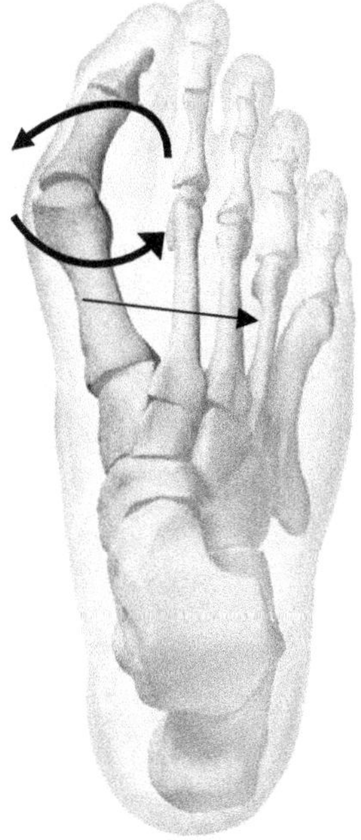

figura do pé com joanete

Desenvolvem-se joanetes, em grande parte, pela forma constritiva dos sapatos, porém também pelo pouco cuidado com os pés.

O antepé é estendido para exercitar adequadamente os pés. Joanetes não são apenas dolorosos (até incapacitam) e pouco atrativos, mas também afetam nossos joelhos e quadris. Embora o ioga tenha muito a oferecer, os estudantes de ioga estão bem cientes de que joanetes apresentam alguns problemas significativos.

O joanete começa a se formar quando o metatarso de distância da linha média do pé e o dedão torce em direção aos outros dedos.

O zigue zague dos ossos do dedão (também pode ocorrer no lado do dedo mindinho) é frequentemente acompanhado pelo colapso do arco interno do pé (pronação). Cada problema amplifica o outro, e o colapso do arco acelera a formação do joanete, inclusive quando o joanete debilita o arco. As rotações dos ossos, incluindo as do dedão, se desviam: "Valgus". Dai o nome "Hallux Valgus"

Aspectos da reflexologia podal em asana

Para ser integrativo, tem que dar uma olhada aos conhecimentos derivados da reflexologia podal e como pode se integrar nos conhecimento do Yoga Terapêutico.

Embora foi falado do aterramento nos quatro apoios podais, é verdade que em algumas propostas de asanas, se provocará maior pressão nas regiões do pé com aspectos reflexológicos que se unem à cadeia miofascial bioenergética e pontos de acupuntura relacionados. Logicamente, nem todos os pontos têm sua correspondência, mas eles estabelecerão sua relação direta nos três bandhas.

Antes de encerrar o capitulo devemos lembrar a importância no cuidado dos pés, do trabalho interdisciplinar e coordenado, neste caso com um podo-posturologista, e da possível implementação de palmilhas exteroceptoras que apoiam os sinais necessários para permitir a reprogramação.

11- Sistema Orofacial no ajuste postural

Considerando a biomecânica, o sistema Orofacial esta considerando um único complexo anatômico funcional crânio- cervical- mandibular.

Estudos demonstram que mudanças na posição da mandíbula provocam variações na postura. A posição mandibular muda a atividade elétrica dos músculos posturais, principalmente dos paravertebrais. Também, algumas mudanças na postura plantar influenciam no tono muscular basal dos músculos temporais superiores.

Susanibar et al (2015) Recolhem em *Aspectos Fisiológicos de los Receptores Estomatognáticos y su importancia en la terapia de Motricidad Orofacial,* um interessante desenvolvimento sobre os captores. No caso do sistema Orofsacial, os autores descrevem que *especificamente os tecidos efetores seriam basicamente representados por músculos esqueléticos, por glândulas de secreção externas (exócrinas), como glândulas salivares, mucosa nasal e paranasal, ocular (lacrimal) e outras menores associadas. aos complexos órgãos componentes do sistema, como boca, nariz, faringe, laringe, ouvido e atingindo as estruturas oculares, embora parcialmente.*

Do conceito da mecânica global, uma mudança na posição da mandíbula, pode afetar o centro de posição na pressão do pé e a estabilidade na marcha (Bracco P., Deregibus A., Piscetta R. 2004).

As mudanças relacionadas à mandíbula podem provocar uma mudança na recepção visual, indicando que a estabilidade ocular, a informação trigeminal e a regulação postural estão vinculados.

As principais causas que provocam uma função deteriorada na relação crânio- mandibular são: inclinação dos ossos dentários, interferencia por mã oclusão, transtornos gerais e transtornos músculo-esqueléticos relacionados a situações emocionais. Os problemas de oclusão mandibular são considerados o principal fator de risco para a disfunção do sistema estomatognático.

Carini et al (2017) descrevem a neurofisiologia da oclusão e a preservação da postura mandibular a nível do periodonto e a articulação temporomandibular, através da presença de um sistema receptor complexo, que consiste em:

•   Receptores no nociceptivos que comunicam força, direção e velocidade de aplicação de forças na coroa do dente

•   Receptores nociceptivos que detectam a presença de estímulos térmicos, químicos e trações e pressões exercidos a nivel de ligamentos dentários .

•   Fusos musculares e órgão tendinosos de Golgi

•   Mecanorrecpetores responsáveis pela sensibilidade postural que auxiliam na regulação do tono postural, coordinando a atividade muscular que permite o movimento.

Do ponto de vista fisiologico, o estimulo nociceptivo nos músculos, estimula as neuronas do flexor e inibe os músculos extensores. Através deste reflexo monossináptico, pode se mexer o membro que recebeu o estímulo nociceptivo. A nivel estomatognático, os reflexos nociceptivos originados por um contato anormal entre as superficies dos dentes, provocam um reflexo flexor. Os reflexos posturais respondem com um reflexo extensor. Se o estímulo é constante, os músculos mexem a mandíbula inferior para uma posição mais confortável que provocará uma alteração na postura. Como reflexo, o reflexo postural é um movimento de defesa involuntario que provoca um desvio no movimento inicial.

Susanibar et al copilam às funções próprias do sistema orofacial:

•	Funções sensoriais, cobrindo as somáticas, exteroceptivas, interceptavas, visceroceptivas e proprioceptivas,

•	Funções motoras próprias como as posturais (incluindo musculatura cervical posterior e anterior), da boca (ATM) e as Motoras dinâmicas.

Importancia da lingua como captor e as cadeias musculares

A língua esta interligada a vários músculos unindo o Hioide, Temporal, Esterno, Mandíbula e Omoplata. Tendo, também, uma conexão direta com a fascia visceral, como ja foi descrito anteriormente.

A relação dos agentes é complexa. No caso dos dentes por sua conexão reflexologica (meridianos distais interconectados em estes pontos de encontro) que se relaciona com toda a abobada palatina. No caso da ATM por sua conexão miofascial com os meridianos do Intestino delgado e triplo aquecedor da nossa nomenclatura embriológica e que se relacionam com lesões ou sintomatologias no pescoço como cervilcalgias, cefaleias, acúfenos, vertigem em uma sinergia relacionada a cadeia paravertebral.

A lingua é citada na Medicina Tradicional Chinesa pela conexão com os canais vasoncepção e vasogobernador, como parte de um sistema que se completa com a colocação da ponta da língua no palato superior. Embora o aparelho mastigatório corresponde às cadeias anterior e posterior (com diferentes nomes de acordo à escola o estudo das cadeias), a língua esta na mecânica da cadeia anterior devido ao papel central do Hiode (François Ricard)

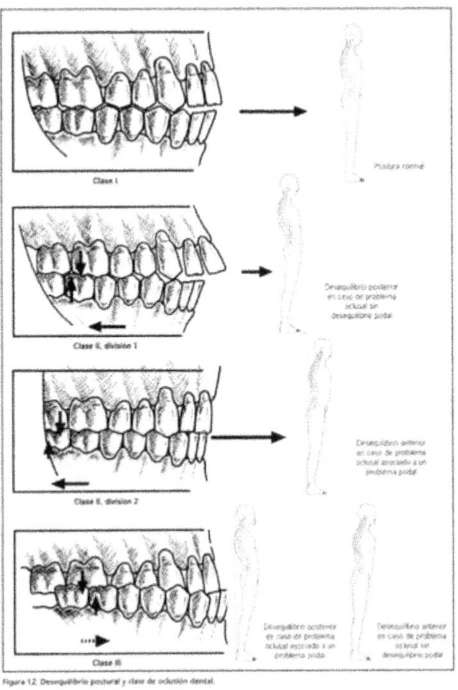

\-   Figura 12 desequilibrio postural e tipo de oclusão dentaria

A língua tem especial importância do ponto de vista biomecânico e visceral.

Pela biomecânica, o hioide mantém a postura da cabeça em uma complexa conexão entre a mandíbula e a coluna vertebral.

A língua é um órgão muscular composto por músculos intrínsecos sem suporte ósseo (Transversalis, Verticais, Longitudinalis superior) e quatro pares de músculos extrínsecos com suporte ósseo (genioglosso, estiglosso, hipoglosso e palatoglosso).

Sanders e Mu em *A three-dimensional atlas of human tongue muscles (2013),* descrevem como as fibras dos músculos extrínsecos se originam nas uniões externas ósseas, ou seja, a mandíbula, o osso hioide e o processo estiloide, finalizando na massa da língua.

Outros músculos que pertencem ao grupo dos extrínsecos são o glossofaringeo e o condroglosso(pequeno músculo considerado as vezes parte do hioglosso). A contração das fibras dos músculos intrínsecos determina a forma da língua. As fibras dos músculos extrínsecos influenciam na sua posição.

A parte cortical da lingua esta integrada em diferentes níveis com uma estrutura somatotropica. O nervo lingual e o nervo hipoglosso proporcionam sua inervação, com ampla distribuição nas fibras musculares. O nervo hipoglosso está conectado às raizes cervicais pela alça cervical. Recebe impulsos pré-sinápticos do nervo frênico e músculos intercostais.

O assoalho da boca é inervado pelo sistema trigêmeo por meio de fibras aferentes. A partir desse complexo de informações eferentes e aferentes, pode-se entender porque qualquer disfunção da língua produzi um impacto negativo não limitado apenas a uma área.

Doual et al (2003) afirmavam em The hyoid bone and vertical dimensión, que esse osso é tudo menos uma estrutura vestigial. Os autores afirmam que é um antigo testemunho das evolução das primeiras vértebras humanas e um vestigio dos segundo e terceiro arcos braquiais que tiveram importancia no delicado equilibrio da região faringe comparado com outros primatas.

Littlejohn afirmava que o osso hioide tem a capacidade de repercutir no osso occipital e na quarta vértebra torácica, fazendo uma compensação entre a cadeia miofascial anteposterior, a posterior anterior e a estática normal de pelve, criando assim um sistema de triangulação entre a T4 e a terceira costela.

François Ricard aponta que uma disfunção lingual produz uma rotação do hioide que descompensa em torção a cintura escapular, crânio e membranas intercranianas, invertendo a curva torácica, gerando uma retificação com o plano escapular anterior e a projeção anterior do cabeça.

Uma linha na borda exterior do orificio occipital se estende até o cóccix. Esta em equilibrio com duas linhas que se estendem da mesma borda até o acetábulo, e as atravessa na altura da T4. Em consequência, se formam na parte superior e inferior da terceira costela (centro de gravidade) triângulos. Linha de união funcional entre a sínfise do maxilar inferior e a sínfise do pubis.

Função: Os triângulos apoiam a coluna vertebral e os órgãos.

O Triangulo superior contém as estruturas articulares que estão conectadas ao orificio occipital. Forma a base do crânio que se equilibra em T4. Um desequilibrio no hioides e seus músculos influenciam na função do triangulo superior.

O Triángulo inferior garante a função do ventre devido à atividade rítmica do tórax. A condição necessária para garantir a tensão abdominal é a estática normal da pelve (base do triângulo)

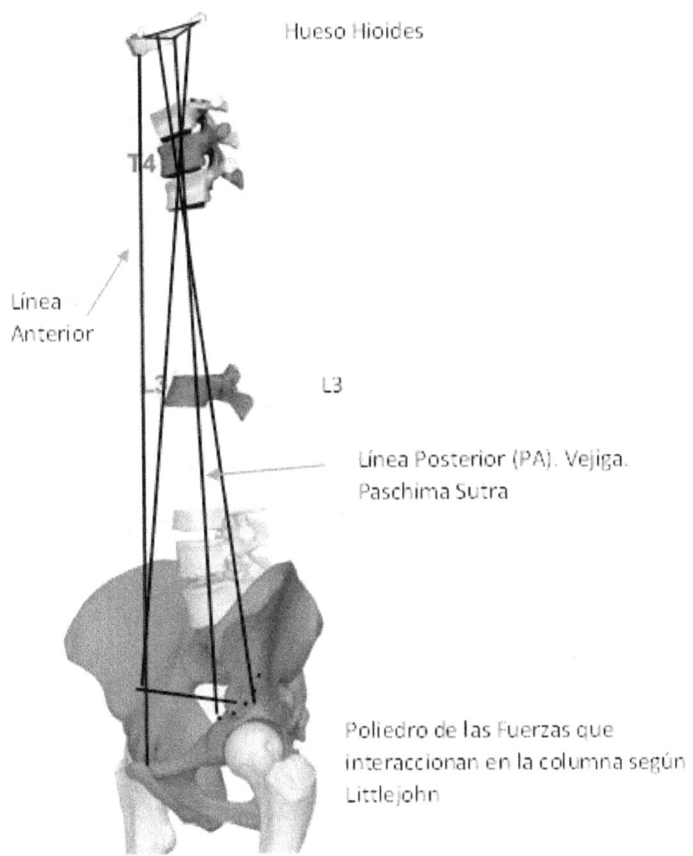

-       figura explicativa das linhas e triângulos

Após esta descrição, devemos lembrar que, do ponto de vista visceral, existe uma relação direta com a Tiroides.

Torsten Liem descreve em *La Osteopatía Craneosacral* (Editorial Paidotribo) como o tônus muscular hioides pode influenciar na função da glândula por meio da penetração do feixe muscular do músculo tireo-hióideo, na cápsula da tireoide. A relação tiroide com Intestino Delgado em quadros de permeabilidade intestinais, se descreve pela PNI. O aumento da pressão intra-abdominal e o desequilibrio das vísceras dentro da cavidade, afeta à mecânica postural.

Os Mantras ou qualquer outra entonação, podem ter um efeito direto na postura?

Sem duvida a consciencia corporal e a postura será um desafio no momento de estabelecer a correta entonação e é importante nas disfonias. Deve-se compreender a relação anatômica e funcional que existe entre a voz e a postura, que alguns autores associam a uma modificação da dinâmica respiratória.

Componentes como a mandíbula e o osso hioides, são importantes neste aspecto. A laringe esta suspendida no osso hioides e varia de posição de acordo ao movimento do mesmo ou da cabeça, mandíbula (com a articulação temporomandibular), coluna cervical e a mobilidade da cintura escapular.

Considerando as conexões músculo - tendão e ligamento do osso hioides com estas partes do esqueleto, a relação anatômico funcional entre laringe e postura fica claro. Qualquer desequilibrio não alinhado ou de torção da coluna vertebral e a cervical, particularmente, influencia diretamente na posição do osso hioides e afeta a laringe.

UnNacci et al (2012) realizaram um estudo introduzindo uma medição mediante um dispositivo de estabilometria. Os autores descrevem como a disfonia disfuncional se associa a atividade muscular extralaríngea alterada. Nos pacientes estudados existia alteração na função pneumofonica e, na sua maioria, tinham graus diferentes de intra-rotação nos ombros, tórax aprofundado e hiperextensão no pescoço com as mandíbulas levemente empurradas para a frente. Para o estudo, foram descartados os pacientes com problemas ortopédicos ou defeitos posturais (pé em varo/valgo, escoliose, cirurgia ortopédica prévia de qualquer tipo, etc)

Embora o estudo não tem a ver com o Yoga, é possível relacionar a correta entonação de mantras e a repercussão que tem na fonação. Contrário ao efeito Gibberish, a correta entonação traria alguma mobilidade de estruturas anatômicas que auxiliam à consciencia corporal. Proporcionando aos pacientes simples noções de fisiologia e da mecânica envolvida na respiração e fala, e ensinado a julgar sua própria voz (disfonica ou progressivamente eufônica), uma melhor consciência de corpo e autocontrole psicomotor permitirá recuperar o controle automático da voz. Destaca-se a importância do controle da consciência postural e da correção da voz, restaurando o tom da fáscia do diafragma costal, relaxando a cintura escapular e facilitando a projeção da voz.

Com um controle incorreto nos músculos da laringe, a informação transmitida será incongruente e a saída motora inadequada.

Tudo se resume a uma relação direta postura-voz? Como já foi dito, é uma interação simultânea de todos os captores do corpo.

Caçador et al (2020) Realizaram o primeiro estudou que pesquisou a associação entre os transtornos de equilíbrio e voz com 43 pacientes com disfunção vestibular. Após tratar os transtornos de equilíbrio houveram melhorias na percepção auditiva, visualizadas por endoscopia de inicio rápido, que permaneceram até pelo menos três meses após o tratamento.

Caçador et al (2019) concluem, nos seus resultados através de analise de posturografia, que após a terapia de voz há diferenças significativas nos componentes visual, vestibular.

Os pacientes com disfonia, mudaram seus padrões posturais e com um melhor rendimento após o trabalho da voz.

Os Mantras são uma disciplina que merecem capitulo aparte pelas múltiplas virtudes. Promovem melhorias na psique, estimulam meridianos bioenergeticos internos, produzem alterações biomecânicas e viscerais melhorando o movimento do diafragma e sua relação com outros órgãos e vísceras abdominais. Também existe um transfundo evolutivo com relação à pronunciação de fonemas e a resposta cerebral.

A dificuldade inicial para alunos principiantes na entonação do mantra (da linguagem de transliteração difícil) pode ser um bônus adicional.

7- Drishtis, avances da neurociência

O olhar no Yoga tem conexão com os ensinamentos tradicionais de diferentes escolas.

Ele integra o equilibrio, com potencial neurológico e terapêutico, relacionado a processos cognitivos. O olhar tem a capacidade de regular processos pós-traumáticos.

O sistema da visão desempenha um papel importante na estabilidade e equilibrio do corpo. Sendo, também, coletor da informação do exterior. O movimento dos olhos acontece devido aos seis músculos extraoculares de cada olho.

A percepção visual é uma sinergia da organização dos músculos, do sistema da visão e do olhar através da motilidade ocular. Os músculos do olho se controlam pelo sistema nervoso autônomo, agindo no diâmetro da pupila e a curvatura do cristalino para que os rayos luminosos do entorno configurem uma imagem focada no cristalino.

Se distinguem três tipos principais de movimentos oculares, podendo ter o controle de alguns deles:

• Movimentos automáticos de compensação dos movimentos da cabeça (reflexo vestíbulo-oculares) e do entorno visual (reflexos optocinéticos), para estabilizar a imagem da retina e possibilitar o foco voluntário do olhar num ponto determinado.

• Movimentos voluntários para desplazar o foco de um ponto a outro (movimentos de re-fixação, sacádicos, sacadas) e para seguir com o olhar objetos móveis (movimento de seguimento e de vergência).

• Micro-movimentos associados à fixação ocular: tremor, micro-sacada.

Reflexos vestíbulo-oculares: Como estudado no capítulo do sistema vestibular, os movimentos da cabeça se captam através de receptores de aceleração angular dos canais semicirculares do laberinto posterior, que emitem sinais (com um tempo de latência de 16ms mais ou menos) para produzir movimentos oculares que contrabalançam o deslizamento da cabeça, garantindo a estabilidade da imagem na retina.

• O reflexo optocinético é responsável pelo foco do olhar num ponto no campo visual, ocupando a visão central, mesmo que os estímulos visuais do campo periférico estejam em movimento. O sistema optocinético auxilia ao sistema vestibulares deslizamentos cefálicos de velocidade continua.

• Movimentos sacádicos: São deslocamentos rápidos dos olhos entre dois focos. O monitoramento e rastreio ocular acontece mediante esse movimento. Pode ser acionado voluntariamente ou como resposta a estímulos visuais. Podem ser involuntários em resposta ao aparecimento de um estimulo súbito na periferia do campo visual ou, por exemplo, nos movimentos oculares do sono REM.

Na relação do sistema visual e os outros captores, Marignan (2016) descreve em Existe-t-il, uma interferencia entre o sistema estomatognático e o sistema postural. Algumas vias de propriocepção oculomotora podem debilitar a fisiologia do nervo ocular motor, antes de entrar no trigêmeo. Quando se fala de uma aferência antidrômica, um axiono se refere a condução oposta da direção normal. Lembrando que os núcleos vestibulares são núcleos pré-motores do controle motor dos olhos e da cabeça, recebendo estímulos dos músculos extraoculares e do pescoço. Todas essas inter-relações mostram que as informações fornecidas pelas aferências trigeminais podem participar com o resto das aferências visuais, vestibulares, tácteis e somatossensoriais envolvidas no controle motor.

Da perspectiva do asana no Yoga é interessante o enfoque a partir de posturas isométricas, estáticas ou de ajuste lento. Gauchard et al (2001), descrevem que as praticas isometrias permitem melhor controle postural com boa sensibilidade vestibular e menos dependência da visão. Os exercícios estáticos tiveram um impacto melhor no controle do equilíbrio, ao confiar mais na propriocepção, também desenvolveram a conservação de um elevado nível de sensibilidade vestibular, que permite que pessoas maiores que praticam o exercício reduzam a importância da visão. No possível, é importante tirar a sensibilidade do uso do sistema visual em favor de outros sensores em asanas de equilíbrio e bipedestação. Para esta finalidade se fecham parcial ou totalmente os olhos, se for necessário utilizar PROP como cadeira, parede ou algum apoio que possa auxiliar.

Os avances da neurociência e algumas disciplinas, apontam as relações dos movimentos oculares e melhorias nos processos cognitivos e psico-emocionais que podem explicar o fenómeno dos Drishtis.

David Life, fundador de Jivamukti Yoga, descreve o Drishti como uma técnica de observação que desenvolve a concentração e auxilia a ver o mundo como realmente ele é. Permitir a dispersão do olhar cria distrações que nos afastam do Yoga. Para contrabalançar estes abitos, o controle e foco da atenção são princípios fundamentais na prática de yoga. Utilizamos a técnica do Yoga chamada Drishti, quando controlamos e direcionando o foco, primeiro dos olhos e depois da atenção,.

Os Drishtis estão descritos no Asthanga e se associam a asanas específicos:

1-Nasagri (ponta do nariz)

2-Angusta (polegares)

3-Broomadhya (terceiro olho)

4-Nabi Checkar (umbigo)

5-Urdhva (em direção ao céu)

6-Hastagrai (a mão)

7-Padhayoragrai (os dedos dos pés)

8-Parsva (longe, em direção à esquerda)

9-Parsva (longe, em direção à dircita)

Pathabi Jois os descreve:

Asana	Drishti	Lugar anatomico
Yrdhva Mukha Svanasana	Nasagrai Drishti.	Ponta do nariz
Meditação e em Matsyasana	Naitrayohmadya (Broomadhya) Drishti.	Ajna Chakra, o terceiro olho
Adho Mukha Svanasana	Nabi Chakra Drishti	Olhando o umbigo
Trikonasana	Hastagrai Drishti	Olhando a mão
Pachismotasana e flexão de quadril sentado	Pahayoragrai Drishti.	Olhando os dedões dos pés
Torções de coluna em Padmasana ou Sukhasana	Parsva Drisht	Olhamos o mais longe possível na direção da torção
Urdhva Hastasana	Angusta Ma Dyai Drishti	Olhamos os polegares
Virabhadrasana I	Urdhva Drisht	Olhamos ao infinito

Life aconselha que no caso de estar de olhos fechados durante a pratica sem um foco neutro e se distraindo com pensamentos da vida, se restabeleça um foco externo. E se, ao contrario, o foco externo se transforma em distração, tem que direcionar a atenção ao interior.

O autor também aconselha a não confundir a técnica com o objetivo evitando se concentrar nele com um olhar duro, e sim usar um olhar suave, consciente da essência interior. Da ativação muscular e hemodinâmica, serve para prevenir a lesão. Deve-se realizar esta pratica sem forçar.

Deve-se considerar a relação do Drishti como parte de um Krya e dos Tatwas aos que queremos regular com o olhar. Desta forma se relaciona com os meridianos que conectam o olhar e o resto do corpo, os músculos periorbitais e o resto dos músculos faciais. Considerando também a capacidade terapêutica dos diversos olhares em relação às diferentes emoções na prática do yoga.

As diferentes Kryas do Kundalini Yoga tem essa capacidade quando o professor solicita olhar com enfado, ternura ou alegria durante uma prática concreta, conectando o tatua visual com suas diferentes funções e meridianos.

Os textos dizem: em cada asana, o drishti prescrito ajuda na concentração, no movimento e na orientação do corpo prânico. É possível fazer uma explicação do ponto de vista fisiológico?

Emoções dentro do sistema visual

Ao contrário dos reflexos vestíbulo-oculares e do reflexo optocinético que estão mais relacionados à estabilidade e equilíbrio postural, a parte neuroemocional do Drishti tem maior relação com o movimento sacádico ocular. Este leva a ativação dos músculos oculares agonistas bilaterais, inibindo os antagonistas de ambos olhos. Por exemplo, se quisermos olhar à direita irão se ativar o reto externo direito e interno esquerdo, e irão se inibir o reto interno direito e externo esquerdo. A ativação destes movimentos se relacionam com o asana e a fáscia meridiano nos seus percursos interiores.

Para realizar um movimento tão simples, neurônios de ativação rápida (NAR) geram um comando pré-motor imediato que é descarregado nos núcleos motores correspondentes do motor ocular externo ipsilateral.

A programação motora do movimento sacádico ocorre em três áreas frontais: o campo ocular frontal (FOC) na área 8, o campo ocular suplementar (parte mais rostral da área motora suplementar) e o córtex pré-frontal dorso-lateral. Mediado pelos gânglios basais recebe estímulos excitatórios diretamente das regiões retinotópicas do córtex.

O movimento sacádico é produzido pela ativação de diferentes músculos:
- Reto medial: movimenta o olho para dentro, em direção ao nariz (adução)
- Reto lateral: movimenta o olho para fora, afastado do nariz (abdução)
- Reto superior:
- Movimenta o olho para cima (elevação)
- Secundariamente rota a parte superior do olho em direção ao nariz (Intorção)
- Terceiramente movimenta o olho para dentro (adução)
- Reto inferior:
- Movimenta o olho para abaixo (depressão)
- Secundariamente rota a parte superior do olho longe do nariz (extorsão)
- Terceiramente movimenta o olho para dentro (adução)
- Obliquo superior
- Principalmente rota a parte superior do olho para o nariz (intorção)
- Secundariamente movimenta o olho para baixo (depressão)
- Terceiramente movimenta o olho para fora
- Obliquo inferior

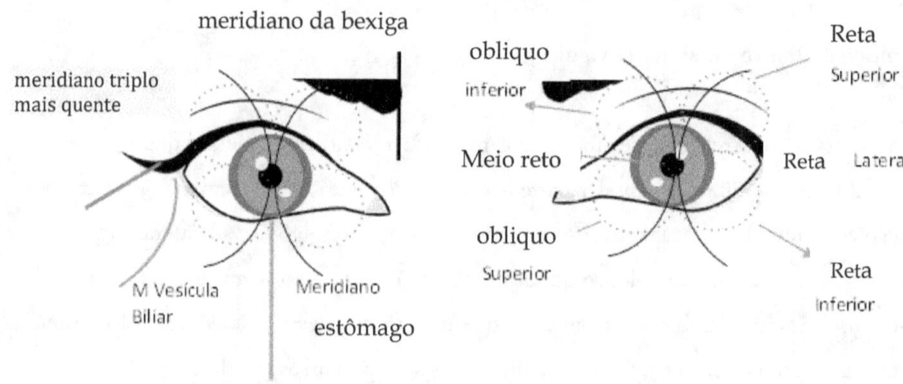

- *Figura dos olhos - Permitem regular e manter a posição do globo ocular. Intervir no tônus dos músculos da nuca e os paravertebrais. A modificação dos músculos oculomotores e de suas bainhas influenciam nos limiares de sensibilidade proprioceptiva e na importância das informações transferidas para o mesencéfalo.*

Os músculos descritos contém fibras musculares lisas enervadas pelo sistema parassimpático com função na organização da retina, do cristalino e movimentos ultra-rápidos da mácula. As descobertas relacionadas a estas fibras permitiram o desenvolvimento do método Bates de reeducação da visão.

Os movimentos de vergência e verticais do olho incluem, também, várias zonas mesencefálicas

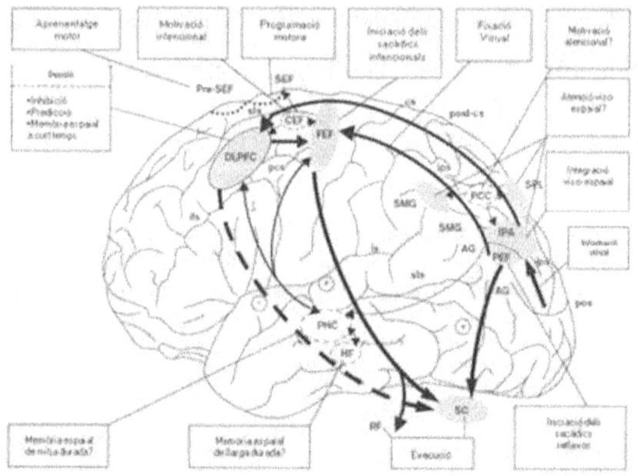

- *figura Ilustração 1- Areas do córtex que controlam, preparam e executamos movimentos sacádicos oculares. Adaptado de Pierrot-Deseilligny C, Milea D, Müri R, Eye movement control by the cerebral cortes. Current Opinion in Neurology (2014); 17:17-25*

James et al (2018) reunem um catalogo de autores que ha tempos descrevem o interesse comportamental dos movimentos oculares sacádicos que revelam informações sobre a tomada de decisões no nível subconsciente.

Os estudos indicam que a dor pode bloquear o movimento ocular sacádico. Kurata et al 2005, sugerem que a dor provoca a supressão intermodal na atividade oculomotora. Uma tarefa oculomotora melhora a ativação relacionada com a dor ao dar atenção a mesma.

Ruscheweyh et al. (2018) reunem resultados de pacientes com dor crônica na espinha, que apresentam mudanças oculomotoras sutis, porém significativas, comparando com os controles saudáveis. Considerando as redes envolvidas na produção de movimentos sacádicos, os resultados são consistentes em uma disfunção nas regiões do cerebelo, especialmente em partes dos hemisférios do cerebelo. Também e possível aponta-los em uma disfunção no campo ocular frontal e/ou núcleos oculomotores pontinos. Pode-se compreender as mesmas vias de dor de caráter fisico para a dor emocional?

Dentro da realidade atual vivida por um individuo, deve-se compreender os fatores de estresse aos que esta exposto no seu dia a dia, estando muito acima dos estímulos de antigamente. A hiper estimulação irá provocar uma resposta nas estruturas oculares do fluxo vascular e neuromuscular. Devem se considerar aspectos como o estresse oxidativo ou déficits nutricionais como variáveis que influenciam no sistema visual que, indiretamente, produzem uma alteração no fluxo vascular da região e retroalimentam a dificuldade do olhar. Estes déficits, sendo de vitaminas do complexo A e B, perturbam as conexões cerebrais, também pode ser provocado por déficits de vitaminas C, D, E relacionados à degeneração macular ou a alteração dos níveis de dopamina. Os músculos oculomotores são sensíveis às alterações do funcionamento da glândula tiroide, cuja disfunção pode ser um fator agravante para a visão.

Gila et al (2009) relacionam os movimentos oculares sádicos a diferentes alterações da saúde mental como: esquizofrenia, transtorno esquizoafetivo, transtorno bipolar, depressão e o deficit de atenção - hiperatividade, que se apresentam dificuldades para executar antisacadas e inibir sacadas reflexas não desejadas induzidas por estímulos visuais.

Os pesquisadores presumem a existência de uma disfunção do córtex pré-frontal dorso-lateral e suas conexões com o estriado, relacionando os sintomas positivos da doença com um desequilíbrio hiperdopaminérgico nesse nível. O estudo do movimento ocular é um biomarcador para avaliar a influência das drogas nas funções cognitivas, bem como na volição, memória de trabalho, inibição, predição, etc.

Harricharan ct al (2019) descrevem no seu estudo as respostas cerebrais resultantes do fenômeno apos o movimento ocular, concluindo que:

•   A recuperação da memória traumática e o estresse, quando se realizam movimentos oculares, envolve às regiões fronto-parietal do córtex cerebral envolvidas na recuperação da memória autobiográfica e na regulação das emoções, que mostram maior conectividade com os campos do olho frontal e suplementarão direito.

•   A dissociação compromete a capacidade da rede fronto-parietal oculomotora de recrutar o córtex pré-frontal dorsolateral para uso na regulação emocional vertical.

•   O movimento oculomotor influi na representação do córtex fronto-parietal das lembranças traumáticas.

•   Estas descobertas tem implicações na dessensibilização do movimento ocular e terapias de reprocessamento da informação.

Pacientes com estresse pós-traumático ao recuperar uma lembrança perturbadora, mostraram:

•   Maior conexão do campo visual frontal e suplementar com o córtex cerebral pré-frontal dorso-lateral direito.

•   Maior conexão com o pré-frontal dorso-medial direito.

•   Maior conexão do campo visual suplementar com a insula anterior direita.

Para uma integração e estimulação correta dos movimentos sacádicos oculares se recomendam os seguintes procedimentos:

1.   Terapia do movimento Rítmico (TMR), equilíbrio (olhos fechados e abertos)

2.   Ejercicios de consciencia corporal, psicomotricidade, integração hemisférica (corpo caloso) e exercícios de integração bilateral

3.   Ejercicios de visão periferica.

4.   Exercícios de estimulação do sistema vestibular:

-        Rotações de cabeça mais movimentos oculares,

-        Rotações corporais mais movimentos oculares,

-        Visão dinâmica, etc

5.   Treinamento dos sacádicos oculares (com integração do ritmo, equilíbrio, etc.)

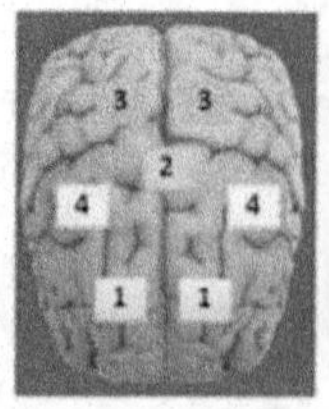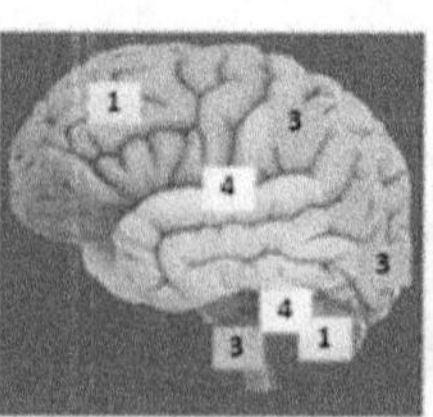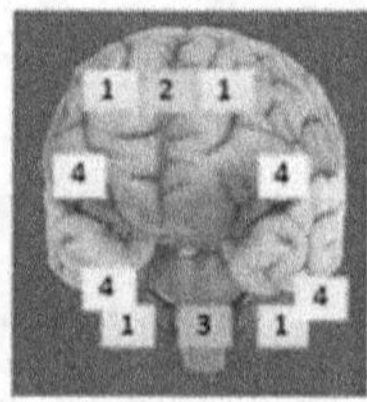

- Figura 4 Areas do sistema nervoso central (SNC) que estimulam os exercícios de: 1. Terapia do movimento Rítmico, 2. integração hemisférica, 3. visão periferica, 4. sistema vestibular

O complexo miofascial do olho e sua relação com o asana

A órbita do olho se constitui por um conjunto de tecido conjuntivo mensequimal, denso e rico, constituído por três estruturas continuas e derivadas do sistema membranoso intra-cranial e estendidas pelo sistema encefálico extra-cranial:

•	A cápsula de Tenon. Bainha do globo ocular.

•	As bainhas musculares acompanham os músculos periorbitais até a terminação na esclerótica e se fusionam com a cápsula de Tenon. O coro adiposo da órbita pertencem ao sistema fascial de origem mesodérmico. Esse tecido é muito sensível às mudanças hormonais, particularmente TSH

•	Estabilizadores musculares, formam expansões aponeuróticas orbitais

O conjunto fascial conecta co. A dura-máter cranial sensível a movimentos e tensões.

Para Gabarel, a cavidade orbitária é o local onde convergem várias situações, sendo sensível ao movimento respiratório primário:

•	Processos derivados da dura-máter

•	Conjunção de tecido fascial de diferentes tipos e níveis.

•	Relação de diferentes fluidos vasculares, linfáticos, liquido cefalorraquidiano e humor aquoso.

Da perspectiva miofascial é necessario ingressar no conhecimento bioenergético dos elementos Tatwas para compreender a ativação de asanas nos meridiano ao aplicar Drishti

Músculo ocular	Meridiano
Recto Inferior	Estómago
Recto superior	Vesícula Biliar
Recto Lateral	Vesícula Biliar
Obliquo	Vesícula Biliar e estomago

O olho se estuda em diferentes escolas de cadeias musculares. GDS o atribui a sua cadeia PM
RPG se aprofunda no estudo do olho de forma mais analitica.

Iñaki Pastor. Professor adjunto do UIPTM para patologias oculomotoras descreve como *O tratamento consiste no alongamento da musculatura extraocular hipertônica em trabalho ativo e excêntrico por meio da mobilização e microcorreção do globo ocular em uma postura de alongamento global, ou seja, uma postura em que alcançamos o alongamento de todas as estruturas miofasciais ao mesmo tempo, coordenando a motricidade com os músculos oculares retraídos.* Ou seja, aquela postura global que conecta a seção muscular do olho com o meridiano miofascial produz uma sinergia de melhoria na saude ocular.

Pastor continua exemplificando, *Se o músculo hipertônico for um reto interno do olho direito, a pessoa terá dificuldade em olhar para a direita. Isso exigiria alongar um músculo excessivamente tonificado. Portanto, precisaremos girar o globo ocular na direção em que ele não pode ir, para fora (o paciente terá os olhos fechados), alongando assim o reto interno. A cabeça, graças ao esternocleidomastóideo da esquerda, virá em auxílio do olho. Já que o olho não vai, a cabeça terá que ir mais longe. Este músculo do pescoço terá que ser tratado e alongado ao mesmo tempo que o músculo do olho, caso contrário, o problema voltará porque todo o sistema de coordenação motora não foi tratado ao mesmo tempo. O esternocleidomastóideo, por sua vez, faz parte de uma cadeia muscular anterior, de modo que seu alongamento deve ocorrer dentro de um trecho de todo o sistema muscular e fascial do qual faz parte.*

Esta é uma importante contribuição pois nos explica o sentido dos Drishtis em certos asanas.

As contribuições das técnicas de reprocessamento ocular do Yoga

Há um ditado que diz *Nihil Novum sub sole: Não há nada novo sob o sol.* Seguindo este provérbio, encontramos disciplinas que redescobrem velhas técnicas ancestrais que foram desenvolvidas de forma empírica, e as explicam desde paradigmas modernos.

 No Inicio dos anos 90 (sec. XX) Francine Shapiro relacionou a melhoria de pensamentos perturbadores com o movimento dos seus olhos de um lado para outro enquanto passeava na floresta - evoca o Shinrin-yoku. Foi o inicio de um método terapêutico capaz de abordar um amplo espectro de problemas emocionais e mentais, incluindo aqueles relacionados aos aspectos físicos da saúde.

Aprofundando os estudos, a autora relacionou seu modelo às teorias do processamento da informação, que descrevem que a dessensibilização acontece devido à estimulação bilateral através de sacadas horizontais do olho como componente principal da técnica e pelo qual a memória traumática era dessensibilizada. Pouco tempo após, os estudos demonstrariam que qualquer estimulação bilateral, seja visual, auditiva ou tátil, pode dessensibilizar as lembranças. EMDR se caracteriza pela sua relação com o enfoque no estresse pós-traumático.

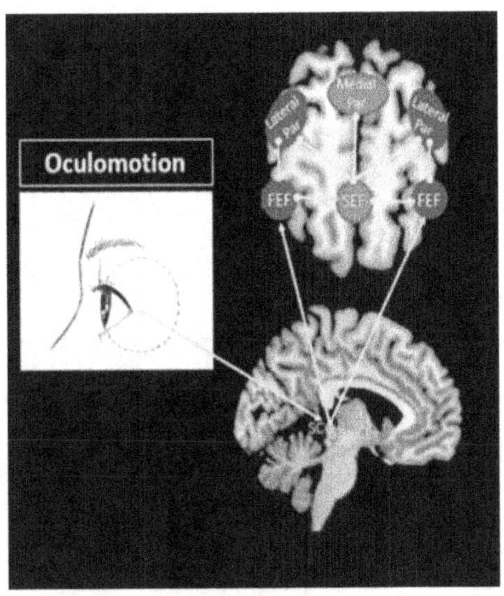

-       figura- Ilustração 3 Red oculomotora. A informação sensorial visual e espacial obtida com a oculomoção viaja até o colículo superior no mesencéfalo via nervos cranianos III, IV e VI. Fuente Harricharan et al Eur J. Psychotraumatol 2019 Overlapping Frontoparietal Networks in Response to Oculomotion and Traumatic Autobiographical Memory Retrieval: Implications for Eye Movement Desensitization and Reprocessing.

Na recuperação de uma memória traumática com movimentos oculares suaves horizontais, os sintomas da desassociação das características (Inventário de desassociação multi-escala- MDI) e de desassociação de estado (Respostas às escalas de imagens guiadas por roteiros - RSDI) coletados antes do escaneio, se correlacionaram negativamente com conectividade SEF direita no córtex pré-frontal dorso-lateraldireito.

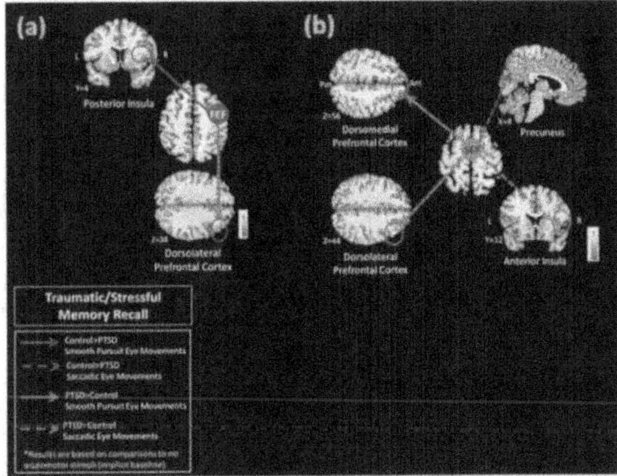

Outras disciplinas como Brainspotting e neurobiologia mostraram maior interesse nos fenômenos subjacentes ao movimento ocular.

Em 2003 David Grand, terapeuta EMDR, descreveu a relação entre o aumento da lentidão nos movimentos dos olhos e o processamento de experiências traumáticas de uma forma mais tolerável, detectando reações reflexas raras quando seus olhos estavam em certas posições. Assistimos ao início de uma nova disciplina que procura a analise dos problemas emocionais através do olhar, mapeando o cérebro nos movimentos laterais e em todo o eixo da rotação ocular.

Corrigan et al (2003) sustentam a hipótese de que a técnica envolve uma via retinocollicular em direção ao pulvinar medial (um dos núcleos posteriores do Tálamo), ao córtex cingulado anterior e posterior e ao sulco intraparietal, que possui conectividade com o ínsula.

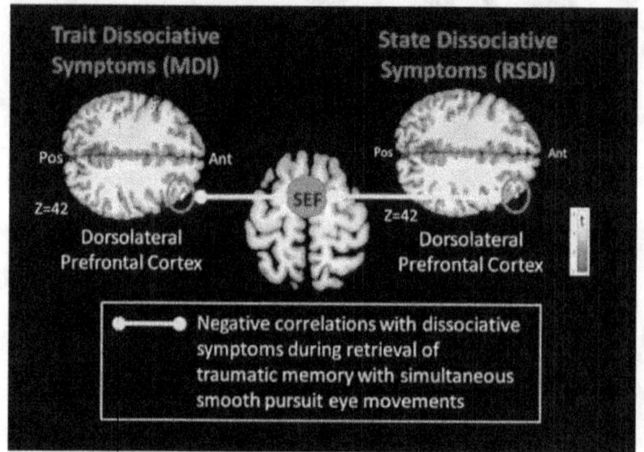

Os autores relacionam a conexão entre memória, emoção e sensação corporal (somatoestesia) com inter-conexões parietal e frontal do cérebro e a resolução pre-frontal. O processo terapêutico de um trauma acontece no mesencéfalo, no teto óptico (colículos superiores) e na substância cinzenta periaquedutal.

Para Corrigan et al (2015) o trauma que envolve uma ameaça, física ou social, estimula impulsos de supervivência originados no mesencéfalo. O sistema endocannabinoide também é ativado nos circuitos do medo da amígdala, hipocampo e córtex pré-frontal. Disciplinas como EMDR, Brainspotting e CRM realizariam as respostas do mesencéfalo.

O mesmo autor aponta que na dessensibilização e reprocessamento do movimento ocular (EMDR), o objetivo escolhido está formatado para o processamento endógeno, que se facilita e acelera pelos movimentos oculares ou a estimulação auditiva ou tátil bilateral alterna. A capacidade de manter a atenção focada no afeto e seus componentes viscerais, cognitivos e biográficos é requerido para ativar o processo homeostático de resolução de angustia, observado no tratamento do transtorno de estresse pós-traumático (TEPT) com EMDR, onde a resolução de angústia pode ser intensa e rápida e a contribuição do terapeuta é solidaria, empática e sem preconceito, porém não directiva.   O córtex cingulado anterior é apontado como o substrato neurobiológico chave para o alívio psicoterapêutico eficaz do sofrimento. Algumas terapias integradoras e a própria perspectiva da optometria, indicam que os movimentos sacádicos não podem ser reabilitados de forma binocular, se deve começar primeiro com um olho e depois com o outro e, finalmente, com ambos olhos abertos.

O que existe por trás das técnicas orientais como as do Kundalini? Onde se constroem Kryas com movimentos oculares e asanas.

Terapia Integral do Movimento Ocular (IEMT) afirma que a marca emocional está impressa em nosso cérebro e existe relação do movimento do olho em direção a região da lesão. O estudo da memória tem auxiliado a esclarecer a natureza do trauma e suas reações fisiológicas. Por exemplo, os cientistas indicam que a amígdala e o hipocampo do cérebro aumentam sua inter-comunicação ao formar as memórias emocionais, e o corpo é invadido por variedade de hormônios de estresse (Ritcher-Levin e Akirav, 2000). Ao mesmo tempo, acredita-se que essas mudanças interfiram no processamento das informações do cérebro sobre o evento. Efetivamente, a capacidade de um indivíduo de lidar com uma situação traumática é bloqueada, fazendo com que o acontecimento permaneça gerando ansiedade quando armazenado e recuperado como uma memória. Assim, algumas pessoas continuam lembrando uma situação intensamente com as emoções experimentadas no momento do trauma. Isso faz com que o cérebro processe e classifique a memória como um perigo presente e não como uma marca do passado. Posteriormente a memória e suas emoções associadas, se reproduz no presente. Isso Acontece através de flashbacks, pesadelos ou ataques de pânico.

Considerando tudo isso, o movimento dos olhos em direção a uma localização estratégica no asana, tem a capacidade de potencializar o efeito bioenergético, miofascial e psíquico que é preciso.

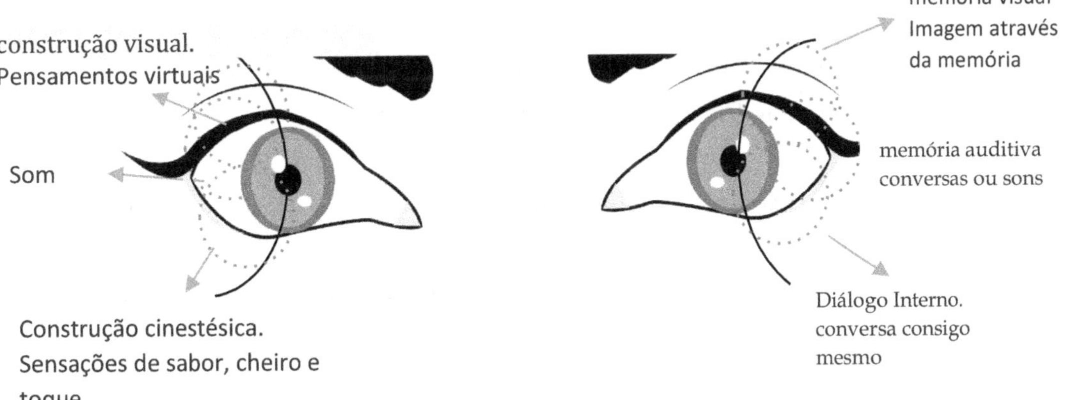

- Figura do olho

Além do olhar ao exterior

O significado completo do Dirshti vai além ao seu valor no asana. Em sânscrito, Dirshti também significa visão, ponto de vista ou inteligência e sabedoria. O uso do Dirshti no asana serve como técnica de treinamento e, como metáfora, para focar a consciência em direção a uma visão da unidade. Drishti organiza nossa percepção para reconhecer e superar os limites da visão "normal". Nossos olhos só podem ver objetos à nossa frente que refletem a luz, mas os iogues procuram ver uma realidade interna que normalmente não é visível. Se Percebe assim que o cerebro somente permite ver o que é do nosso interesse, a projeção das próprias ideias limitadas. Frequentemente opiniões, preconceitos e abitos impedem ver a unidade. Drishti é uma técnica para procurar o Divino e para ver de forma correta o mundo que nos rodeia. Usado desta forma, Drishti se transforma numa técnica para eliminar a ignorância que escurece a verdadeira visão.

B.K.S Iyengar descreve na "Luz do Yoga"que "os olhos desempenham um papel predominante na prática de asanas" . Além do seu uso em asanas, o drishti é aplicado em outras práticas do yoga. Na técnica de Kriya (limpeza) de Trataka, ou fixando o olhar em uma vela ate sair lágrimas. Técnica que além de limpar os olhos desafia o estudante a praticar o controle mantendo seus olhos sem piscar. O olhar também está nos processos de meditação e pranayama, os olhos se mantém entreabertos e o olhar é direcionado ao terceiro olho ou à ponta do nariz. No Bhagvad Gita (VI.13)nKrishna instrui Arjuna: "Deve-se manter o corpo e a cabeça eretos em linha reta e olhar para a ponta do nariz."

Pawan K. Gupta diz em Modern Science, Education – Instruments of 'One World 'de Drishya , Drashta e os Drishti. Para o autor, o pressuposto básico da estrutura da ciência moderna e da visão do mundo que perpetua é que existem apenas duas entidades básicas: drishya(o objeto ou aquilo que se observa) e o drashta(o observador). A realidade reside no observado ou no objeto: o drishya. Este é o princípio da objetividade.

O autor descreve como através do yoga, além do observador e do objeto, existe uma terceira qualidade ou drishti, que está entre as duas anteriores e é omnipresente. O mesmo objeto é percebido e interpretado de forma diferente por cada pessoa, cada um de acordo ao seu drishti. "Jaisi drishti vaisi shrishti" .

Para Gupta, a percepção é muito importante e se cruza com os Samskaras. Principio que desafia o principio da objetividade. A realidade ja não pertence somente ao objeto, a realidade se transforma em uma construção. O foco muda para o observador. O observador adquire o poder de modelar sua percepção e desempenhar um papel ativo na criação da sua própria realidade. Diferente da outra visão do mundo onde o observador é passivo . O autor oferece um olhar filosófico explicando que tal vez a resposta consista em reconhecer que a realidade não está "lá fora" e que deve ser construída. Ao considerar drishti, o foco muda do objeto ao observador. O foco muda de apenas o "visto", o funcional, o instrumental, para os sentimentos e experiências, para o observador. Percebendo lentamente que pode ser trabalhado internamente criando a própria realidade modelando as percepções.

Lembrando que drishti no se produz somente na conexão com o exterior, também existe um processo cognitivo na ativação do olhar e no mapeamento mental, quando praticamos meditação com os olhos fechados e em certas posturas como Nasagrai Drishti ou Naitrayohmadya (Broomadhya) Drishti. O Drishti mental pode ativar as redes mesolimbica e hipotalámica.

Cada vez estamos mais próximos de compreender as perturbadoras e, as vezes, libertadoras respostas que ocorrem após a pratica do Yoga.

Espiritualidade e centros de poder. Anisotropia geomagnética.

Tiveram o Neandhertal e o Homo Sapiens certas características biológicas para encontrar e estabelecer seus centros místicos e religiosos?

Recentemente foi descoberto (Science, 2018) que as artes rupestres como as das cavernas da Cantábria, Málaga e Cáceres, são mais antigas do que tinham sido datadas e se atribuem ao Neandertal e não ao Homo sapiens como se pensava (mais de 65.000 anos segundo datação de Calcita). Podem incluso, ser até mais antigas podendo chegar aos 120.000 anos. Isto leva a uma reflexão do estudo realizado em relação a capacidade de alguns animais de detectar o campo magnético terrestre.

Rafael Balaguer, presidente da Associação Astronômica de Girona, mediu as propriedades magnéticas das cavernas mais antigas onde conviveram espécies humanas durante Miles de anos. As paredes das cavernas, assim como outros locais indo-americanos (monólitos de Wyoming), foram pintadas uma e outra vez nas zonas de maior anisotropia (alteração magnética). Pode estar relacionado com vestígios biológicos estudados em animais?

Foi observado que pássaros e mamíferos como cães e, incluso, alguns hominídeos, tem uma "bio-bússula de proteínas magnéticas" envolvendo criptocromos (criptocromo 1 em primatas) e uma proteína contendo ferro chamada MagR e codificada pelos genes, CRY1 e CRY2.

Se os hominídeos primordiais tinham essas características biológicas (será que antropologicamente a liderança foi cedida a esses seres?) poderia explicar a capacidade dos antigos seres humanos de localizar seus centros de poder no planeta, em zonas geomagnéticas importantes ou de interesse especial.

8- Reabilitação do sistema vestibular e riscos nos asanas

O ouvido interno tem um mecanismo responsável pelo equilíbrio. Existem estruturas sensoriais dentro do labirinto membranoso; preenchido com endolinfa e em continuidade com o líquido cefalorraquidiano através do aqueduto coclear.

O estereocilio, sensor mecanorreceptor, detecta a posição e o movimento da cabeça e, também, se o corpo está em movimento. Estas células se encontram dentro do vestíbulo do ouvido interno. O utrículo e o sacro detectam a posição da cabeça e os canais semi-circulares detectam o movimento da mesma.

Os sinais neuronais produzidos no gânglio vestibular são transmitidos através do nervo vestibulococlear para o tronco encefálico e cerebelo. Juntos, esses componentes constituem o sistema vestibular.

O utrículo e o sacro são compostos principalmente de tecido macular, celular ciliadas e de suporte. Os estereocilios se estendem em um gel viscoso, o otólito.

O otólito tem cristais de carbonato de cálcio, sendo assim mais denso e com maior inércia que a mácula. A gravidade faz com que o otólito se movimente separado da mácula respondendo aos movimentos da cabeça. No movimento de inclinação da cabeça, o otólito desliza sobre a mácula na direção da gravidade. A camada de otólito em movimento, por sua vez, dobra os esterocílios para fazer com que algumas células ciliadas despolarizem enquanto outras hiperpolarizam. A inclinação exata da cabeça é interpretada pelo cérebro com base no padrão de desmoralização das células ciliadas.

O movimento de rotação se relaciona aos condutos semicirculares. São três extensões em forma de anel do vestíbulo orientados em planos diferentes e conectados à ampola que contém as células ciliadas, as quais respondem ao movimento rotacional.

H Mittelstaedt (1999) estudou o papel dos otólitos na orientação humana:

1- Os otólitos cooperam com os graviceptores do tronco na percepção da postura corporal.
2- Os otólitos cooperam com os proprioceptores na transformação das coordenadas cabeça-tronco. No entanto, em condições estáticas, os proprioceptores das pernas, embora eficazes no controle da postura, não afetam a percepção postural ou a vertical visual.
3- Em contraste a percepção da postura, a percepção da vertical visual recebe as informações de gravidade necessárias exclusivamente dos otólitos. No entanto, sua saída é afetada por um componente nervoso central que tende a girar a percepção da vertical visual no eixo z da cabeça e do tronco.

4- Os otólitos, separando os efeitos da inclinação aos da tradução, tem um papel essencial nas vias de integração sensorial.

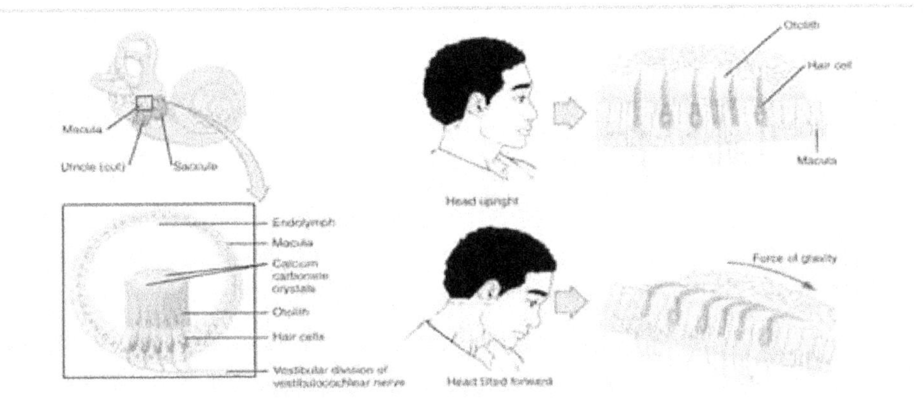

-        Figura - ilustração SEQ Ilustração* ARABIC 2 codificação de aceleração lineal por máculas. Fonte boundless.com Creative Commons

No capítulo da Pulsologia e hemodinâmica, os otólitos tem um papel importante na relação da mecânica dos fluidos e a posturologia

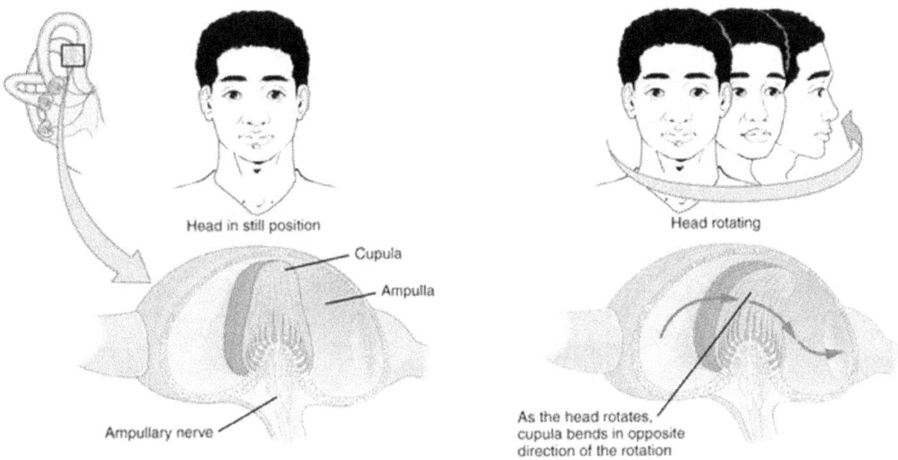

- Figura da cabeça em posição normal e rotação

As contribuições de Mittelstaedt e Mittelstaedt na relação otólitos e graviceptores viscerais foram de grande ajuda para entender a mecânica neurossensorial. Os autores descreveram o efeito dos graviceptores viscerais na percepção postural, sua dependência na posição da perna de flexão à extensão afetando os otólitos. Concluíram que a força centrífuga, medida pelos otólitos e graviceptores da haste, serve para fornecer informações sobre a velocidade angular em rotação excêntrica. Esta explicação pode relacionar o Tatwa da Água e do Rim ao ouvido interno na Medicina Oriental. Uma disfunção na coordenação dos sistemas vestibular, oculomotor e graviceptor pode produzir uma alteração na prática de asanas que representam um desafio de equilíbrio, torção e rotação da cabeça, como podem ser: Parivrtta Utkatasana, Ardha chandra, chapasana, Ardha Chandrasana, Utthita ardha chandrasana, Parivrtta ardha chandrasana, Parivrtta ashva sanchalanasana, Parivrtta hasta padangusthasana, Parivrtta padangusthasana, Parivrtta parsvakonasana, Parivrtta prasarita padottanasana, Parivrtta svarga-dvijasana, Parivrtta trikonasana, Utthita trikonasana, Parivrtta virabhadrasana, Utthita hasta padangusthasana B, Utthita parsvakonasana, Viparita virabhadrasana.

Não significa que não deva se praticar estes asanas, mas que perante uma disfunção órgão-sensorial, o equilíbrio pode ser afetado. O envolvimento proprioceptivo dos receptores cutâneos das plantas dos pés e os graviceptores viscerais, são a base na elaboração das referências egocêntricas da posição relativa da cabeça, tronco e posições dos membros no espaço.

A demanda envolvida nesses asanas é prejudicada perante uma disfunção em alguns dos eixos relativos. As aferências vestibulares são essenciais para a criação de referências geocêntricas.

Para vários autores a força da gravidade, definida como rreferência alocêntrica, exercerá uma aceleração linear constante sobre a cabeça, os órgãos otolíticos perceberão a orientação da cabeça em relação a essa força.

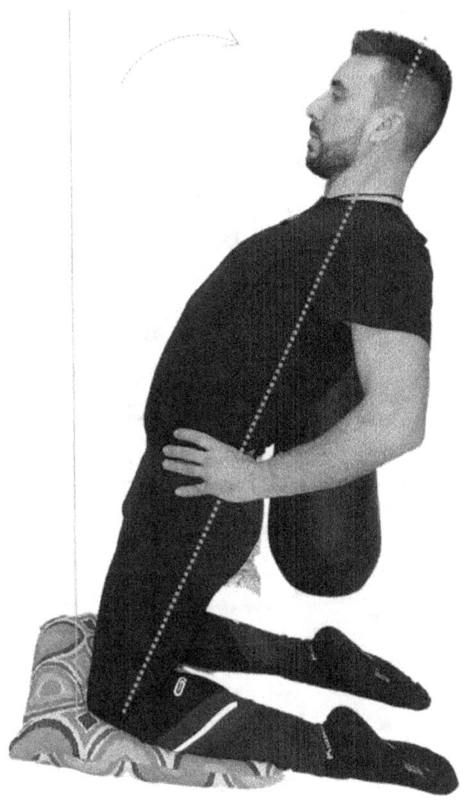

Figura explicativa

Na prática dos sanas tipo Parivrtta, a cabeça se inclina produzindo uma estimulação assimétrica dos órgãos otoliticos bilaterais e uma contra-rotação ocular compensatória. Isso deve ser considerado em pessoas que sofrem desta situação, limitando e incorporando asanas prévios que permitam a abordagem vestibular.

Os exercícios de controle postural permitem o trabalho proprioceptivo com asanas monopodais com os olhos abertos e, depois, com os olhos fechados: ardha ustrasana sem extensão do pescoço e ativação concêntrica e excêntrica, Tadasana com olhos semi-fechados ou fechados com leve inclinação anterior e posterior, torção sufi com o olhar fixado em um ponto fixo.

Reabilitação do reflexo vestibular ocular (RVO): Respiração cruzada com leve rotação da cabeça (inalando pela narina esquerda e exalando pela narina direita), técnicas do yoga ocular, movimentos oculares sacádicos, movimento consciente com rotação da cabeça

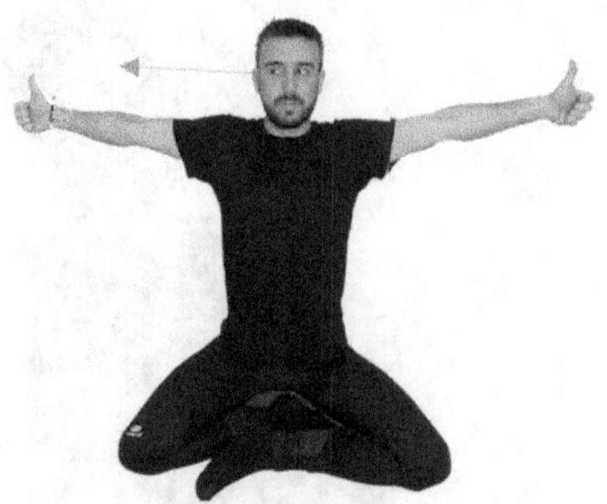

Figura explicativa

Ejercicios de adaptação vestibular

Utkatasana dinamica (realizar o ejercicio de 3 a 4 segundos voltando a ficar em pé)

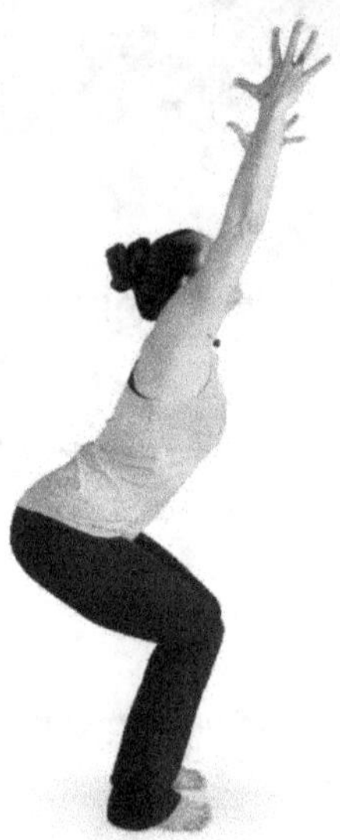

Figura explicativa

A escola de Kundalini Yoga oferece vários exercícios adequados para este trabalho: Elevação de ombros inalando ao elevar e exalando ao baixar os mesmos, trabalho simultâneo e alternado (inala esquerda, exala direita). Rotação dos ombros simultâneos e alternados para frente e para atrás, Giros laterais: inalando ombro esquerdo, exalando ombro direito. O Krya série básico para a energia da espinha se adequa perfeitamente a esta proposta de trabalho.

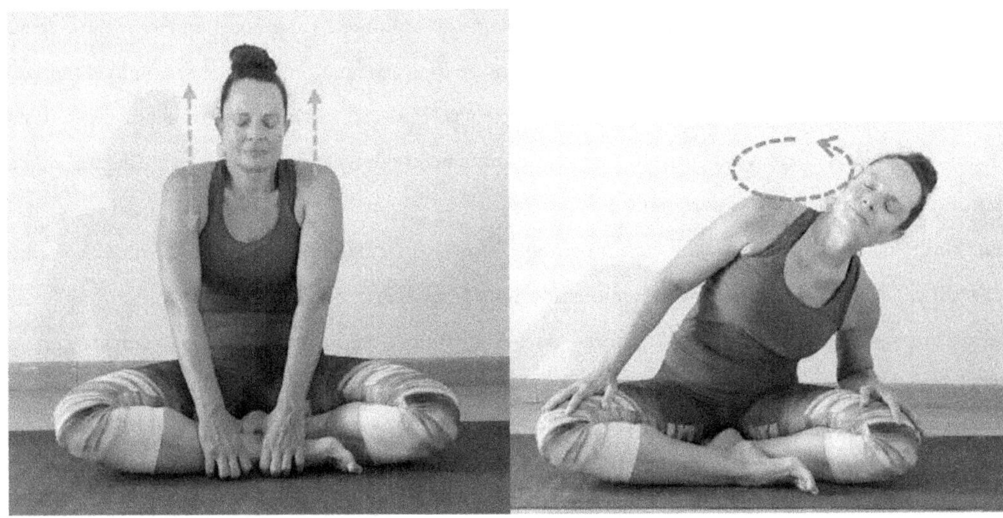

- Figuras explicativas

Para Hillier SL, Hollohan V (2011), com base a ensaios clínicos randomizados de qualidade, há evidências de moderadas a fortes de que a reabilitação vestibular é um tratamento seguro e eficaz para distúrbios vestibulares periféricos unilaterais. Evidencia moderada da reabilitação vestibular e eficácia na resolução dos sintomas a medio prazo. Para o grupo com diagnóstico específico de vertigem posicional paroxística benigna, as manobras físicas (de reposicionamento) são mais eficazes a curto prazo do que a reabilitação vestibular baseada em exercícios.

Naad Yoga, O Mantra seria um sistema de habilitação vestibular?

O Mantra promove uma seria de melhorias no ser humano, como será visto mais a frente. Podemos adiantar:

• Efeito de afirmação no EU com melhorias na autoestima, autoafirmação e determinação. Conhecido como o efeito mantra.

• A complexidade das palavras em idiomas como o Sânscrito ou o Gurmikhi, promove diferentes processos cognitivos que provocam melhorias na memória a curto prazo e na vocalização.

• A técnica de ressonância do som mental (MSRT) é uma das técnicas avançadas do yoga, desenvolvidas para fortalecer o sistema imunológico. A técnica consiste em produzir ressonância no corpo, repetindo um som de Mantra e guiando a mente a camadas mais profundas.

O som, segundo a ciência, é uma forma de energia, se movimenta como ondas por compressões e refracções. Precisa um meio para se movimentar.

Existem dois aspectos do som: amplitude, que corresponde ao volume, e frequência, que corresponde ao tom. O conceito de som, de acordo com o ioga, é spanda-vibração; uma onda; pode ser audível (Ahata) ou inaudível (Anahata). É uma qualidade do akasa- espaço. Pode se movimentar sem um meio. Esta qualidade distingue o conceito do som no yoga em comparação com a ciência moderna. Anhata: o que não bate é o som interno, o som mais sutil.

A mente funciona como imágenes ou som, ou ambos. Nossa capacidade de pensar em termos de som é utilizada em MSRT. A ressonância acontece quando uma frequência aplicada coincide com a frequência natural de um sistema. A ressonância do corpo sucede quando a frequência do canto coincide com a frequência natural do corpo.

Mrtyunjaya Mantra e Pranava Mantra (OM), com seus componentes, são utilizados em MSRT. Os mantras são cânticos compostos para atingir diferentes padrões de ondas ressonantes e conseguir um resultado desejado. Fazem parte da ciência chamada Tantra Sastra.

Oito pasos do MSRT

1- Oração

ॐ सह नाववतु। सह नौ भुनक्तु ।सह वीर्यं करवावहै।
तेजस्वि नावधीतमस्तु मा विद्विषावहै॥
ॐ शान्तिः शान्तिः शान्तिः॥

2a) Canto em voz alta de A,U,M e AUM

"A " deve se cantar ajustando a frequência do canto para que coincida com a frequência natural do corpo. As vibrações sutis são sentidas predominantemente na parte inferior do corpo, dos dedos dos pés à cintura.

"U " Cantado em voz alta produz uma ressonância na parte média do corpo, da cintura até a garganta. Pode-se manter um pouco de ar na boca, forçando o som para produzir um efeito mais potente. Invariavelmente, o corpo todo irá ressoar.

"M" Canta-se em voz alta e sua ressonância é percebida na cabeça, e também pode ser notada no corpo todo.

Em uma respiração só, A,U,M se combinam e produzem o som "AUM", que provoca uma ressonância dos dedos dos pés até a cabeça.

2b) Ahata-Anahata - Combinação de A, U, M e AUM

- Ahata canta forte, Anahata canta na mente.

- A ao ser cantor em voz alta, produz a ressonância no corpo. Ao repetir o mesmo som mentalmente com a mesma frequência, também se sente a ressonância no corpo.

- U também se canta em som alto produzindo a ressonância e depois mentalmente, experimentando uma ressonância similar.

- M Cantado em voz alta produz a ressonância e, depois, mentalmente com uma ressonância similar.

Isso é uma roda, repetido por um número total de três de três rodas

3a) O mantra Mrtyunjaya se canta em voz alta com entonações adequadas para produzir ressonância, seguindo as vibrações que se espalham pelo corpo, reconhecendo os padrões das ondas ressonantes de uma parte a outras do corpo. Repita por um número total de três vezes.

3b) Combinação Ahata-Anahata do Mantra Mrtyujaya

O mantra Mrtyujaya se canta em voz alta e se repete mentalmente sentindo as mesmas ondas de ressonância. Se repete por 3 ciclos.

4) Anhata cantando A, U, M (para os iniciantes, associado à respiração massageará a região da garganta e prolongará este canto com consciência)

Aum se canta mentalizando, sentindo as ondas de ressonância dos dedos dos pés até a cabeça. Se repete por nove vezes.

5) Expansão ao céu infinito, o Ajapa-japa do OM.

Nos estágios iniciais da prática, a mente se difunde para o céu infinito passando por uma grande expansão. Após ter maior experiencia, ao praticar Ajapa-japa do Om se percebem ondas do OM se espalhando pelo corpo, propagando-se em silencio espontânea e naturalmente, sem esforço. Repetir por nove vezes.

6) Silêncio

A mente já terá alcanzado um estado de silêncio expansivo.

14. Aspectos prejudiciais em Asana

Não há sentido em falar de lesões no Yoga e sim em asana. O conceito faz sentido quando relacionado a um dos principais antagonismos do Yoga: o ego.

Como foi descrito anteriormente, a biomecânica será afetada com uma prática considerada avançada. Tal pratica é necessária no yoga? Como posturas que beiram a contorção ajudam a saúde em todos os seus aspectos? A resposta é: em nada. De fato, não só não ajudam se não que favorece a processos lesivos.

Segundo estadísticas, entre 70% e 80% da população adulta sofrera de dores nas costas ao longo da sua vida. Lembrando o estudado no capitulo sobre a coluna:

Flexões na coluna vertebral repetidas excessivamente, cria problemas relacionados ao aumento da tensão ligamentar no arco posterior. Empurrar com a parte anterior dos corpos vertebrais e discos pode causar lesões graves de protrusão ou hérnia de disco. Também ha riscos de um choque no nervo ciático que estende a dor para a parte inferior do corpo.

Uma hiperextensão de coluna, deriva de um estresse compressivo dos nervos que a percorrem. Também subluxações da articulação facetária quando a extensão excede 20 graus de inclinação.

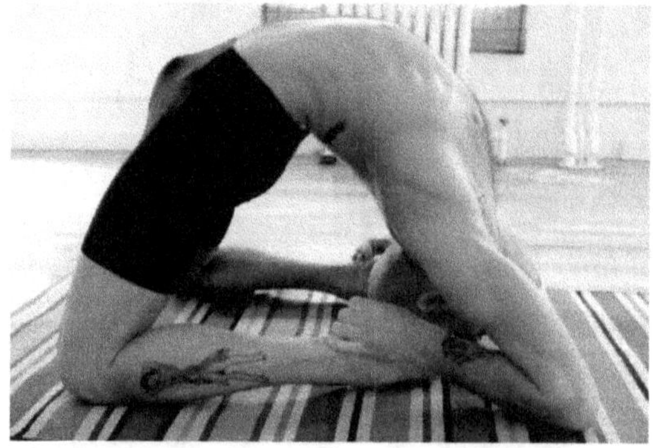

É um momento ideal para lembrar que no Yoga não devem ser estudados apenas os músculos envolvidos, mas também os aspectos neurodinâmicos e a fisiologia articular.

O potencial lesivo do Yoga:

- Por retificações frequentes de curvas anatômicas da espinha

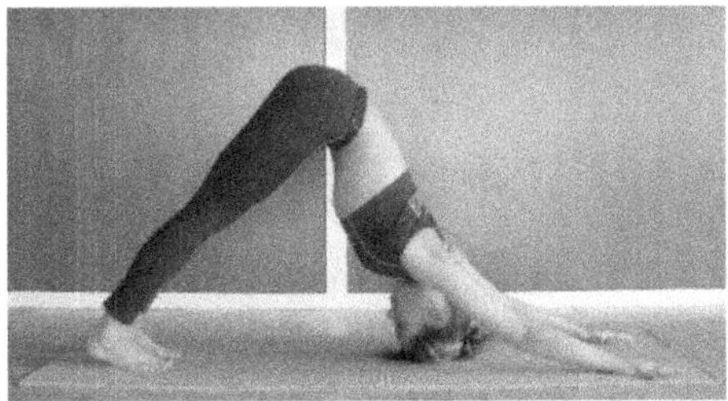

Ilustração 1- Retificação das curvas anatômicas. Com o tempo é frequente a hipercifose dorsal e síndrome cruzado, por isso este asana pode resultar lesivo. A flexão nos joelhos permite uma curva maior da espinha e diminui a presão dos discos. Mas, é necessário?

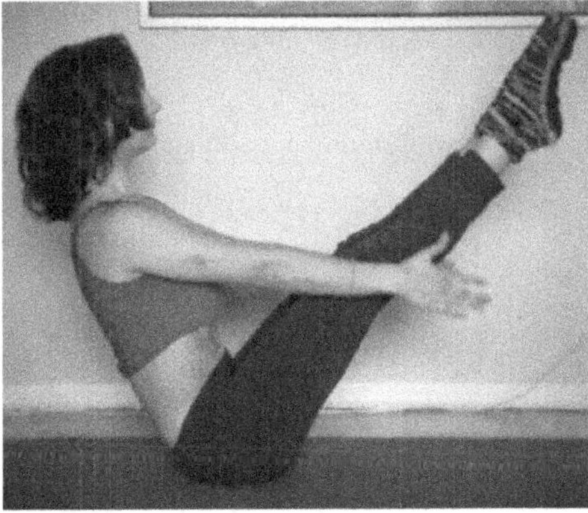

Ilustração 2- Como muitos asanas, se encontram idênticos em Pilates, mas se fazem desnecessários pois existem métodos mais eficazes em relação ao trabalho de core, propriocepção com menor capacidade de lesão.

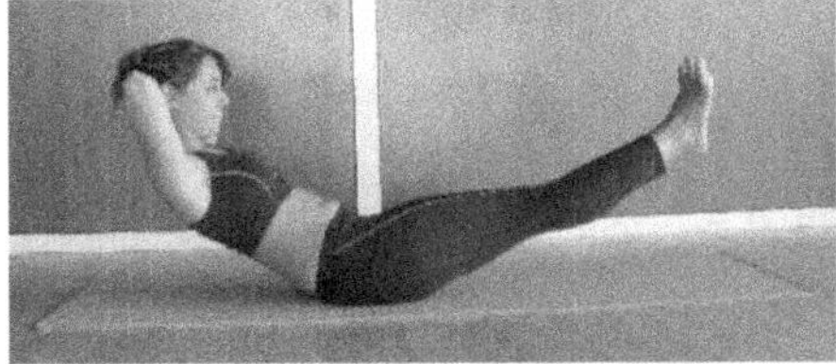

Ilustração 3- Muitos asanas provocam maior super-ativação do psoas. Neste caso, maior carga nas cervicais e retificação da coluna vertebral, que são evitadas com a flexão de um joelho.

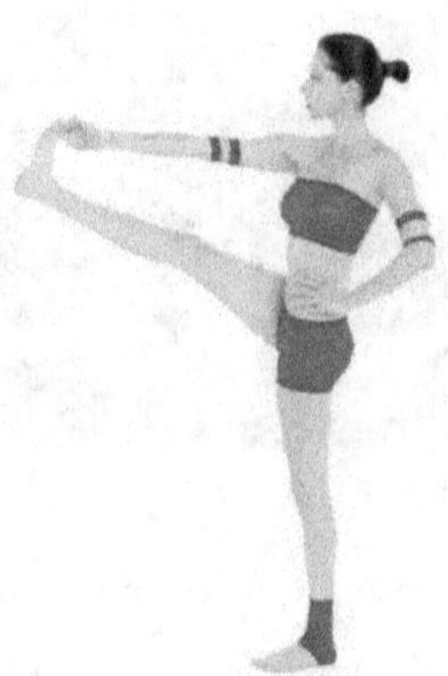

Ilustração 4- A super-ativação do do iliopsoas produz uma retificação lombar que se estenderá ao resto da coluna para compensar

- Por aumento de carga na presão intradiscal: produzido em asanas de torção, inversão e flexão que excedem o ROM

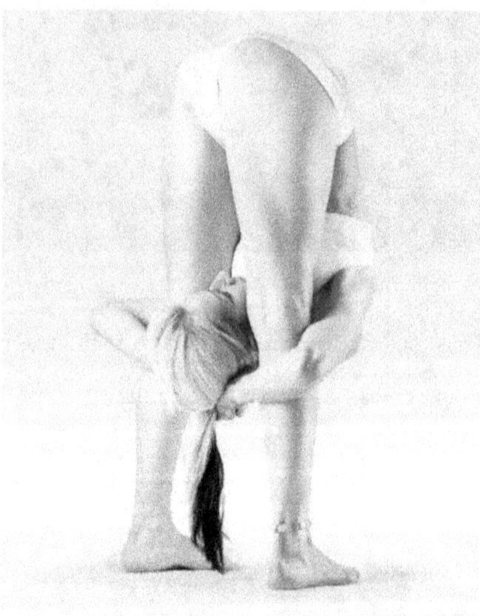

Ilustração 5- Aumento de carga espinhal superior a 500N e super-ativação .dos subsistemas passivos da coluna vertebral

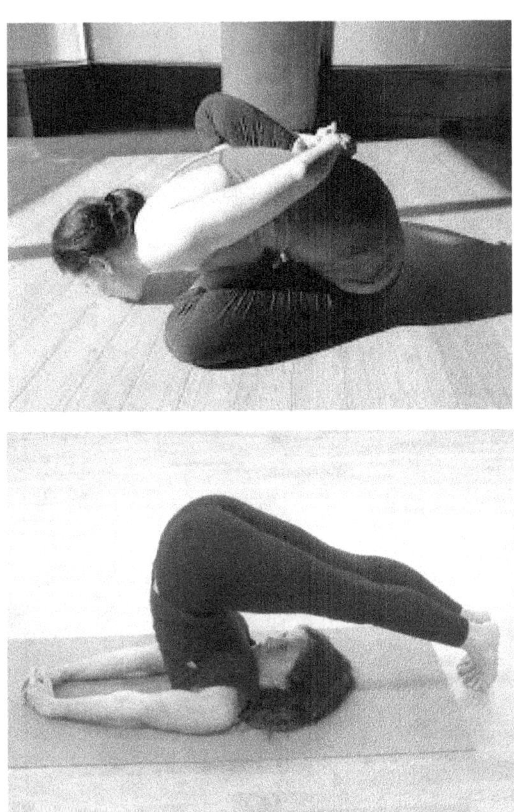

Ilustração 6- Hiperflexão cervical com aumento de carga na espinha. Uso de PROP como mantas não diminui a capacidade lesiva.

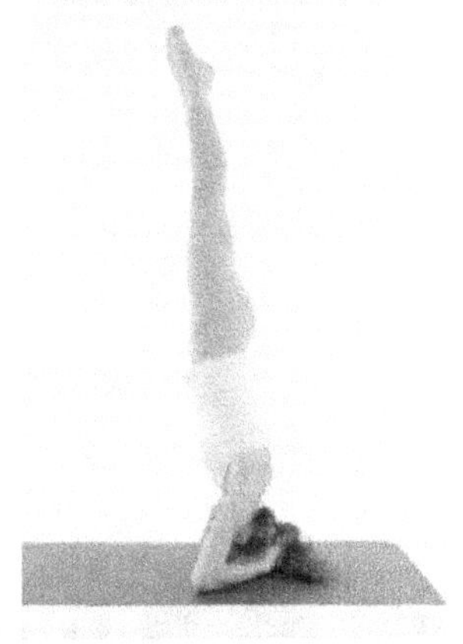

Ilustração 7-sobrecarga de presão intradiscal das vértebras cervicais. Apenas o uso de mesas de inversão ou sistemas de sustentação aérea evitariam esta situação.

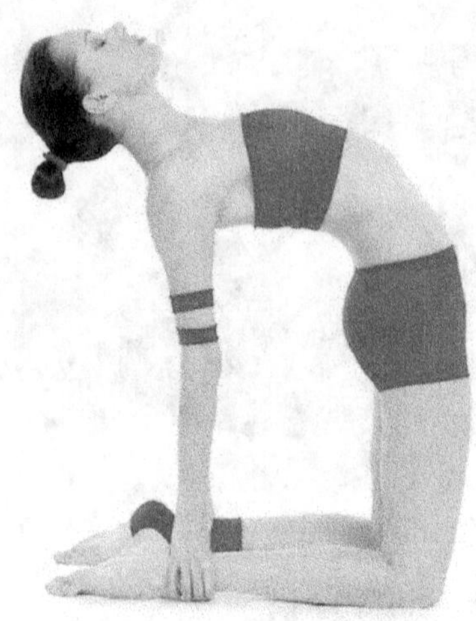

Ilustração 8- Ustrasana deve ser adaptado com sua variante de mãos na região lombar e se quisermos trabalhar no reto femoral, gerar um excêntrico nos joelhos.

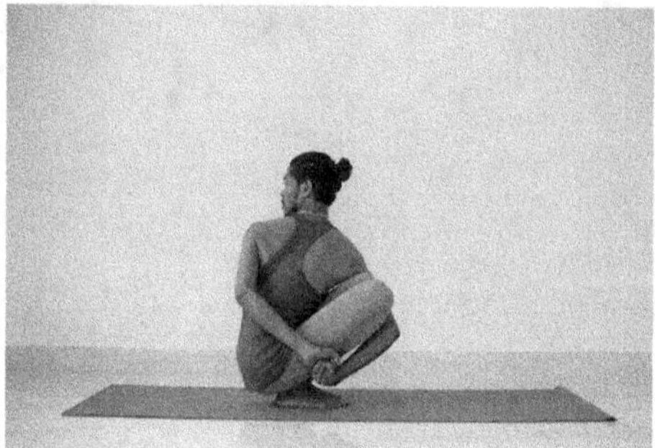

Ilustração 9- As torções sentado precisam uma pequena elevação sobre um zafu, para evitar a torção sobre a coluna retificada, onde podem existir vértebras lateralizadas que facilitam a lesão.

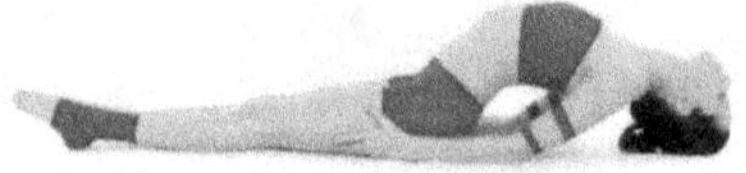

Ilustração 10- As lesões não só acontecem nas flexões, também sucedem nas extensões. Neste caso o uso de bolster, manta ou similar é necessário para suavizar as cargas na coluna.

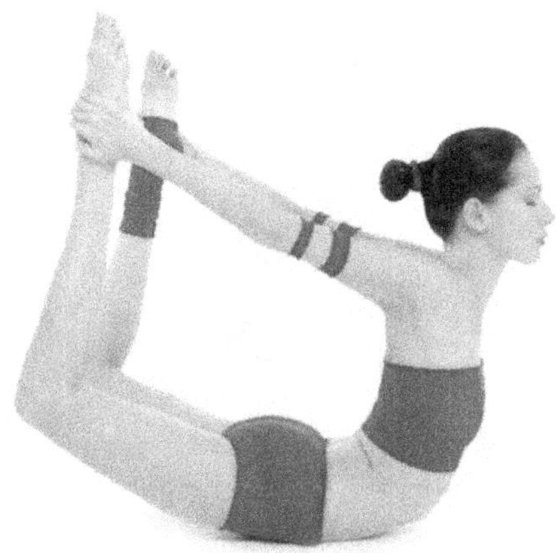

Ilustração 11- Posturas como Dhanurasana, podem tocar os limites anatômicos na sua execução. Neste caso pode produzir uma afecção a longo prazo.

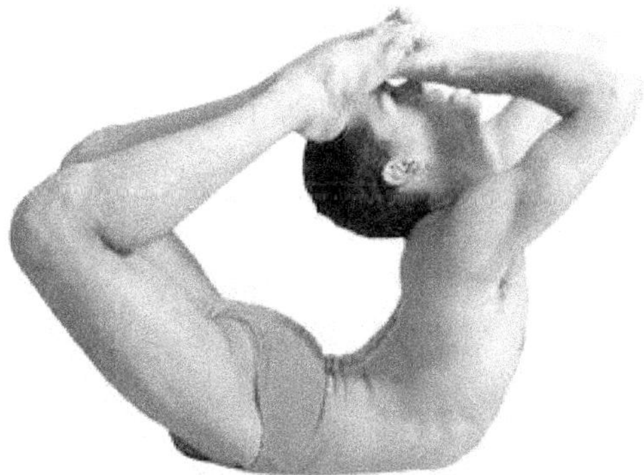

Ilustração 12- Se a finalidade é ativar a linha frontal do corpo, da perspectiva miofascial, somente com Ardha Dhanurasana é alcançada. Neste caso, a hiper-extensão do pescoço pode afetar as cervicais.

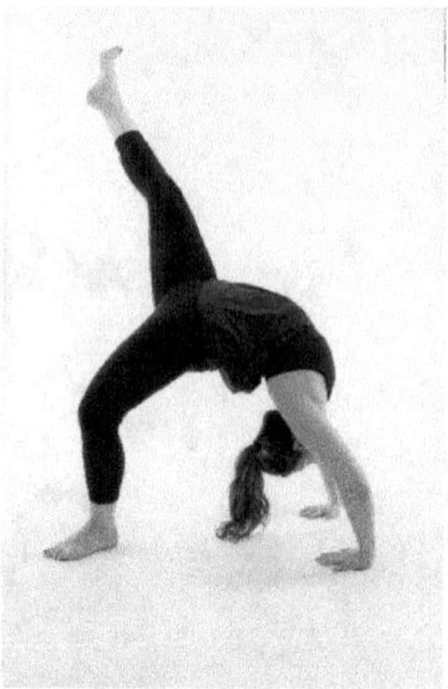

Ilustração 13- O nível de complexidade acrescenta que o corpo e o SNC realizem respostas compensatórias complexas. Neste caso substituir por Eka Pada Setu Bandha.

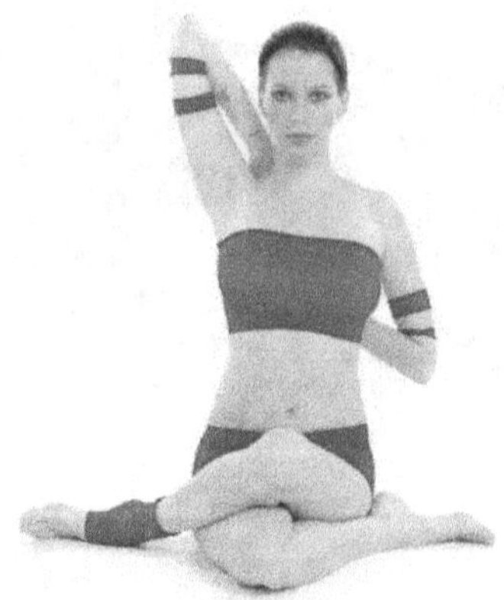

Ilustração 14- Gomukhasana deve ser realizado em um zafu para manter a saude da coluna.

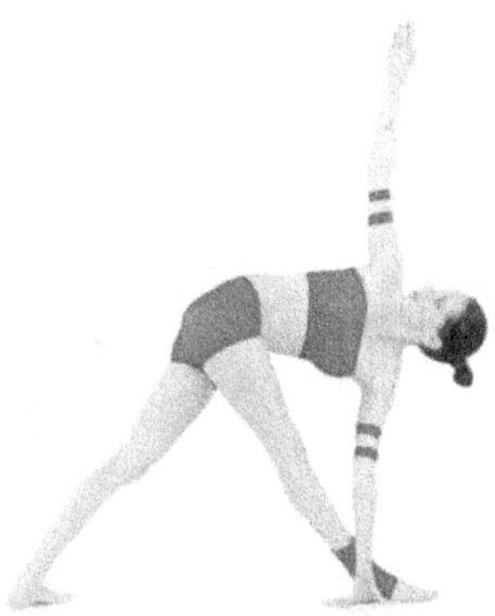

Ilustração 15- Parivvrita Trikonasana implica uma flexão excessiva na torção da coluna vertebral que deve ser apoiada pelo menos no uso de uma cadeira.

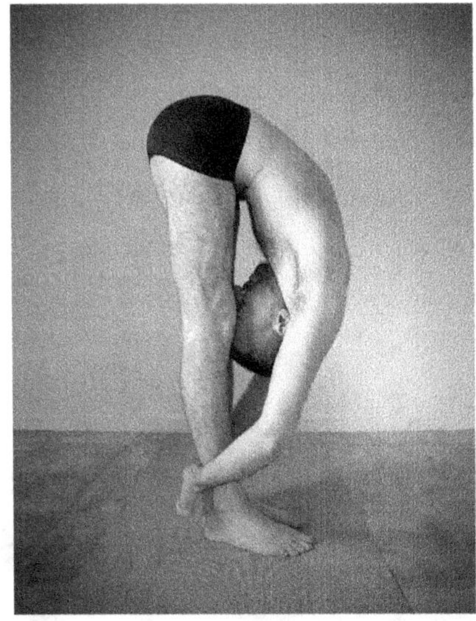

Ilustração 16- Em Uttanasana é imprescindível, pelo menos, flexionar os joelhos.

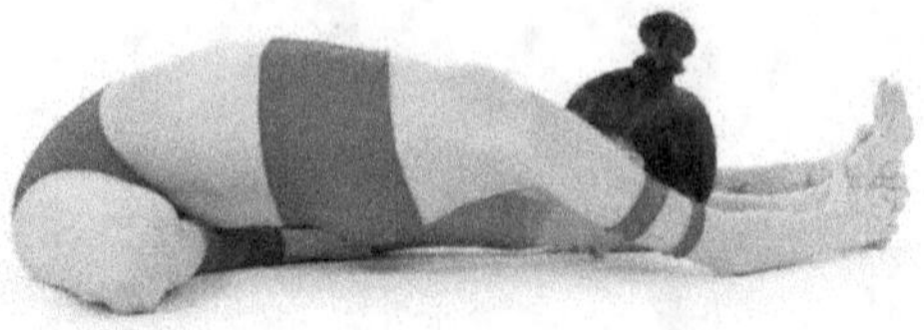

Ilustração 17- Janu Sirsasana Produz uma flexão da coluna excessiva, deve ser adaptado com PROPs

•   Por hiper-extensão ou hiper-flexão das articulações que impactam os subsistemas passivos. Produzindo uma hipermobilidade tendinoligamentar. Pode se ler em textos de yoga, esta ou aquela prática que facilita a flexibilidade de certos tendões, sendo que estas estruturas são para suporte e sofrem de elasticidade e pouca flexibilidade. São encontrados críticos do que foi dito com exemplos anedóticos. Professores especialistas em asanas terão tendencia a hipermobilidade. Conhecida como "Síndrome de hipermobilidade Benigno", caracterizado por uma amplitude de movimento que excede o considerado normal para um individuo. Outros que desenvolvem certa folga tendinoligamentar, serão sustentados pela estrutura muscular que diminuirá com a idade à medida que a massa muscular for perdida.

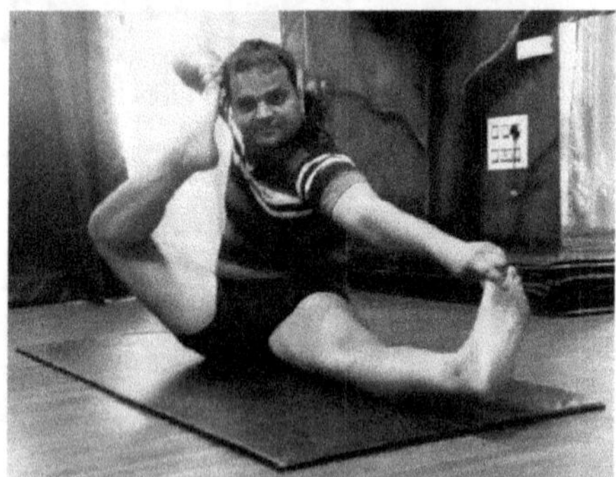

Ilustração18- Akarna Dhanurasana, além da amplitude articular da pelve, pode impactar na saúde da coluna vertebral.

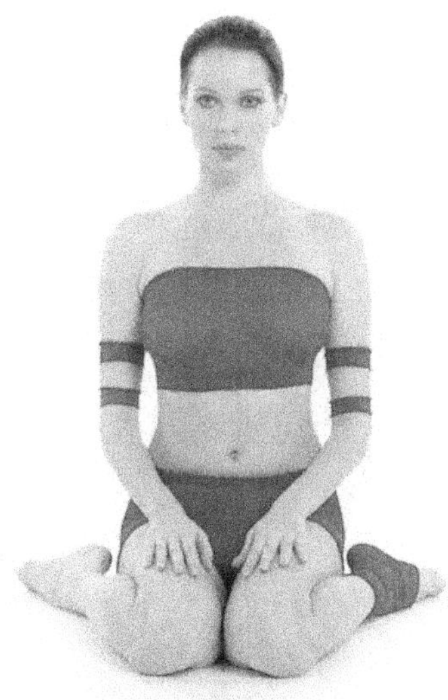

Ilustração 19- No caso de Virassana, encosta os limites da amplitude da articulação do joelho. Contra-indicada na artrite e na osteoartrite do joelho.

• Por exercícios balísticos de impacto nos pontos desenvolvidos anteriormente. São exercícios balísticos aqueles realizados em repetições rápidas e explosivas. São exercícios que recrutam fibras musculares de contração rápida, encarregadas de gerar força. A principio esta [prática não é lesiva, sempre que sejam respeitados os aspectos anteriores. Que pode ser considerado balístico e lesivo? Por exemplo, rolar em Apanasana várias vezes para ir para Halasana ou Sarvangasana.

• Por incremento da abdução, extensão ou rotação de um membro em cavidades anatômicas não adaptadas a tais movimentos, como acetábulo femoral anteriorizado ou cabeça do colo do fêmur de menor extensão (ver anatomia do quadril tratado)

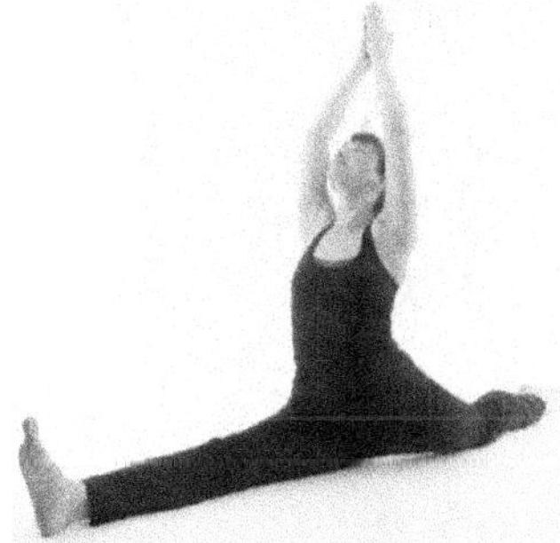

Ilustração 20- Hanumanasana e semelhantes, pode se produzir lesões no assoalho pélvico e pubalgias.

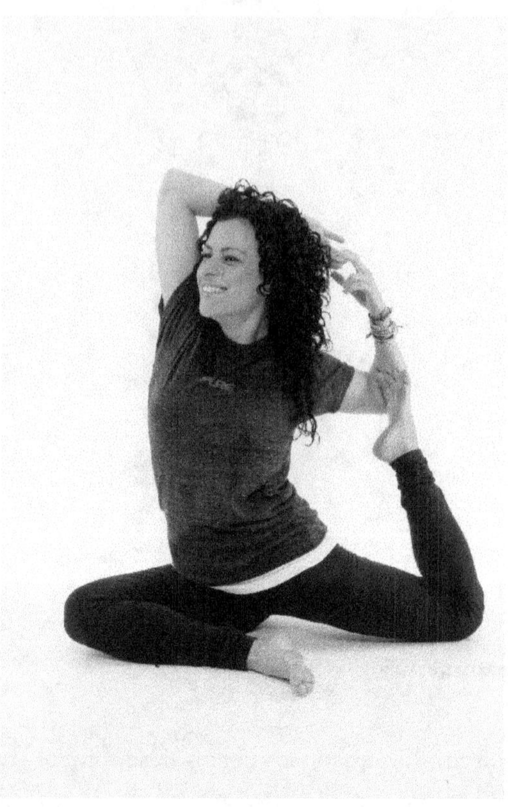

Ilustração 21- eka pada rajakapotasana é um asana complexo, porém somente será lesiva em casos onde a anatomia da pelve dificulte o correto desenvolvimento. Neste caso precisará de um PROP que eleve para facilitar a posição do fêmur.

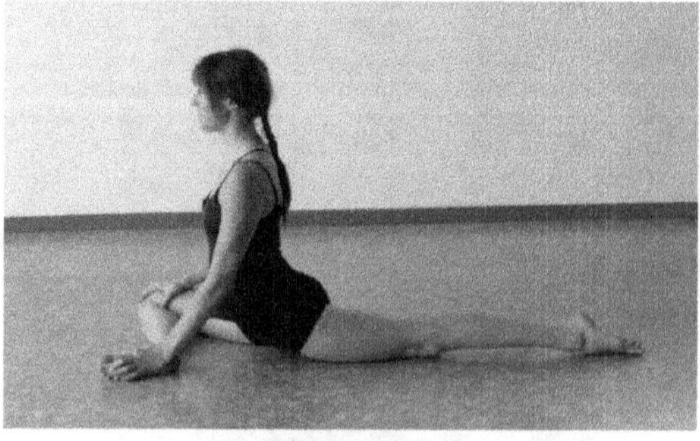

Ilustração 22- Salamba kapotasana pode causar dor a pessoas com maior lordose lombar

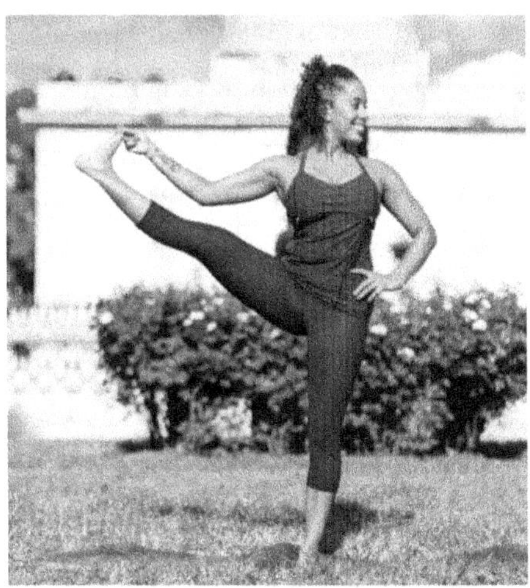

Ilustração 23- Neste caso deve se compensar com a perna de apoio, produzindo ratificação e torção da coluna em uma pelve cujo acetábulo está possivelmente adiantado.

- Outros   casos

Pode haver situações nas que um asana não tem potencial lesivo aparente, porém a pessoa não esta preparada para seu desenvolvimento.

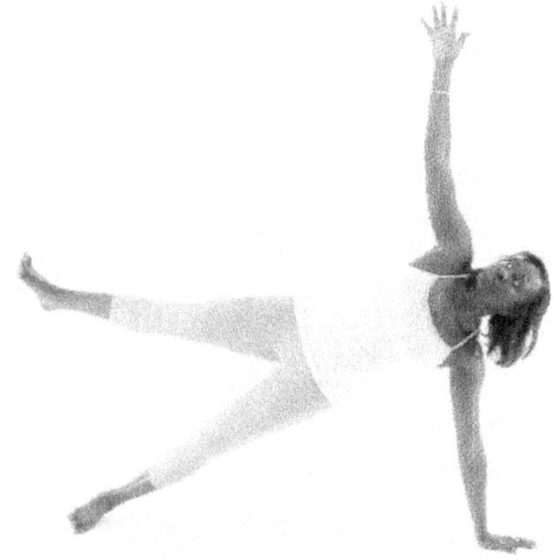

Ilustração 24- Vasistasana é um asana onde o praticante deve ter um estado físico correto para seu desenvolvimento. Se aconselha realiza-lo com o braço em flexão para evitar impacto

15. Cinesiologia aplicada ao Yoga

O conceito de cinesiologia varia em diferentes países. Em muitos países da Latino America, é uma disciplina de estudo que esta entre a fisioterapia e as Ciências da Atividade Física e esporte.

Em 1964, Goodheart propôs uma abordagem usando testes musculares. O autor afirma ter corrigido a escápula alada crônica de um paciente através de pontos-gatilho próximos à inserção do músculo serrátil anterior afetado, desenvolvendo uma metodologia baseada nos pontos neurolinfático, neurovascular e no fluxo de líquido cefalorraquidiano descritos por Chapman, Bennett e Sutherland, usados em fisioterapia e osteopatia. Posteriormente foram introduzidos conceitos relacionados aos meridianos de acupuntura (Gin e Green, 1997).

Contribuições posteriores como as de Tie em 1973 incorporaram uma disciplina que denominaram cinesiologia Holística (Haas et al, 2007). Esta disciplina introduziu o conceito de AR no paciente e uma visão multidimensional na sua abordagem.

A Cinesiologia Holística postula a possibilidade de tratamento que vai além a biomecânica, se aprofundando no diagnóstico visceral e metabólico do âmbito pré-clínico e sub-clínico.

Os estudos indicam evidencia consistente no uso de testes manuais Cinesiológicas na área neuromecânica, embora com sérias limitações de reconhecimento em níveis mais holísticos.

Para G. Goodheart *Todo músculo oferece uma resposta neuromuscular fraca quando o sistema nervoso, sanguíneo, linfático ou energético que deve alimentá-lo está bloqueado ou sob estresse*

Sob o conceito de *Teu corpo responde*, os testes musculares são utilizados como mecanismos de comunicação para identificar desequilibrios. As descobertas de Goodheart descrevem como a tonificação de um músculo fraco antagonista, produz o relaxamento da musculatura agonista. Todo músculo em estado espasmódico tem seu equivalente em um músculo fraco do lado situado. Posteriormente descreveu a relação entre fraqueza muscular, certas patologias e seu órgão correspondente, conectados através do sistema nervoso.

Acupuntura de cinco elementos de la madre y el niño de la medicina china y los músculos asociados de acuerdo con la kinesiología aplicada

Meridiano	Elemento	Acupuntura madre ~ tonificación	Punto de acupuntura infantil ~ sedarion	Músculos asociados
Pulmón	Metal	LU9	LU5	Deltoides, Serratos anteriores
Intestino grueso	Metal	LI11	LI2	Isquiotibiales, tensor fascia lata
Estómago	Tierra	ST41	ST45	Pectoral mayor clavicular, Sternocleidomastoideus
Bazo	Tierra	SP2	SP5	Latissimus dorsi
Corazón	Fuego	HT9	HT7	Subescapular
Intestino delgado	Fuego	SI3	SI8	Recto abdominal, Recto femoral
Vejiga urinaria	Agua	UB67	UG66	Peroneo, tibial anterior
Riñón	Agua	KI7	KI1	Iliopsoas
Pericardio	Fuego	PC9	PC7	Gluteus medius, Gluteus maximus, Piriformis, Aductores
Calentador triple	Fuego	TH3	TH10	Teres Minor, Infraspinatus
Vesícula biliar	Madera	GB43	GB38	Popliteus
Hígado	Madera	LV8	LV2	Pectoral mayor del esternón, romboides

-Figura - *Ilustração 1- Mother-and-child Five Element acupoints of Chinese medicine and associated muscles according to Applied Kinesiology. Moncayo y Moncayo 2009*

O sistema relatado se assemelha à ideação de Greg Roskopf e resposta neuromuscular. Em um sistema conhecido como MAT ou Técnicas de Ativação Muscular. O MAT realiza um teste complexo da resposta muscular do paciente em muitos ângulos e posições, a fim de analisar o grau de intensidade dessa resposta, a falha da fibra e o funcionamento em conjunto com os outros grupos musculares e cadeias que interagem no movimento. O teste permite um mapa conciso e amplo do comportamento muscular das cadeias musculares da zona onde se reflete a lesão, dor ou desequilíbrio muscular. Se realiza um processo de reabilitação mediante resistências aos impulsos musculares do paciente para ativar as fibras musculares inibidas.

Em um teste muscular de Cinesiologia, solicitamos que o paciente realize um desafio, mantendo resistência à pressão exercida pelo profissional no músculo determinado de forma consciente, para verificar qué tipo de resposta nos fornece.

Por exemplo, para verificar a força do deltóides, o paciente levanta lateralmente um braço em direção à altura do ombro e mantém a resistencia enquanto o terapeuta presiona o braço para abaixo. Na sequencia, baixa o braço, se desativa o órgão tendinoso de Golgi num belisco na parte medial do músculo e testa novamente.

Na decada dos 50, foi Vladimir Janda que estabeleceu que os sistemas Sensorial e Motor eram indivisíveis no controle do movimento humano. Começou a utilizar o termo Sistema sensório-motor. Esses músculos também são antagonistas afetados pela Inibição Recíproca proposta por Sherrington. V. Janda agrupa certos desequilíbrios musculares relacionados sob o nome de Síndromes Posturais.

Assim, estabeleceu a tendência para uma série de desequilíbrios musculares, dividindo os músculos em Tônicos (tendendo ao encurtamento e hiperativação) e Fásicos (sujeitos à inibição, alongamento e / ou fraqueza).

Existem três possíveis respostas:

- Músculo hiper-tónico: O teste muscular oferece uma resposta forte com ou sem estimulo.

- Músculo hipo-tónico: Músculo fraco antes e depois da resposta.

- Normotônico: Resposta forte sem estimulo e resposta fraca com estímulo.

A este conceito, devemos o conceito do valor neurodinâmico e específico de cada tipo de músculo ou o falso conceito de fraqueza muscular em músculos estáticos e dinâmicos.

DIFERENÇAS ENTRE MÚSCULOS ESTATICOS E DINAMICOS	
Músculos Estáticos	Músculos Dinámicos
Constituem a maioria dos músculos esqueléticos	São bem menos numerosos
Garantem a estatica	Com os estáticos, garantem o movimento
São de contração lenta e sustentada	Contração rápida
Riqueza em tecido conjuntivo	Pouco tecido Conjuntivo
Possuem fibras musculares curtas	Possuem fibras musculares longas
Realizam movimentos involuntários e inconscientes	Realizam movimentos voluntários e conscientes
Cor vermelha (riqueza em mioglobina)	Cor pálida (ao microscópio)
Seu aparelho sensorial (fuso)tem maior numero de fibras de saco (registram estados constantes de distensão) Fibras sensoriais anuloespirais em forma de flores.	Seu aparelho sensorial tem maior numero de fibras em cadeia (registram distensões pontuais). Fibras sensitivas anuloespirais.
Tendencia ao encurtamento, hipertonia, rigidez	Tendencia ao alongamento, hipotonia, flacidez

O que acontece com os músculos hipo ou hiper-tônicos?

O sistema devera se adaptar e realizará as compensações necessárias para evitar maiores danos, Consecuencias geradas pelos músculos hipo-tônicos:

- Antagonistas hiper-tônicos
- Músculos em conflito. No caso do deltóides lateral: redondo maior, supraespinhal, clavicular e peitoral maior do esterno.
- Requerimento de outros músculos para realizar o movimento natural do hipo-tônico.
- Desgaste dos músculos compensatórios

- Adaptações na parte contrária do corpo.

- Lesão.

- Alteração em outros sistemas do corpo (químico, energético, etc)

Consecuencias produzidas pelos músculos hiper-tônicos

- Antagonistas hipo-tônicos.

- Problemas em outros músculos.

- Gasto extra de energia utilizável

- Excesso de treinamento

- Adaptações e compensações incorretas em outros lugares

- Alteração em outros sistemas do corpo(químico, energético)

- Lesão.

Este tipo de músculos produz possíveis adaptações em muitos sistemas

- Sistema estrutural: músculo, fascia, ligamento, tendão e articulação.

- Sistema químico: no caso do deltóides lateral, carencia de vitamina C e A, acidificação do organismo e necessidade de alcalinização.

- Sistema emocional: falta de vitalidade, ansiedade, desmotivação, etc.

- Sistema energetico: meridiano do pulmão, pois o deltóides lateral esta íntimamente associado a este órgão.

Limpar as informações prioritárias que obrigam o músculo a manter o excesso ou falta de tônus muscular desencadeará uma regulação de todo o circuito, aumentando a capacidade de adaptação da pessoa, de modo que ela ganhará no presente:

- Mais energia disponível.

- Capacidade de processo.

- Melhor absorção do treinamento.

- Menos perda de massa muscular.

- Optimização dos sistemas implicados: físico, químico, emocional, energético, etc.

- Recuperação correta do sistema.

- Maior aproveitamento da sessão de treinamento.

- Correto funcionamento de cada parte.

- Ótima recuperação.

- Menores danos

Como irá ser estudado no capítulo da fascia, o corpo realiza uma série de compensações para manter a percepção de bem estar até atingir o desequilíbrio postural.

Os músculos estáticos, em permanente atividade tônica, tentarão garantizar hegemonias que o corpo tentará manter a todo custo:

- **Olhar horizontal**. Como ja foi visto em capítulos anteriores, o corpo tem a capacidade de compensar a biomecânica para manter a horizontalidade do olhar gerando perturbações como escoliose, alterações da ASI, etc.

Isso de deve ao sistema de ajuste que existe entre o occipital, o atlas e o eixo, adaptando permanentemente qualquer desequilíbrio vertebral inferior, em colaboração com o esternocleidomastóideo. A presença de distúrbios na cabeça é porque as possibilidades de compensação foram ultrapassadas.

- **Bipedestação**. Essencial para a supervivencia.

- Respiração: O bloqueio inspiratório é uma tendencia favorecida pela lógica de nossa musculatura estática de caráter antigravitacional. Os músculos inspiradores são estáticos por natureza e tendem a encurtar.

Conforme o encurtamento muscular se produz, as costelas têm mais dificuldade para descer até a posição expiratória inicial, produzindo mais ar residual no pulmão e diminuindo o volume de troca a cada respiração. Em troca tem que fazer um esforço muscular maior provocando outro encurtamento, aumentando a freqüência respiratória para obter oxigênio. O que aumentará o esforço muscular e, novamente, um encurtamento maior.

Lembrando: a inspiração é um mecanismo antigravitacional. A expiração é favorecida pela gravidade, se produz pelo relaxamento fibroelástico dos músculos inspiradores. A expiração é quase sempre feita sem contração.

A prática de Asanas deve acontecer em expiração

- Mãos Livres: para os que praticam RPG, qualquer lesão na mão, irá migrar para cima de forma que a mão permaneça disponível. O encurtamento muscular produzido por uma lesão será inconscientemente trazido para o centro (ombro, coluna, etc.). Porém, esta situação enfrentará outras compensações dos membros inferiores, gerando maiores sinergias no eixo da coluna.

Normalmente um distúrbio interno (psíquico) ou exógeno produzirá uma resposta muscular de encurtamento ou aumento de tônus, aumentando a rigidez em um nivel mais alto de agressão.

Com estudaremos com escolas de cadeias musculares, o movimento analítico de um músculo estático encurtado, irá repercutir transladando o problema a outro lugar da cadeia muscular. É necessário abordar toda a cadeia simultaneamente para recuperar a saúde global.

O objetivo da re-educação postural no asana é produzir um alongamento progressivo e global dos músculos estáticos e a tonificação, se necessário, dos dinâmicos, por meio de uma série de posturas que evitem compensações.

9. Fascia e Yoga

"De nervo não há vestígios. Mas a estrutura celular, o citoesqueleto, pode servir. "Premio Nobel (1932)
Dr. Charles Scott

Lembro de ter estudado a fascia em apenas 5 minutos durante a minha graduação. Foi definido como um tecido que recobre o músculo com função de estrutura. Ao finalizar a definição, o professor passou a outro tema.
Se passaram duas década e tristemente devo reconhecer que no âmbito acadêmico pouco mais se fala a respeito. É necessária a formação em post graduação para obter a formação complementar a respeito. A interrelação da fascia com o resto dos sistemas fisiológicos é, simplesmente, fascinante.

Da segunda primeira metade do s. XX, autores como Oschman, Pischinger, Ingber e Still, impulsionaram a ideia de que as doenças surgem de anomalias nos tecidos conjuntivo do corpo. Mesmo não sendo um tema novedoso, é uma evolução nas Ciencias do Movimento e as relações psico-neuro-endócrino-imunologicas (PNEI)

Pischinger foi um dos precursores da ideia ao descrever o papel que desempenha o tecido conjuntivo da matriz extracelular que circunda a célula. O pesquisador descreveu funções de troca hídrica, de oxigênio e eletrólitos, a regulação ácido - alcalina dos radicais livres e o que se refere aos sistemas de defesa não específicos. Também abordou os conceitos de acidificação e radicais livres.

As contribuições de Langevin, neurologista e endocrinologista, deram ao conceito de fáscia a imagem de uma rede que conecta todo o corpo, com capacidade de sinalização semelhante à do sistema nervoso, com células eletricamente polarizadas e despolarizadas. A fascia tem como objetivos:
- A remodelação dos tecidos
- Carga mecánica
- Deformação celular
- Mudanças posturais
- Movimento ou posicionamento (propriocepção)
- Transmissão de sinais, que se alteram pela diminuição da função provocada pos aspectos como a dor crônica.
- Uma visão geral das funções centrais das fascias.

1.	Função de suporte ou 'portadora': a matriz que suporta e transporta todos os outros sistemas. A fáscia cumpre sua função principal no tecido conjuntivo e de suporte, bem como no sistema nervoso. Cada vaso é circundado por uma bainha fascial e, portanto, conectado ao tecido circundante.

•	A Fascia desempenha um papel no bom funcionamento dos nossos órgãos internos. Estabelece as estruturas do nosso corpo de tres formas:

•	Delimitando os órgãos uns dos outros

•	Proporcionando uma superfície ao longo da qual os órgãos podem se deslizar .

•	Conectando e mantendo nossos órgãos internos no lugar para evitar que se separem uns dos outros

2. Transmissão de poder e estabilidade O sistema fascial é a maior parte do corpo humano, devido a que as facções e articulações se mantém estáveis.

•	A fascia como epimísio, fornece lâminas resistentes de fibras de colágeno que cobrem a superfície externa do músculo, separando os músculos adjacentes e, também, atuando como a superfície ao longo da qual os músculos podem suavemente deslizar uns contra outros.

•	A fascia como premísio fornece capas mais finas de colágeno do músculo em grupos de fibras ou fascículos, é permeável e fornece camadas de colágeno mais finas dentro dos músculos que dividem os nervos no interior dos fascículos.

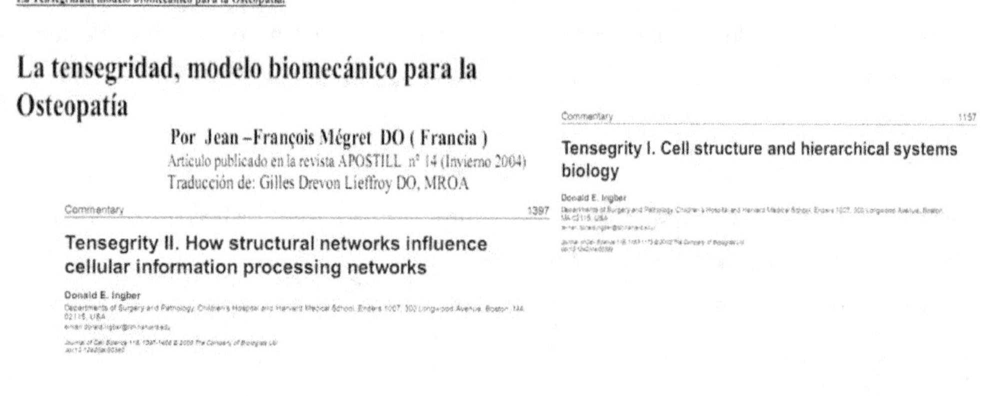

-	Figura

•	A fascia como endomisio envolve cada fibra muscular. Estas fibras se aproximam do tendão, através do tecido fascial, seu diâmetro transfere grande parte da força do tendão unido ao osso. Desta forma, a fascia envolve e impregna os músculos. Integrando o sistema musculoesquelético e nossa postura. Seguindo a lógica, a postura é mantida mais pela matriz fascial que pelo sistema músculo-esquelético.

O aumento do estresse fascial ou aderências no deslizamento fascial pode eventualmente levar ao aumento da carga no músculo esquelético e disfunção no tônus postural.

Existe uma co-relação biomecânica e psico-neuro-imune-comportamental da fascia que afeta à postura com as variáveis co-relacionadas: captores posturais, status visceral (intoxicação, inflamação de baixo grau, afectação da macrobiótica) emoções, etc.

3.   Função amortecedora contra o estresse e o trauma. A fascia atua como um sistema hidráulico que intercepta as forças e as transmite. O corpo tem muitos mecanismos para amortecer as cargas de pressão: a curvatura e os discos da coluna.

•   A fascia desempenha um papel muito importante.

•   A fascia absorve e distribui energia mecânica, mantendo reduzido o máximo possível o efeito do trauma nos tecidos mais sensíveis. A fascia irá sofrer danos antes que os músculos, órgãos, nervos e outros tecidos. Isso é bom pois o corpo consegue lidar melhor com lesões na fascia do que com lesões em órgãos e outros tecidos sensíveis.

4.   Função protectora contra doença: A fascia fornece proteção contra tensão, estresse, trauma e, também, forma barreiras contra a propagação de doenças. Envolve, estabiliza e protege todos os órgãos, os penetra e divide em compartimentos ou segmentos (por exemplo: o pulmão) que ajudam a prevenir a propagação de bactérias e virus.

5.   Função de transporte: por meio da função de transporte, o sistema linfático s movimenta entre a fascia. Esse fluido elimina os produtos de nossas células e fornece importantes nutrientes às nossas células. Assim cada movimento muscular suporta o transporte da linfa.

A respiração também fornece transporte para o retorno da linfa de todo o corpo. Quando a fáscia gruda devido ao estresse, pode haver um bloqueio da linfa. Há evidencias de que nosso tecido conjuntivo também é utilizado para "armazenar temporariamente substancias tóxicas, especialmente sais de ácidos produzidos em excesso"

É importante destacar que a descrição dentro do Ayurveda de como "Ama" se acumula no corpo como um precursor de doenças, é paralela a essa descrição. A fáscia fornece um local de armazenamento temporário para resíduos metabólicos.

Assim como dito neste livro, Langevin propõe a possibilidade de relação entre tecido conjuntivo e órgãos ou sistema de órgãos.

R. Buckminster foi um arquiteto que, no s. XIX, introduziu o conceito de Tensegridade como uma "combinação das forças que existem em uma estrutura formada por uma rede de elementos de compressão ou elementos rígidos interconectados através de elementos de tração ou elásticos que dão à estrutura integridade total "

A biotensegridade é um conceito derivado e aplicado na biomecânica humana, onde o esqueleto é uma estrutura de compressão continua só aparentemente. São as fascias e sua função integradora que sustenta o esqueleto erguido.

Os ossos são componentes comprimidos e a fáscia os componentes tensos. Esta é uma estrutura de tecido conjuntivo muito forte que se estende por todo o corpo como uma rede tridimensional.

Fascia Superficial e Visceral

Nesta relação bidirecional, o estresse miofascial junto às varáveis já mencionadas, ira catapultar um impacto de bidirecional de víscera-postura e de postura-víscera.

Para Doug Keller em sua obra "Yoga Wisdow", as funções da fascia se compara com o "prana"nos textos de yoga, bem como com as versões posteriores tântricas ou 'Siddha' do Ayurveda que identificavam os muitos tipos de fluxo 'ou "Srota" no corpo que mantêm a saúde e são os meios pelos quais a consciência permeia o corpo.

O "corpo de prana"ou "pranamayakosha"como meio onde o físico e mental interagem, podem ser tratados funcionalmente como se fossem a mesma matriz fascial que é estudada hoje.

Existem três níveis básicos ou classificações da fascia:

1.	Fascia superficial: subcutânea ou sob a pele, intermediário entre a pele, com vasos e camadas de gorduras

2.	Fascia profunda: Sem tecido adiposo, formando bainhas envolvendo os músculos, órgãos e vasos. Forma ligamentos e conecta estas estruturas umas as outras. Essa separação dá a cada músculo a capacidade de se contrair independentemente enquanto trabalha em conjunto com outros músculos da rede. Este é o nível que mais preocupa.

3.	Dentro dos próprios músculos: epimísio, perimísio e endomisio: O divisor do epimísio enfeixes de músculos, fibras musculares e miofibrilas. Se conecta com o tendão que proporciona a transmissão célula muscular à fascia correspondente(tendão, ligamento, etc.) O epimísio esta diretamente ao lado da camada fascial profunda.

Uma das características a considerar da fascia são suas propriedades viscoelásticas e a deformação fascial devido ao tempo de exposição que se divide em três etapas:

- Pré-elástica: retificação das fibras de colágeno em fase de repouso sob tensão em forma de mola.

- Elástica: ocorre uma deformação linear, quanto maior for a tensão, maior será o alongamento com retorno ao seu estado inicial quando a tensão termina.

- Plástica: Acontece uma deformação permanente do tecido com existência de microrrupturas das fibras de colágeno sem retorno ao estado inicial.

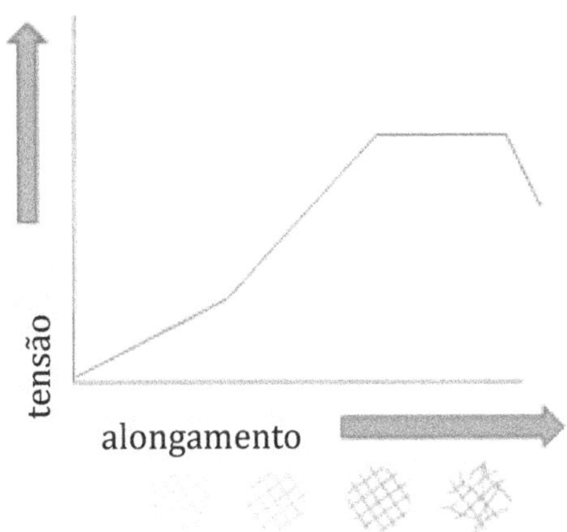

(Força de alongamento x Tempo)/ Coeficiente de rigidez

- Figura gráfico eixos tensão- alongamento

Segundo Warren Hammer "a fascia contém mecanorreceptores e proprioceptores. Em outras palavras, cada vez que usamos um músculo, alongamos a fáscia que está conectada às células fusiformes, os corpúsculos de Ruffini e Paccini e os órgãos de Golgi. O alongamento normal da fascia comunica a força da contração muscular e o estado do músculo em relação ao seu tônus, movimento, velocidade de mudança no cumprimento do músculo e posição no corpo associada ao Sistema Nervoso Central."

"Uma das descobertas mais relevantes no mundo da anatomia nos últimos anos, é que os fusos musculares, a principal célula proprioceptiva que afeta nossos músculos, não está nos músculos

e sim na fascia que envolve o músculo e seus feixes musculares. Um mecanorreceptor é estimulado quando esta deformado, mas quando esta restrito numa fascia onde não pode se deslizar, não pode alongar, o que é fundamental para a função da célula fusiforme"

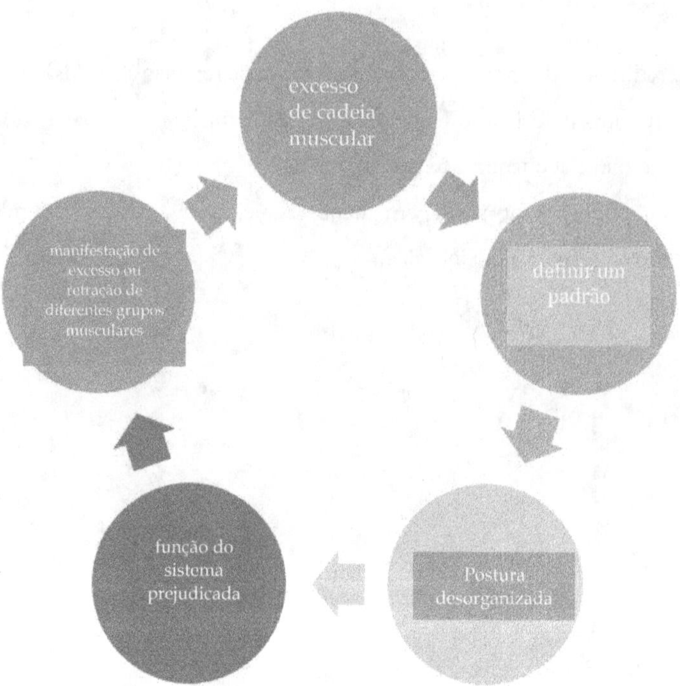

- Figura ciclo da musculatura

Este estudo demonstra a abundante inervação da fascia com terminações nervosas livres e receptores encapsulados, particularmente, corpúsculos de Ruffini e Pacini. Se avança a hipótese de que a fascia desempenha um papel importante na propriocepção, especialmente a dinâmica. De fato, a fascia é uma membrana que abrange todo o corpo e é mantida em tensão basal por numerosas expansões musculares.

Um estudo publicado na Revista Morphologie (Anatomia da fascia profunda do membro superior) descreve como, durante uma contração muscular, essas expansões transmitem o efeito do alongamento para uma área específica da fáscia, estimulando os proprioceptores dessa área.

Os processos inflamatórios de baixo grau levam a processos de nocicepção e dor. A estimulação nociceptiva do hipotálamo, libera cortisona através das glândulas suprarrenais e irá promover resistência à insulina, inibição da formação de colágeno, aumento da degradação de proteínas, inibição da produção de IgA secretora e função dos leucócitos.

Os mecanorreceptores são as numerosas e diversas terminações nervosas (maiormente "encapsuladas", Ruffinis, Pacinis, Golgis, etc.) que são, em grande medida, responsáveis pela propriocepção.

Qué significa propriocepção? Quando os mecanorreceptores alongam, comprimem ou detectam qualquer movimento ou vibração, ativam uma entrada no seu sistema nervoso fornecendo o que se chama de "consciencia cinestésica" ao individuo.

Como foi visto ao estudar os captores posturais, a função do ouvido interno e a informação visual permitem o equilíbrio e a consciencia da localização do seu corpo, assim como das partes do corpo, no espaço. Quando as articulações e tecidos se movimentam através de amplitudes normais de movimento de forma regular, como no caso do Yoga, mecanorreceptores de todos os tipos são acionados. Acrescentando a respiração e a presença se obtém um maravilhoso coquetel terapêutico.

Paralelos em Yoga: "Srota" como fluxo

A fascia proporciona o meio e a matriz para o que em Ayurveda se descreveu como Fluxo ou "Srotas"
David Frawley descreve dentro da Ayerverda o seguinte conceito: Consideramos que o corpo humano
esta composto por inumeráveis canais, como canais de irrigação, que fornecem os nutrientes e eliminam
o material residual dos diversos tecidos. Estes canais levam o nome de "Srotas"em sânscrito. Da raiz
"sru""fluir com", Stramsi"em plural.
Existem muitos tipos de srotas que fornecem os diversos sistemas: sistema respiratório, digestivo, urinário,
linfático, nervos, etc.

Como a fascia proporciona a matriz e o suporte para todos estes sistemas e tecidos do corpo, desempenha
um papel central no sistema dos srotas, incluindo a união com a mente, as emoções e o corpo.
O sistema Marma expande seus efeitos do físico ao sutil, mas há uma sobreposição: a distorção fascial
pode ser entendida como um bloqueio nos 'Srotas, afetando os sistemas vitais do corpo e causando dor.

É importante deixar a seguinte explicação bem clara:

As cadeias miofasciais existem, mas como elas respondem de forma encadeada ainda está em estudo. O
que descrevo no livro é um compêndio das diferentes teorias desenvolvidas.

Todos os meridianos miofasciais tem conexão superficial desde os dedos de mãos e pés até as flexões e
cada um desses meridianos tem uma relação com seu órgão elementar e víscera. Haverá meridianos como
Madhya ou o Triplo Aquecedor e Pericárdio que tem uma relação maior com a fáscia visceral. Porém o
esclarecimento anterior deve ficar claro.

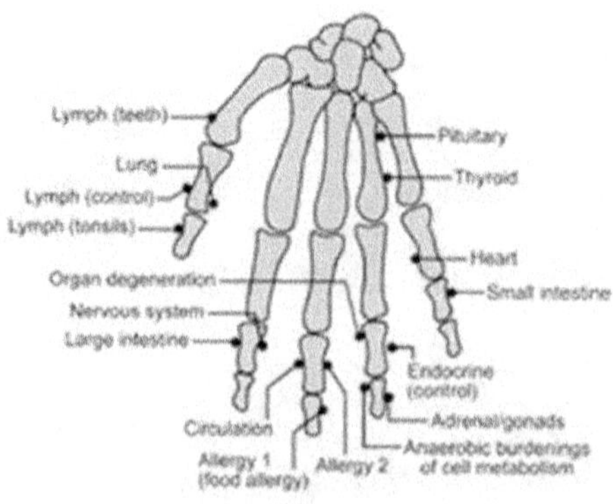

- figura da mão

Os pontos de marma, que iniciam em cada dedo tanto da extremidade superior quanto da inferior, possuem propriedades dotadas de nossas mesmas origens ontogenéticas e promovem maior ativação do meridiano e sua pressão, gerando diferentes mudras. Isto têm uma relação com as pesquisas realizadas pela Voll. O tema será desenvolvido em outros capítulos.

O sentido e função da fascia, interessa a miofascia em sua função de transmitir força estrutural e estabilidade ao corpo.

Como foi visto, este tecido conjuntivo envolve o músculo e, também, são fibras musculares. O tecido muscular (mio) está inserido por esta rede de tecido conjuntivo (fascia). O termo "miofascia" foi escolhido para explicar essa relação, uma vez que é mais apropriado considerá-las formando uma entidade do que duas.

Na medida que o conceito miofascial é aceitado, se desenvolve a apreciação de como as miofascias comunicam linhas expandidas no corpo.

Pode se entender o conceito de Meridiano no seu conceito original clássico, como linhas imaginárias, mas que possuem conexões embriológicas em suas origens (ver outros capítulos) e que estão interligadas dentro de um sistema de movimentos e funcionalidades.
Conectam o energético e o biológico do ser humano. Na mecânica do movimento, o meridiano une seguimentos miofasciais como elos de uma corrente maior, percorrendo em circuitos curtos que se interconectam em maiores, gerando autênticos Maha Mudras.
O estudo do meridiano e seu comportamento, originou várias escolas que debatem a mecânica do movimento.
Seguindo o que se descreve nos antigos conceitos orientais e seguindo esta mecânica das cadeias descrita, deve-se entender que existem diferentes tipologias das mecânicas, descritas por D. Keller como Bandha Sutras, que se aplicam à fáscia visceral desenvolvida pelas escolas de cadeias musculares e pode ter repercussão nas mecânicas das cadeias exteriores ou funcionais.

Designação dos meridianos órgão-viscerais

Para fugir de se conectar com as Medicinas Orientais e, especialmente, da denominação iniciada na Medicina Tradicional Chinesa, muitas escolas de cadeias musculares, cinéticas e osteopáicas, têm evitado nomear os meridianos como tais, criando nomes próprios para a escola.

Como explicado no capítulo onde se esclarece a mecânica embriologia e os pontos de acupuntura, é importante manter a denominação das antigas medicinas tradicionais que, com estudos atuais, nos indicam a relação órgão-visceral.

Doug Keller, um dos principais autores que aplica os conhecimentos miofasciais à prática de yoga, estabeleceu o conceito de meridiano como Sutra, que no sânscrito significa fio, linha e que também se utiliza em textos da filosofia do yoga. Keller denomina os meridianos externos como Soma Sutras e a fáscia visceral Bandha Sutra.

Como explicado no inicio do livro, o campo do asana responde a um estudo iniciado a mediados do s. XX por Krishnamacharya e seus discípulos no Hatha Yoga. Outras escolas mais antigas como o Yoga Tibetano e Suskma Vyyama, guardam nos seus ensinamentos uma ampla sabedoria em uma prática mais bioenergética.

Sinto uma afinidade pelo estudo do asana e outros aspectos do yoga a partir dos princípios do Samkhya e a dualidade, entendendo que a dualidade é uma projeção humana de tudo o que forma a Unidade.

Matéria e espirito não são duas coisas diferentes, mas sim duas manifestações diferentes da mesma energia da consciência.

Segundo o Tantra, o corpo é uma manifestação da consciência do principio ao fim, uma viva vestimenta com fios de consciência impregnados da potencialidade de sentir e atuar. Este é o conceito a ser estudado e integrado aos princípios da neuro-psicologia mais avançada. Os meridianos, seja como se denominem, é o exemplo claro de como nossa mente (consciência) se expressa e impulsiona através do corpo.

Em relação a Ypgaterapia, devemos sempre lembrar que ao ativar o que for ativar, deve-se ter o cuidado de que existam bases biomecânicas mínimas.

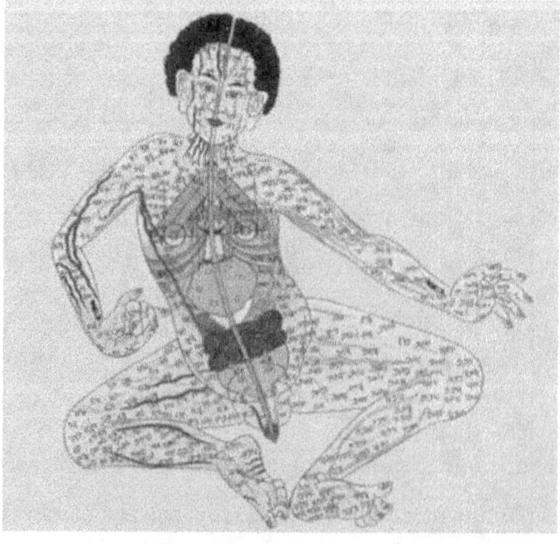

- Figura dos meridianos e pontos de acupuntura

Ë difícil separar o plano energético do convencional quanto tudo esta unido. Por este motivo, é importante compreender a relação que existe entre o capitulo das fáscias, das escolas de cadeias musculares e este capítulo.

Srotas

Existe discordância entre o conceito de Nadi e Srota. Para alguns os srotas são os canais anatômicos por onde circulam os nutrientes e que permitem que funcionem os dhatus, os dosas e os malas, semelhante aos sistemas fisiológicos convencionais. Em Ayurveda se distinguem 14 par os homens e 16 para as mulheres, incluindo o canal da menstruação e lactação.

- Pranavaha Srotas: Sistema cardiorrespiratório
- Udakvaha Srotas: órgãos de controle: Pâncreas e paladar. A sequidade e a desidratação são sintomas de que este canal está em desequilíbrio. Como em MTC, corresponde a humidade.
- Annavaha Srotas: sistema digestivo do corpo. Seu órgão de controle é o estomago.
- Rasavaha Srotas: Sistema circulatório e linfático.
- Mamsavaha Srotas: transporta o sangue nos músculos.
- Medahava Srotas: tecido adiposo.
- Asthivaha Srotas: Tecido osseo. Unico tecido relacionado ao Vata, Vata aumenta o tecido. Desequilibra o canal muito desgaste físico, dieta incorreta, etc.
- Majjavaha Srotas: Canal que transporta os nutrientes de asthi até maja, a coluna vertebral.
- Sukravaha Srotas: Sistema reprodutivo que transporta o semen, o óvulo e seus nutrientes.
- Mutravaha Srotas: Canal de micção.
- Purisavaha Srotas: canal das fezes. Sua sede principal é o cólon.
- Swedavaha Srotas: transporta a sudoração, se relaciona ao tecido adiposo.
- Manavaha Srotas: Conectado ao sistema nervoso e reprodutor. Definido como o canal da mente.
- Artava Srotas: canal do sangue menstrual.
- Stanyavaha Srotas: canal da lactação.

Nadis

São sistemas energéticos incluídos nos srotas, como, por exemplo, Ida e Pingala. Estes nados se relacionam com o sistema de chackras, próprios da cosmovisão indiana.

Outros autores, como Motoyama, propõem que os Nadim correspondem ao tecido conjuntivo, embora contrario ao MTC, os nadis não percorrem os membros. Swami Rama relaciona os nadis com o sistema neurológico.

Os yoga Upanishads descrevem 1.000 e 350.000 nadis, sendo 14 os mais importantes, de acordo com cada autor. As ilustrações localizam a origem dos nadis em Kandasthana, região circular ao redor do umbigo que flui e conecta Sushumna, terminando no nariz, olhos, orelhas, língua e genitais. Motoyama aponta que isso possivelmente é derivado do endoderma embrionário. Devido à relação projetada de Nadis com o meridiano da Bexiga da MTC, pode-se considerar sua ligação com Sushumna e o sistema nervoso, lembrando que, como Tatwa, o sistema neurológico tem mais probabilidade de pertencer ao elemento Água. Na tradição tibetana, eles são citados como Lun.

Os principais Nadim são:

- Sushumna: um dos mais mencionados, ascendendo pela espinha, de Muladhara na base da espinha a Sahasrara na coroa. Relacionado ao Vaso governador do MTC.

- Ida: Também muito mencionado no mundo do yoga. Termina na fora nasal esquerda, está associado a Ajna Chackra. Este Nadi é energizado no pranayama ao expulsar o ar pela narina esquerda. Diminui o metabolismo.

- Pingala: irmão pelo seu recorrido paralelo. Associado com o Aparavrtti del Ajna Chackra. É energizado exalando pela narina direita. Motoyama associa este nadi com as linhas internas ou secundárias do meridiano da Bexiga da MTC. Dever considerado como um circuito tridimensional. Este nadi está associado ao sol, ao calor e a um metabolismo acelerado.

- Gandhari: Flui do lado e por tras de Ida, finaliza no olho esquerdo. Motoyama associa este nadi com a linha externa ou terciária do Meridiano da Bexiga da MTC.

- Hastijihva: Associado a Ia, para alguns autores percorre o dedão do pe esquerdo e o olho direito ou os ouvidos. Motoyama o associa a primeira linha do meridiano da bexiga, a esquerda da linha média posterior ao longo da espinha.

- Pusha: Esse nadi corre atrás do pingala até o olho direito. Está emparelhado com o gandhari e também está associado à linha externa ou terciária do meridiano da bexiga.

- Yashasvini: Motoyama conclui que este nadi segue à direita e atrás de sushumna. Emparelha com o hastijihva e esta associado com a primeira linha do Meridiano da bexiga.

- Alambusa: percorre do anus até Kandasthana e asciende até as amígdalas. Motoyama o associa ao meridiano do vaso concepção.

- Kuhu: Com possível origem perto da faringe, esta associado com o meridiano do fígado.

- Sarasvati: Localizado do lado de Sushumna, posiblemente à esquerda, embora alguns autores o localizar atrás. Motoyama relaciona este Nadi com o meridiano do baço.

- Varuni: localizado na parte inferior do abdômen, relacionado ao intestino grosso. Motoyama não o associou a nenhum meridiano da MTC.

- Payasvini: é dito que este nadi percorre entre os nadis Pusha e Saraavati e termina na orelha. Motoyama o associa ao meridiano da Vesícula biliar.

- Shura: percorre da região do umbigo até o ponto entre as sobrancelhas. Não parece existir relação com os meridianos MTC.

- Visvodari: Percorre os nadis Kuhu e Hastijihva. Motoyama sugere que corresponde ao meridiano do estômago.

- Vajra: Vai pelo meio do Sushumna, desde os órgãos genitais até a cabeça.

- Chitrini:Se descreve como a parte mais central de Sushumna.

- figuras de asanas e meridianos

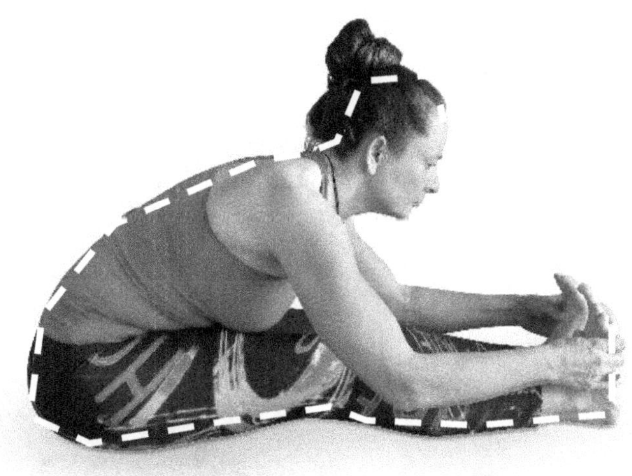

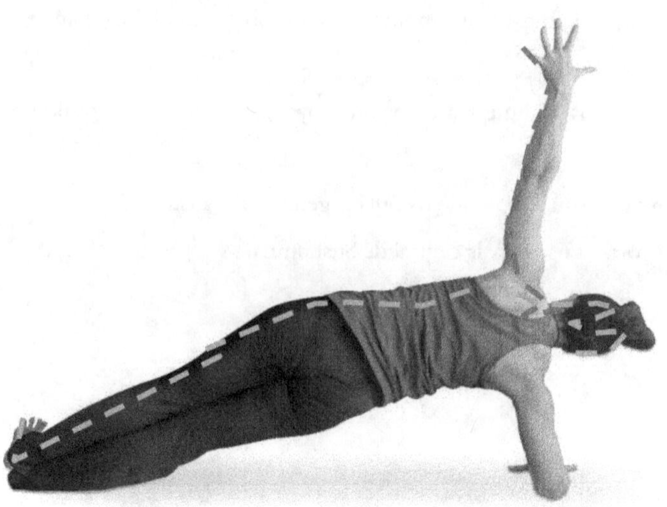

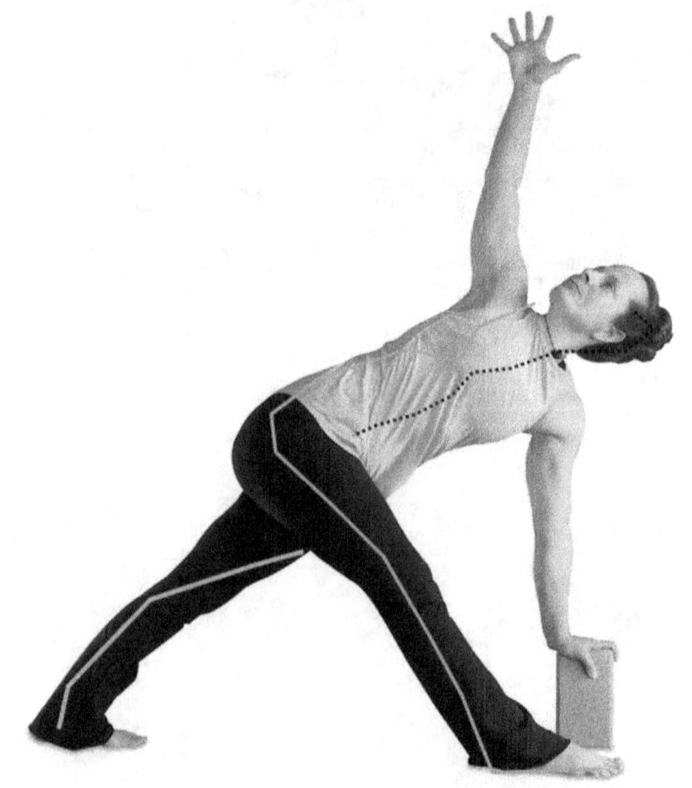

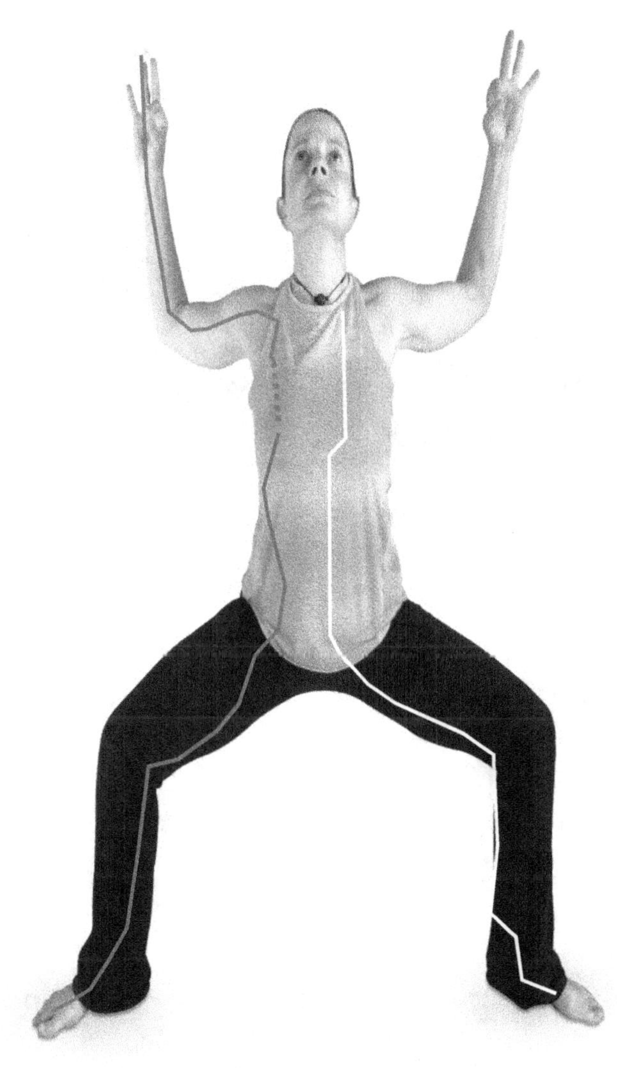

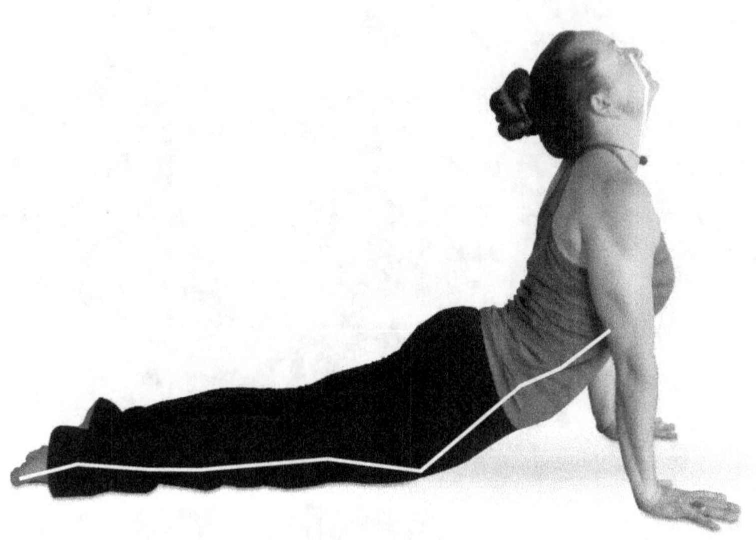

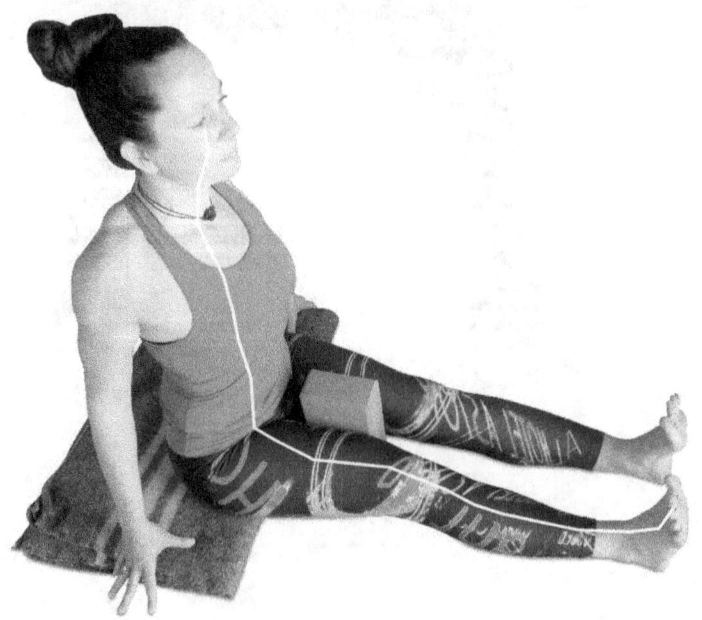

10. A dor lumbal crônica. Músculos estabilizadores e Uddiyana Bandha

Dor lombar crônica é resultado de uma mecânica multivariada que responde a diferentes conceitos etimológicos não distantes entre si:

• Alterações das Adipocinas. Os adipócitos são as células que constituem o tecido adiposo. Eles têm vários receptores que respondem a agentes inflamatórios. A resposta pode produzir uma liberação de citocinas pró-inflamatórias chamadas adipocinas. Mais de 50 tipos diferentes de adipocinas são conhecidos: adipisina, catepesina, IL-6, IL-8, leptina, TNF-α, RBP-4 ... que são distribuídos por várias partes do corpo. Os discos vertebrais têm receptores de leptina.

Diferentes estudos descrevem a relação da leptina, obesidade e alterações citoesqueléticas do núcleo pulposo. A relação da lombalgia com o aumento do tecido adiposo e a liberação de citocinas pró-inflamatórias é, portanto, importante.

• Modificaçãodo eixo e mecânica corporal relacionada a diferentes lesões: aumento do perímetro abdominal, cirurgias, interferências neurais, mecânica do pé, alteração dos sensores posturais.

Aprofundemos na relação muscular e as ações preventivas e terapêuticas na dor lombar

Deve-se lembrar a importância da sinergia de Mula Bandha e Uddiyana Mandha no manejo do eixo lombo-pélvico e nas ações dos diferentes músculos envolvidos.

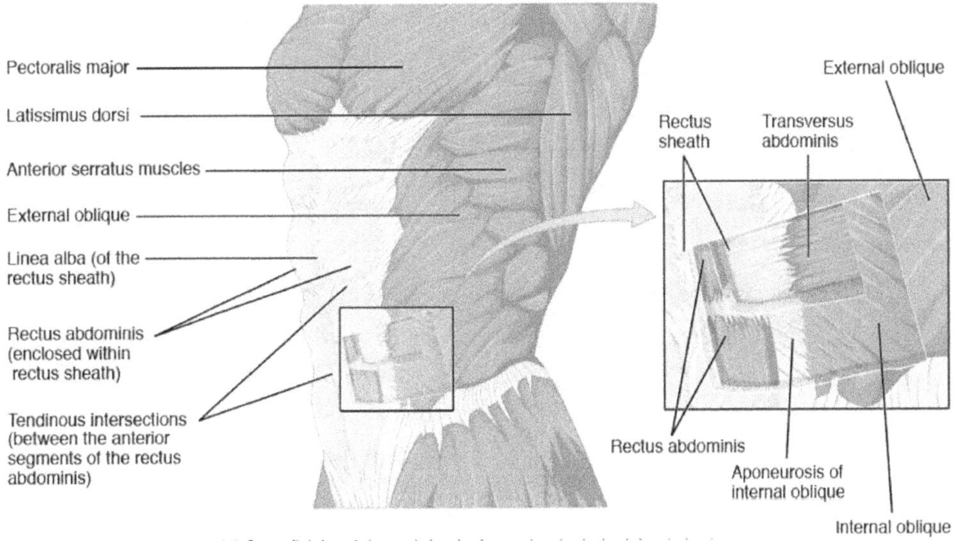

- Figura com os músculos abdominais

Abdominais Transversais. Tem uma estrutura estabilizadora chave junto com o Multifidus. Ambos atuam como suporte para o sacro e a coluna lombar.

Embora de grande extensão, sua contração não implica em movimento significativo do tronco. Algumas de suas porções estão envolvidas na ativação do Uddiyana Bandha, da caudal à cefálica, com maior concentração na região periumbilical.

A partir das ilustrações, podemos ver que os transversais afetam a forma do tronco em diferentes áreas: entre as costelas inferiores ao nível do diafragma
na altura da cintura.
Na cavidade pélvica, em linha com o sacro e os ossos do quadril abaixo do umbigo. Aqui, o músculo funciona de maneira diferente porque o reto abdominal, "se dobra" nos transversais através de uma fenda na parede, da mesma forma que enfiaríamos a camisa dentro das calças.

-       figura do tronco

Abdominais transversais. Representam uma estrutura estabilizadora chave junto com o Multifidus. Ambos atuam como suporte para o sacro e a coluna lombar.

Embora de grande extensão, sua contração não implica em movimento significativo do tronco. Parte dos abdominais transversais, estão envolvidas na ativação do Uddiyana Bandha,, com maior concentração na região periumbilical.

Nas ilustrações, podemos observar que os Abdominais afetam a forma do tronco em diferentes áreas:
•   Entre as costelas inferiores ao nivel do diafragma.
•   Na altura da cintura
•   Na cavidade pélvica, alinhado com o sacro e os ossos do quadril abaixo do umbigo. Aqui, o músculo funciona de maneira diferente porque o reto abdominal "se dobra" no abdômen transverso através de uma fenda na parede,

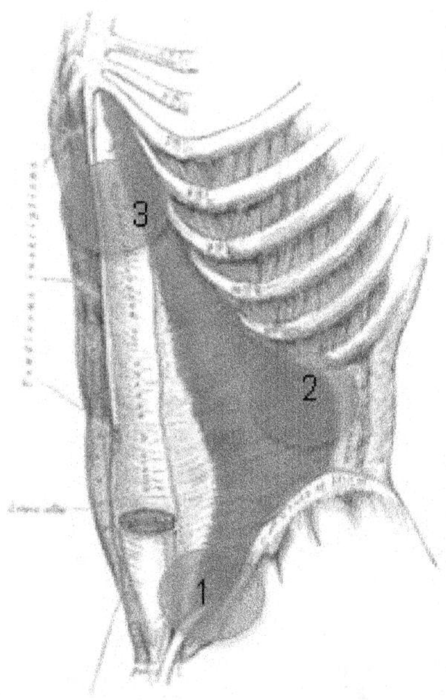

Figura dos Abdominais transversais

- Fig. 1: Na extremidade inferior, as fibras transversais abdominais estendem-se ao longo do ligamento inguinal até um ponto intermediário. A interação ajuda a apoiar o abdômen inferior, com o auxilio dos músculos oblíquos

- Fig 2: Entre as costelas e a pelve, suas fibras são mais longas e numerosas. A cintura é estreita, comprimindo o conteúdo do abdômen para cima e para baixo. Essa ação de estreitamento é fraca e precisa da ajuda dos outros músculos abdominais.

- Fig 3: Oa abdominais transversais podem aproximar as costelas na frente do corpo. Como suas fibras são muito curtas aqui, a ação é mínima e deve ser suportada pelos oblíquos internos.

Reto abdominal e Asanas ativadoras. A maioria das práticas de asana, envolve o core, em maior ou menor grau. As práticas com ativação abdominal, provocam mais ação.

Quando estas ações estão mal executadas, provocam uma resposta unidirecional:

1. Descida do tórax em direção ao abdômen. A parte superior do músculo reto abdominal se contrai empurrando a caixa torácica para dentro do abdome superior e o abdômen inferior para fora (especialmente ao expirar).

2. É gerada pressão no períneo ou área pélvica.

3. Nos homens gera pressão na próstata, pois o solo pélvico no homem é mais reduzido. Nas mulheres, a pressão pode provocar um prolapso, pois o tônus do solo pélvico é menor.

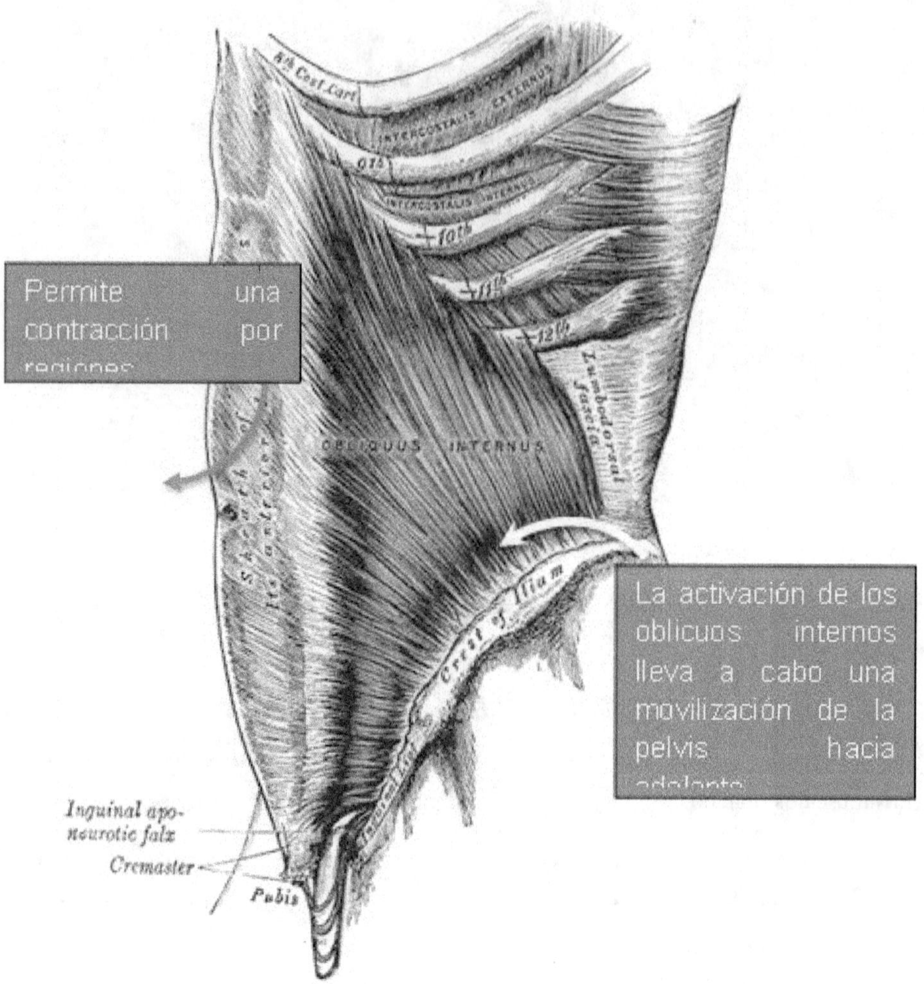

- Figura explicativa: permite a contração por regiões. -   a ativação dos oblíquos internos provoca um movimento da pelve para a frente

Os outros três grupos de músculos abdominais, participam desse impulso para baixo que comprime a coluna e o assoalho pélvico.

A direção dessa compressão pode ser revertida através da ação dos Bandhas, que estimulam a contração do assoalho pélvico, levantando para diminuir a compressão dos órgãos pélvicos e da estrutura adjacente.

Os obliquos internos e externos. Permitem flexão e torção. Os oblíquos internos compreendem uma superfície que se estende da parte superior do tórax até o osso púbico. Estão localizados no reto abdominal, abaixo dos oblíquos externos.

A hiperativação dos oblíquos internos com o déficit postural, causa um achatamento da caixa torácica e compressão do abdome inferior. Mecânica frequente na expiração forçada típica de Kapalabhati e Bhastrika pranayama.

Os músculos oblíquos são mais ativos no abdômen inferior, abaixo do umbigo e ao longo da linha do ligamento inguinal. Puxando o abdômen inferior para dentro, e a pelve em uma inclinação anterior.
Na extremidade superior, os oblíquos internos exercem forte ação presionando as vísceras acima do umbigo para baixo, empurrando a barriga para fora. É sua primeira, mais frequente e mais forte ação, especialmente ao fazer agachamentos. Quando não tem uma postura inclinada, empurram a parte inferior do abdômen para fora e comprimem as costelas no diafragma e no abdômen.

Na extremidade inferior, os oblíquos internos atuam ao longo do ligamento inguinal. Quando contraídos, fortalecem o ligamento inguinal (que vai das pontas do quadril até o osso púbico) e ajudam a sustentar a parte inferior do abdome.

Obliquos externos. Permitem uma leve flexão de torção (afetam apenas indiretamente as vértebras em uma torção, girando a caixa torácica); Colaboram na retroversão pélvica. Sua ação conduzem as costelas em direção à parte posterior da pelve e região lombar.

Na ausência do suporte do Core (ao nível do umbigo), os oblíquos inclinam simultaneamente a pelve para a frente (oblíquo interno) e o tórax para trás (oblíquo externo) exercendo pressão sobre a coluna T12 e L4-L5.
Os oblíquos externos exercem ação na região periumbilical em sinergia com os oblíquos internos. Permite uma anteversão pélvica, provocando achatamento ou arqueamento da região lombar. Sustentam os oblíquos internos, fortalecendo o ligamento inguinal.

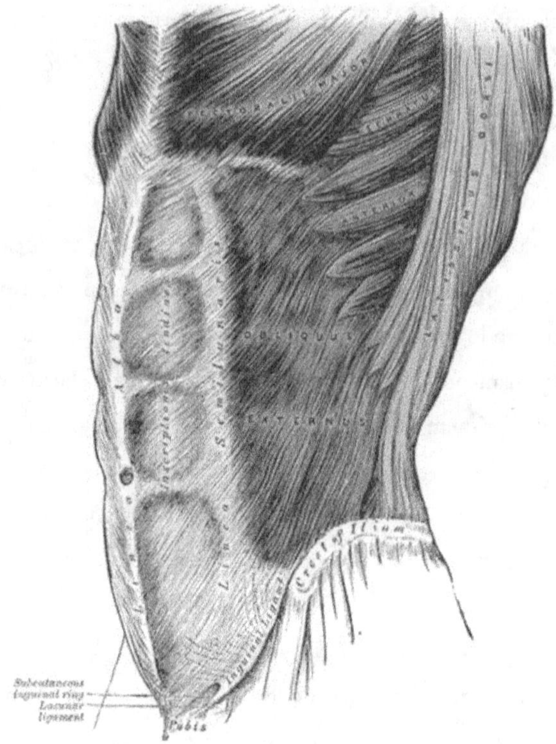

Figura dos músculos do tronco

Programação de Mul Bandh + Uddiyana Bandh para suporte postural

As principais ações do Core relacionadas a este uso postural de Uddiyana Bandha são:

1.   Os pontos do quadril se aproximam através dos transversais.
2.   Desenha a parte inferior do abdômen para dentro e para cima usando o reto abdominal, com a ajuda dos oblíquos.

Estas duas ações podem ser descritas como "aproximar o cinto"

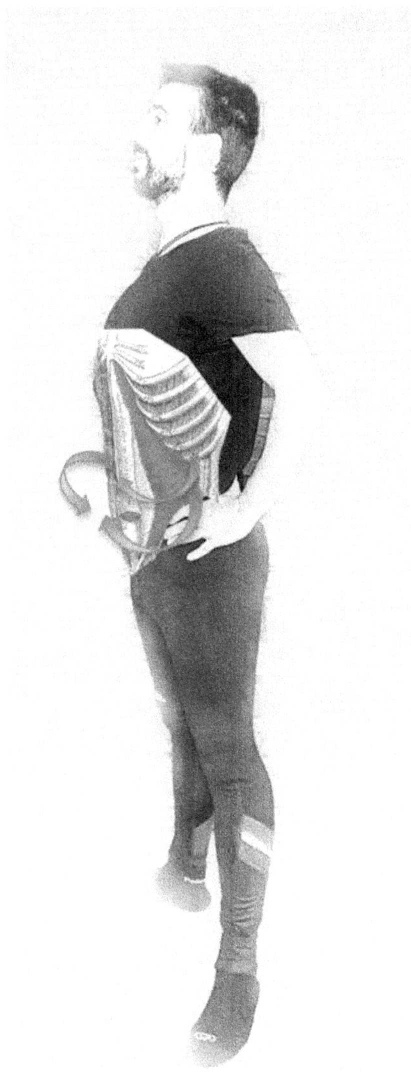

- Figura explicativa

Paso 1

Pontos do quadril estreitos: aproximar o cinto.

 As pontas dos quadris estão se aproximando através das transversais, o que chamaremos de aproximar o cinto. Imaginamos uma cinta virtual com a qual queremos aproximar as duas pontas em um ponto central. Ao serem ativadas, uma ação tonificante sutil de talvez 10% -20% do seu esforço normal, parece que as pontas dos quadris ficam mais próximos.

- O primeiro elemento da estabilidade do quadril e do sacro é a tonificação dos transversais, para a qual o corpo foi projetado para fazer automaticamente perante qualquer ação de sustentação de peso que possa desestabilizar os quadris ou o sacro.

- Essas ações devem ser aprendidas conscientemente, especialmente quando o AT foi enfraquecido ou 'desconectado durante o parto e a cesárea.

- Os oblíquos internos também estão envolvidos na aproximação dos pontos do quadril e na inclinação para a frente da pelve, quando a seção inferior se engaja ao longo do ligamento inguinal.

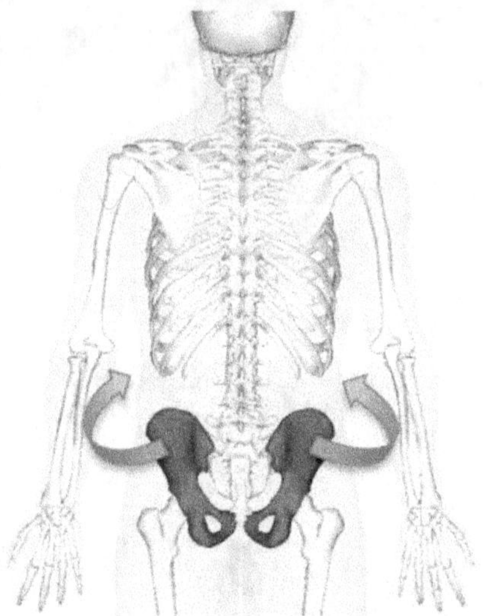

Figura do iliaco

Quando é adicionada a abdução das coxas, o sacro também é inclinado em direção ao corpo (nutação) à medida que cria espaço nas articulações sacro-ilíacas. Isso aumenta ligeiramente a curva interna da parte inferior das costas e leva os ísquios para trás.

Se já houver nutação excessiva (inclinação da pelve para a frente e lordose da coluna), se faz mais esforço para aproximar os pontos do quadril nas costas com a ajuda do piriforme. Isso é feito aterrando através dos calcanhares externos para ativar o piriforme e apertando a ponta do quadril nas costas.

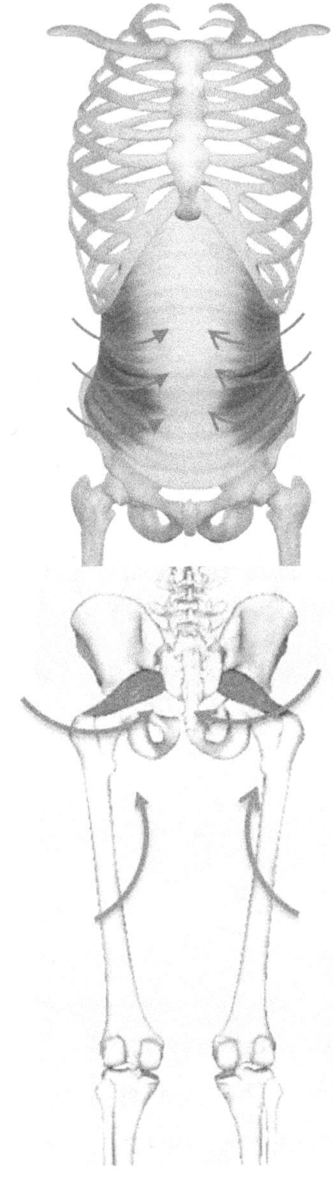

Figuras explicativas

Paso 2. Abdomen inferior para dentro e para cima.

A segunda ação, é uma reativação do músculo reto abdominal, que é puxado para dentro e para cima, como também deve ativar a parte inferior do abdômen para 'fechar'.

A área de tonificação específica é de aproximadamente cinco centímetros. abaixo do umbigo, no meio das duas pontas dos quadris. . É a seção mais baixa do reto abdominal, logo acima do osso púbico, parte do triângulo formado pelo ligamento inguinal e pela linha entre as pontas do quadril. É sustentado pelos transversos e oblíquos.

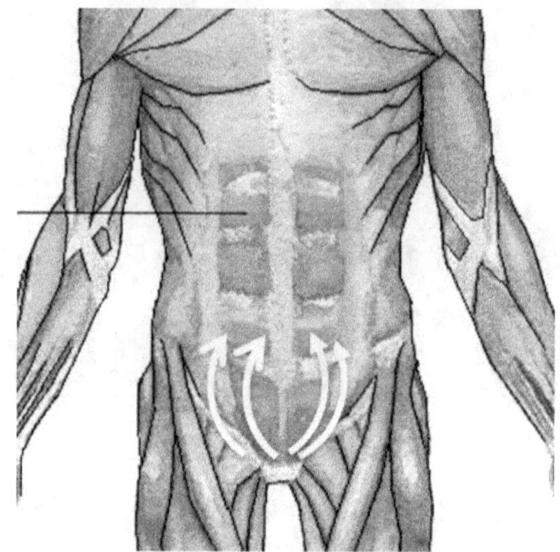

figura explicativa

Aproximação do ponto do quadril

Para ativar os transversais, faça um esforço como se estivesse levantando as pernas, porém sem levanta-las. Sentirá recolher o abdômen baixo, entre os ossos do quadril. São ostransversais que se encaixam para apoiar o abdômen e a coluna, mantendo a ação do psoas.

- O envolvimento dos transversais provoca que os ossos do quadril se contraiam.

- O arco interno da coluna lombar aumenta um pouquinho devido à tração do músculo psoas.

- Os músculos Rectus Abdominis, na boca do abdômen, também se contraem para evitar que o psoas se arqueie muito. Na coluna lombar se observará o tônus da parte inferior do abdomen, se mexendo para dentro e para cima, como um zíper.

- As coxas naturalmente irão rolar para dentro, sem apertar ou enrijecer a virilha. Para rotar as pernas para dentro, a espiral em direção a Madhya se sustenta a partir do centro, no nivel dos ossinhos do quadril. A espiral para dentro das pernas segue naturalmente com uma inclinação do sacro, aumentando a curva lombar suavemente e com uma sensação de expansão através do sacro.

Ao relaxar o corpo no chão, os pés e as pernas se soltam para cada lado em um giro natural. Acontece pois a pressão que o chão faz no cóccix, provoca que a parte superior do sacro retroceda.

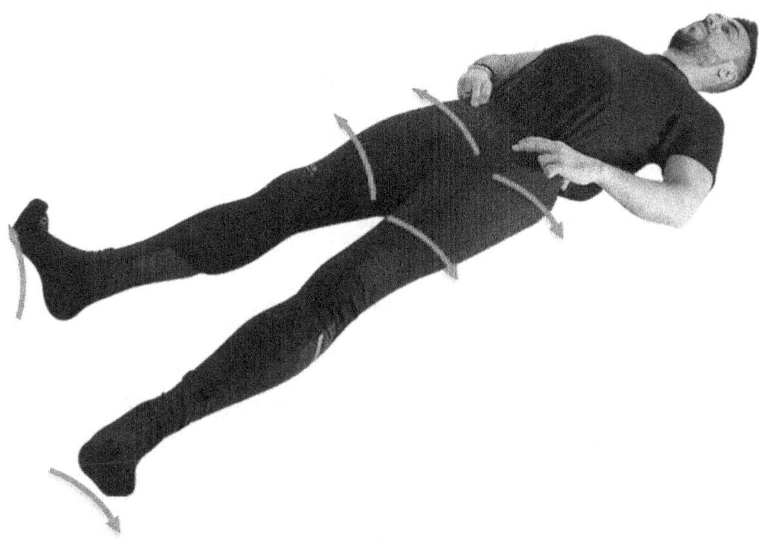

Figura explicativa

Para girar as pernas para dentro numa posição neutra, tem que contrair os músculos centrais.

Tentar girar as pernas para dentro, apertará os adutores na virilha e não afetará suficientemente o sacro ou o núcleo.

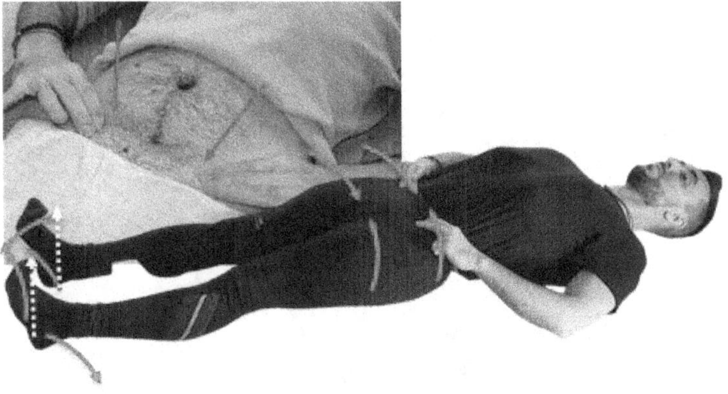

Figura explicativa

O ato de "ATIVAR", envolve as ações combinadas do Rectus Abdominis e dos oblíquos interno e externo, precisando manter estabilizada a coluna vertebral (principalmente a T12) e, também, estabilizar a inclinação da pelve. O tom da parte inferior do reto abdominal, evita que os oblíquos inclinem o tórax e a pelve.

Prática para desenvolver o tempo e a sequencia dos abdominais

Inclinações de gatos

Neste exercício, Se curvarão as costas vértebra por vértebra começando pelo cóccix, aquecendo a coluna e dando atenção a ação do abdômen.

Ao exalar, descer o cóccix contraindo os glúteos.

Começar a arredondar a coluna para cima, mexendo vértebra por vértebra. Presionar as mãos no chão para ajudar a contrair o abdomen.

Observar se tem algum ponto da coluna preso. Outra pessoa pode vigilar e tocar com as pontas dos dedos a coluna enquanto se arredonda.

Se tiver vertebras presas, [odem ser liberadas pela ação do abdômen .

O controle do movimento de arredondar as costas está na ação do abdomen, das bordas externas da cintura em direção ao umbigo, até a boca do abdômen para cima.

Após arredondar as costas por completo, inalar para voltar a coluna ao normal, inclinando a pelve para frente.

Repetir várias vezes, dando foco na flexão e inclinação para frente da coluna e, também, na sensação de "envolver o abdômen ao longo das latitudes da coluna para apoiar o arredondamento sequencial da mesma.

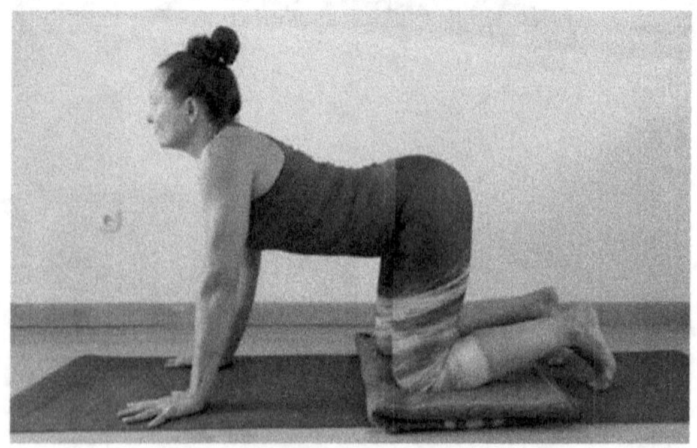

-     Figura explicativa

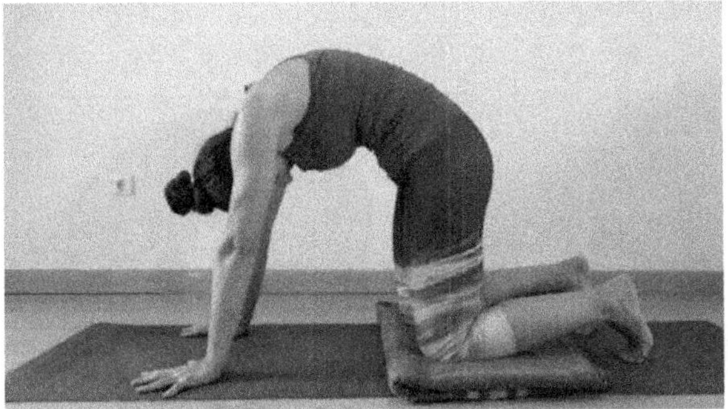

Ejercicio de Consciencia Abdominal Transversal Suave

Levantar as pernas com os joelhos dobrados em 90graus (se preferir, pode colocar os pés numa cadeira), mantendo assim, levar os joelhos em direção ao peito, permanecendo com as panturrilhas paralelas ao chão. Pode colocar um bloco ou bola para segurar entre os joelhos, mantendo as coxas paralelas. A chave para o exercício é manter um arco interno estável e natural para a parte inferior das costas enquanto intencionalmente se firma o abdômen com a respiração levantando os pés:

Começando com a curvatura natural da região lombar. Inalar, expandindo a caixa torácica, e afirmar o abdomen. Levantando, ao mesmo tempo, os pés ligeiramente acima dos joelhos, envolvendo a energia abdominal da lateral do corpo em direção ao umbigo. Tomar consciencia da área abdominal e estreitar a cintura até o nivel do umbigo.

Pode, como opção, achatar ou mesmo arredondar a caixa torácica e firmar o abdômen. A parte inferior das costas se moverá ligeiramente em direção ao chão, mas o arco será mantido para dentro, resistindo ao impulso de achatar a parte inferior das costas.

Soltar o tônus na exalação e repetir o movimento dos pés ao inalar novamente. Estes movimentos, promovem a percepção do abdômen transversal. Essa firmeza no abdômen na sua totalidade, é uma qualidade de Uddiyana Bandha.

Pode ser feita a experiência, também, levantando os pés na exalação. Assim se achata a parte inferior do abdomen e a pelve se inclina para atras, achatando a parte inferior das costas em direção ao chão. Curvando a parte inferior da coluna para dentro ajuda a perceber, com mais força, a ação do abdômen.

Não é incomum sentir que a parte interna das coxas ou virilha trabalha duro para segurar as coxas.

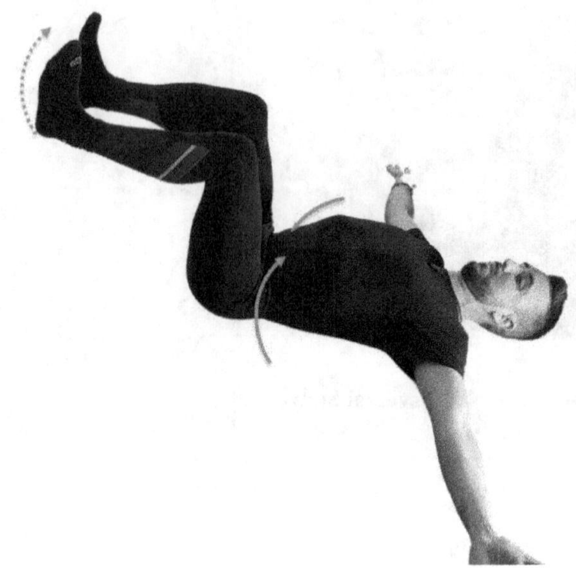

\-   Figura explicativa

Estudos em dores crônicas das costas. O papel dos Multifidos

Nos últimos anos, uma pesquisa intensiva foi realizada para encontrar o denominador comum que possa fornecer uma pista para o problema da dor lombar. Existem alguns motivos específicos que parecem provocar dor nas costas, como uma hérnia ou degeneração do disco, compressão do nervo na coluna ou desequilíbrios da escoliose, uma pelve inclinada ou uma perna mais curta que a outra. E, de fato, um ou mais destes casos podem estar presentes em sua própria coluna.

Porem estas situações citadas, não são, necessariamente, as responsáveis pelas dores nas costas. Ë possível ter uma destas afecções sem dor. Esta foi a descoberta de uma série de estudos descritos por Jim Johnson em seu livro:. A solução Multifidus para dor nas costas.

Estudos usando imagens de ressonância magnética nas décadas de 1980 e 1990 apresentaram uma nova abordagem de imagens extensivas de pessoas sem queixas de dor nas costas e com. Descobriram que 24% das pessoas sem dor nas costas, tiveram compressão nervosa, e 6% tinham discos anormais.

Estudos adicionais mostram que situações como ter uma perna mais longa que a outra, um lado do quadril mais alto que o outro, costas rígidas com pouca flexibilidade, escoliose (exceto quando a curva é de 80 graus ou mais), hérnia de disco, não são necessariamente a causa da dor nas costas. Existem pessoas com estas condições e sem dor nas costas.

Talvez exista algo em comum em todas as dores nas costas, apesar de suas diferentes histórias, algo que explique por que ou como uma pessoa com um problema no disco sofre de dor nas costas, enquanto outra não. Assim, estaríamos muito mais perto de prevenir recorrências de dores nas costas.

Os pesquisadores foram bem-sucedidos encontrando o denominador comum: um determinado conjunto de músculos chamados músculos multifídos. Pessoas com dor aguda nas costas apresentam anormalidades notáveis nesses músculos, enquanto as pessoas sem dor não apresentavam tais anormalidades, apesar de apresentarem problemas de disco e outras alterações.

Essa foi Essa foi a descoberta de um pesquisador chamado Haig, publicada na revista Spine em 1995. Corroborado pelo estudo anteriormente citado de Carolyn Richardson.

Foram realizado experimentos com exercícios voltados especificamente para o fortalecimento dos músculos multifidos. Um grupo realizou os exercícios enquanto um segundo grupo de controle não recebeu este tipo de exercícios nem tratamentos. Ao final de um ano, apenas 30% do grupo de 'exercícios' teve recorrência de dor lombar, enquanto o grupo de 'nenhum exercício' sofreu uma taxa de recorrência de 84%. Após três anos, os números mudaram apenas ligeiramente: uma taxa de recorrência de 35% para o grupo de exercícios e uma recorrência rara de 75% para o grupo de controle.

O que é um Multifidus? O nome vem de uma combinação das palavras latinas multus, que significa muitos, e fido, que significa dividir. O nome na verdade se refere a um grupo de muitos pequenos músculos individuais que se prendem às articulações da coluna vertebral, entrelaçados do topo do sacro à base da cabeça.

Os músculos multífidos trabalham juntos para dar estabilidade à coluna vertebral, mantendo as vértebras em uma posição segura, independentemente do movimento.

Cada multifidus tem uma função individual a fazer, controlando seu próprio segmento individual da coluna. O que pode gerar o problema. Em muitos casos de dor nas costas, é apenas um único músculo multifídico, e não o grupo, que não está funcionando corretamente.Existem evidências ligando a falha de um único músculo à curvatura específica da dor nas costas. Cada multifidus é particularmente vulnerável ao colapso. A maioria dos músculos do corpo é controlada por vários nervos, oferecendo apoio para mantê-los em funcionamento.

Os músculos multífidos encontram-se no nível mais profundo da coluna. Cada um deles é dirigido por um único nervo de cada articulação das vértebras individuais. Seus movimentos são controlados pela medula espinhal. Se algo acontece, o multidifido, que se origina nos processos transversos das vértebras, inserido na espinha, se envolve no nervo de rotação e para de funcionar.

Como correm correctamente de forma vertical em direção as vértebras, ao faltar apoio, o multífido não permite que as vértebras girem diretamente. Se estabiliza ao resistir e está mais sujeito a falhas.

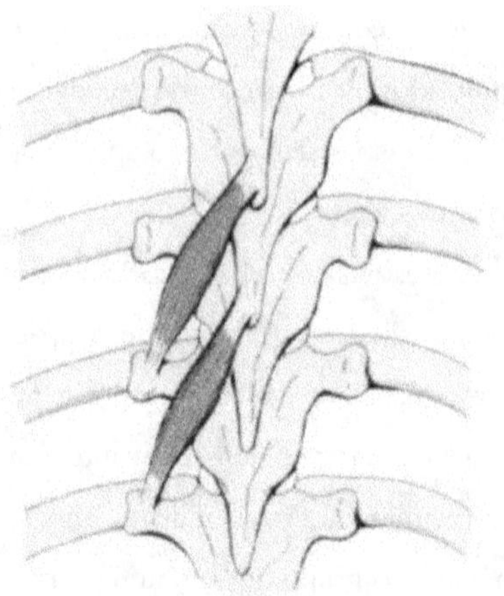

Figura dos multifidos

Por que isso causaria dor nas costas? Devido ao seu trabalho específico. Cada multífido está ligado diretamente à cápsula articular ou ao tecido que circunda as pequenas articulações facetadas na parte posterior da coluna. Quando o multífido se contrai, puxa essa cápsula para trás, a distanciando dos ossos da articulação, para que as vértebras não a belisquem ou belisquem quando ela se dobra ou torce. Uma vez que a cápsula contém terminações nervosas, qualquer aperto na cápsula resultará em um surto de dor nas costas, mesmo se você estiver fazendo movimentos simples do dia a dia que nunca causaram dor antes.

A dor nas costas devido ao multifido não surge apenas do beliscão da cápsula articular. Muitas vezes, é o próprio músculo que grita de dor. A dor nas costas freqüentemente surge quando os músculos multífidos não relaxam. Na gravidez, devido ao peso do bebe, aumenta a carga na coluna vertebral. A partir de estudos se descobriu que o aumento da atividade dos músculos multifidos, acompanha a intensidade na dor nas costas na gravidez. As medições do aumento da atividade no multifídio, prevem quais mulheres grávidas sentirão dor nas costas.

Esta se descobrindo que no caso das hérnias, o efeito no multifido também está envolvido. Embora a relação causal não seja totalmente compreendida.

O Multifidos em ação

Os músculos multífidos atuam em diferentes aspectos biomecânicos:

- Ficando em pé

- Inclinação

- Rotação

-      levantar coisas e objetos mais pesados

-      andar

Não são ativados para

Se dobrar diretamente para um lado ou para o outro (sem torção na coluna)

Extender a coluna sem resistencia estando em pé.

Estar deitado.

Esses músculos trabalham em uma amplitude de movimento específica. Em uma flexão na coluna, os multifidos se contraem até a faixa dos 40 - 70 graus. A partir dessa faixa, se provoca o controle dos subsistemas pasivos.

Aplicações terapêuticas: quadril e costas

Os transversos e os multifidos trabalham numa ação combinada. Quando os transversos são ativados para estabilizar o tronco (especialmente abaixo do umbigo), os multifidos também se ativam. Assim, as facetas das vértebras se empilham de forma firme umas com as outras. Os segmentos espinhais individuais podem, assim, trabalhar juntos como uma unidade forte e coesiva.

Se o transverso apresentar disfunção ou alterar um dos dois segmentos do multifido, as vértebras desse segmento ficarão vulneráveis ao deslizamento do disco, que é uma das situações mais comuns na lombalgia.

Em particular L5, o multifido deve produzir tensão suficiente para garantir que L5 não deslize para a frente no planalto sacral (espondilolistese), o que pode acontecer especialmente porque esta superfície natural, desce. Para neutralizar isso, multífidos se acumulam neste segmento da coluna. Infelizmente, muitas vezes sofre de desuso, atrofia e, muitas vezes, é infiltrado com tecido adiposo (pró-inflamatório)

As pesquisas mostraram (Carolyn Richardson et al.) Que a falha de um segmento específico do multífido é o denominador mais comum na dor crônica nas costas, exatamente onde ocorre a dor nas costas.

A ativação do core

Alguns estudos sugerem que o problema não é tanto a fraqueza quanto a desconexão. Aline New citou as seguintes descobertas do estudo de Carolyn Richardson:

Transversais: Só um 10% das pessoas que tem histórico de dor lombar, conseguem ativar este músculo. Ja 82% das pessoas que não sofrem de dor nas costas, podem fazé-lo.

Na pesquisa, quem realizou exercícios direcionados ao transverso abdominal por 10 semanas, obteve uma redução significativa da dor. O grupo de controle, que recebeu tratamentos convencionais como natação e abdominais, não.

Multifidus: habilidades motoras praticadas com alta repetição alteram o tamanho dos níveis inibidos do músculo mencionado, sugerindo desconexão na organização cérebro-nervo-músculo. Essas descobertas, propõem um trabalho de reabilitação para ativar um circuito de consciência para recrutar o músculo. Esses dois conjuntos de músculos podem ser chamados de "Sistema Central" ou Sistema Estabilizador Central; e em alguns casos, é denominado 'Sistema Transversal'. Os oblíquos internos desempenham um papel importante nos abdominais transversos e podem ser incluídos neste sistema.

Devemos estar atentos que o verdadeiro trabalho consiste na correta estabilização do tronco sem aumentar a carga acima do que ele pode suportar. Não é necessário sair da "zona neutra". Sobrecarregando o corpo, outros músculos serão ativados e não trabalharão de forma eficaz junto aos estabilizadores.

Ao desafiar o corpo a manter o equilíbrio, particularmente nas versões de extensões de pernas com mãos e joelhos, o corpo precisa ativar abdominais transversais para estabilizar o tronco enquanto estende a coluna.

Os multifídios, funcionam melhor com pequenos movimentos de extensão da coluna, especialmente movimentos que resistem à gravidade. Shalabhasana 'trabalha os músculos multifídios diferente que Ustrasana, já que Shalabhasana se levanta contra a gravidade.

A Zona: Como estabilizadores, os transversais e multifhidos funcionam melhor juntos dentro da "zona neutra" - o alcance de uma coluna relativamente neutra.

El Multifido:

Os músculos multifideos apoiam a curvatura interna da coluna lombar. Eles estabilizam a coluna na inclinação para a frente. Com a coluna comprimida ou muito arredondada pela ação dos abdominais, sua execução se torna mais difícil.

Uma flexão para frente se inicia com a coluna vertebral neutra, mantendo a conexão com os abdominais e se arredondando progressivamente estabilizando coluna vertebral enquanto avança na flexão. Fica mais difícil quando a coluna se comprime ou arredonda demais devido à ação dos abdominais, que empurram a caixa torácica pra baixo.

A flexão com uma inclinação além da faixa ideal, depende dos ligamentos da coluna para protege-la. Em exercícios abdominais, aplanar as costas contra o chão diminui a capacidade dos músculos multifídos, portanto, os exercícios que fortalecem os abdominais não integram realmente o núcleo. Uddiyana Bandha acompanha o estabelecimento ou manutenção de uma curva neutra na coluna, para que o multifido possa ser coativado.

Os músculos transversais: A medida que eles se movem além da zona neutra de estabilização e se inclinam para atrás, os transversais são cada vez menos eficazes como estabilizadores. Depende dos ligamentos a proteção da coluna vertebral em uma flexão para atrás mais profunda, pois o núcleo se torna cada vez menos eficaz.

Ligamentos:
se os músculos estabilizadores demoram muito para disparar na zona neutra, os ligamentos correm o risco de sofrer lesões, pois não estão tensos o suficiente para proteger a si próprios ou à articulação.

Primeiros Pasos:
A partir da descrição das ações onde os músculos multifidos estão ativos, podemos deduzir que
a maioria dos Ásanas básicos do Hatha Yoga irão fortalece-los. Praticando flexões de quadril e posturas básicas de pé, os músculos multifidos são treinados. Eles também são fortalecidos quando você executa ações simples de extensão que envolvem resistência à gravidade, como a posição da lagosta (Shalabhasana), na qual se levanta e estende a perna.
Perante a dor lombar , deve-se ter cuidado. Deve se iniciar com posturas simples, oferencendo maior segurança aos estudantes iniciantes. Analisando, na sequencia, as ações básicas dos Bandhas que podem ser adicionados à prática do yogui mais experiente.

Pode ser feito um exercício que é um aquecimento que pode fazer parte de qualquer prática:
1- Começar em quatro apoios (ou seja com mãos e joelhos no chão). Manter a cabeça alinhada com a coluna vertebral.Executar uma curvatura interna neutra na parte inferior das costas.
2- ao exhalar, estender a perna para atrás na altura do quadril, a perna paralela ao chão e o dedão apontado para baixo. Manter o quadril estabilizado e o abdômen bem firme.
3- manter por um segundo e descer o joelho e direção ao chão enquanto inala
4- exercitar os dois lados alternando por dois minutos ou vinte repetições de cada lado.

Iniciar com uma vez ao dia durante duas ou três vezes por semana. Com o tempo, incluir mais peso e resistência adicionando o braço como esta na imagem

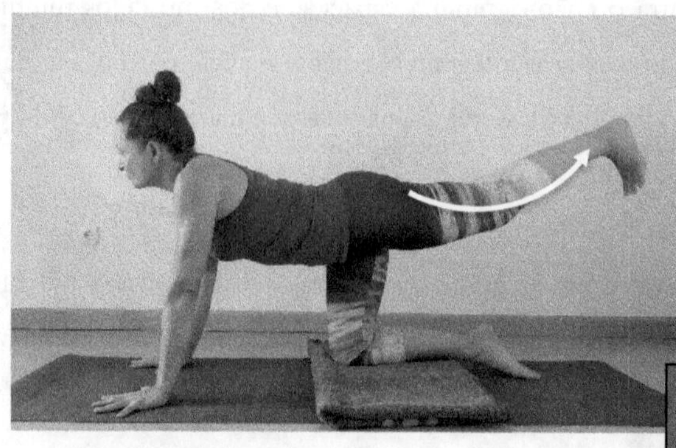

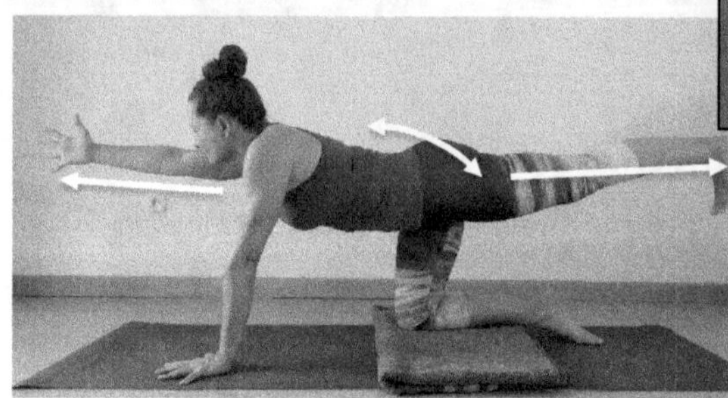

-      Figura explicativa - Legenda: É comum que o aluno eleve a pélvis tentando entender a perna ao máximo, provocando uma assimetria. Deve-se manter a neutralidade.

Extensões:

Estender a perna direita para atrás e o braço esquerdo para a frente, na altura do ombro, ao mesmo tempo. Palma da mão para baixo. Cuidado para não curvar demais a lombar.

Baixar, ao mesmo tempo, a perna e o braço.

Repetir do outro lado.

Variação: levar cotovelo e joelho em direção ao peito arredondando a coluna e estendendo ao esticar braço e perna. Sendo assim um movimento dinâmico, que esquenta e mobiliza a coluna vertebral.

Envolvimento do core em Plank

Começar cm as mãos e joelhos, coluna vertebral neutra. Estender a perna esquerda para trás, com os dedos dos pés voltados para o chão. Jogar o peso ligeiramente para trás para alongar o músculo da panturrilha. Pressionar o pé esquerdo no chão para envolver os músculos quadríceps e psoas. Conforme a coxa se firma, levar a energia para o quadril esquerdo.

Pressionar as mãos contra o chão, envolvendo ou baixando o músculo abdominal, levando o abdômen baixo para dentro e para cima, estreitando o quadril.

Para reafirmar o core totalmente, levantar o joelho direito alguns centímetros do chão. Manter a firmeza, com as escápulas firmes nas costas, trocar a perna. Descer o joelho direito e levar o joelho esquerdo para frente alongando a perna direita para trás. Pressionar o pé direito no chão para firmar o núcleo, desde os

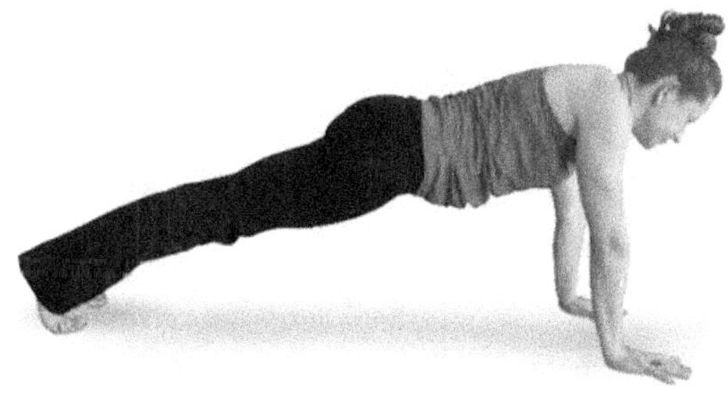

quadríceps até o abdômen, pressionando as mãos para baixo para ajudar a firmar o abdômen.

Figura explicativa

Se a lombar estiver excessivamente arqueada ou se houver pressão nela, elevar o quadril acima da linha do ombros, para envolver o abdômen inferior e proteger a região lombar.

Trabalho isométrico com o Multifidus: O papel do abdômen

O próximo estágio da prática envolve a consciência da relação sutil entre tonificar ou firmar os músculos abdominais inferiores e ativar os músculos multífidos. Pode-se Iniciar com um pequeno exercício isométrico que serve também para uma região lombar sensível. Pode ser feito em pé ou sentado. Pode deitar de costas com os joelhos dobrados e os pés no chão, coxas cerca de 45 graus do chão, produzindo maior concentração e consciência.

1- Colocar uma mão parte inferior do abdômen, embaixo do umbigo. A outra mão, colocar nas costas, nos músculos encima do sacro. Perto da coluna vertebral. As mãos estão sendo utilizadas para perceber a ativação dos músculos.

2- Exalando, firmar os músculos abdominais inferiores, alongando a região inferior do abdômen por baixo do umbigo para dentro e para cima, sem inclinar a pelve para trás. Para ajudar o abdômen a entrar em ação, franzir os lábios e soprar lenta e fortemente com a parte inferior do abdômen (Os músculos transversais abdominais são ativados com mais força ao respirar pela boca em vez de respirar pelo nariz, especialmente se há resistência ao soprar pelos lábios.)

3- Observar que ao se firmar os músculos abdominais inferiores, os inferiores das costas também se contraem sutilmente e se alinham para baixo

4- Manter os músculos firmes por alguns segundos no fim da exalação e soltar inalando.

5- Exercitar as repetições até chegar a 20 contrações continuas.

O "Core" no Asana

Ao explorar os bandhas nos asanas, fica evidente a distinção que existe entre a reabilitação do núcleo em movimento e o tipo de reabilitação mediante abordagens terapêuticas, como a sugerida pelo trabalho de Carol Richardson.

O estudo terapêutico de Carolyn Richardson sobre a estabilização central começa com o problema da dor clínica nas costas e, portanto, prioriza a estabilização das costas, para a qual pode ser útil envolver os diafragmas. Esta imagem do cilindro de compressão dá a impressão de que o núcleo é uma espécie de caixa.

Deve-se lembrar a integridade do ser e as diferentes formas que existem de aceder à saude de cada individuo, como será visto na prática por meridianos.

Da perspectiva do corpo em movimento, a função do sistema transverso é auxiliar na transferencia do movimento entre as mãos e os pés. Manter a tensão no centro do corpo, interfere na suavidade da transmissão de forças através das articulações, base do movimento gracioso. A força central está na adaptabilidade, na organização de energias internas e externas que acontecem a medida que o corpo se movimenta através do espaço e em relação a gravidade.

As reflexões de Richardson sobre a dor nas costas, sugerem que ela pode estar enraizada em algo a mais do que apenas fraqueza no sistema central do abdome transverso.

Para Doug Keller, pode ser uma deficiencia do contato do pé com o solo, uma "falta de confiança" no chão que reverbera pela perna provocando um desequilibrio na co-ativação dos músculos que estabilizam a coluna vertebral.

Novamente encontramos variáveis já mencionadas, como captores posturais e possíveis disfunções neurológicas.

Fortalecer o sistema transversal isoladamente (por exemplo, usando exercícios específicos de força central) nem sempre ajudará a coordenação de todo o sistema a funcionar adequadamente novamente. Uma abordagem diferente seria trabalhar na estabilização como uma função de corpo inteiro.

É aqui que os bandhas do yoga postural, vão além dos bandhas originais do pranayama. São diferentes em escopo e aplicação, tem valor terapêutico na prática postural do indivíduo. A prática de asanas incentiva a interação com o mundo. Os pranayamas se voltam para o interior do individuo e a meditação, mas acendendo a inteligencia do corpo para manter seu centro em resposta ao movimento. De acordo com os estudos já mencionados e as ações do Sistema Transversal identificados, este pode ser o trabalho mais terapêutico de todos.

Outras lesões relacionada à dor lombar

A dor lombar pode ser de vários tipos e causas, desde simples fadiga até causas mais sérias que requerem atenção médica. Enquanto a dor lombar persistir, ou se sentir dor referida persistente em outras áreas da parte inferior do corpo, é importante consultar um profissional médico.

Serão enumeradas as causas mais sérias com seus sintomas, enseguida suas melhorias através do yoga.

1- Radiculopatia: Compressão da raiz do nervo. A 'manga"que proteje o nervo é sensível à dor e à compressão provocada, geralmente, por uma hernia ou disco intervertebral protuberante que está beliscando. Provocando dor na nádega, coxa, perna ou pé.

2- Estenose espinhal: é um estreitamento do canal espinhal onde a medula espinhal passa, ou um estreitamento das aberturas onde os nervos se ramificam da coluna vertebral. Geralmente acontece em idosos e se desenvolve lentamente durante um longo período de tempo. O estreitamento dos espaços exerce pressão sobre os nervos e os sintomas são : dormência, fraqueza e dor na região lombar e nas pernas.

3- Dor osteofítica na raiz: este tipo de dor na raiz nervosa é causada pela compressão do nervo pelo crescimento de um esporão ósseo. Freqüentemente, não há dor, apenas diminuição da sensação na perna ou fraqueza na perna ou no pé.

4- Espondiolistese: Condição congênita em que duas vértebras adjacentes ficam desalinhadas (listese significa deslizar '). O estresse desse desalinhamento pode tornar a pessoa mais vulnerável a lesões. Ocorre com mais frequência na região lombar.

5- Câncer: Câncer em várias partes do corpo às vezes pode se espalhar para a coluna vertebral. O sintoma mais comum é a dor, pode ser localizada na coluna, mais generalizada ou pode se assemelhar ao tipo de dor referida na nádega, coxa, perna ou pé, típica de compressão da raiz nervosa . A dor do câncer tende a ser constante, piorando à noite e não aliviada pelo repouso. Piora com atividades extenuantes. A compressão nervosa provocada pelo câncer pode causar fraqueza nas pernas e pés, dificuldade para andar e problemas urinários que levam à incontinência. Fraturas da coluna vertebral devido a tumor.

Em alguns casos, o yoga ajuda a aliviar algumas situações. Na compressão nervos e formação do esporão ósseo, melhorando a postura e reduzindo a tensão facial.

A prática pode ser modificada para acomodar a espondiolistese , criando integridade muscular que reduz a possibilidade de lesão. O yoga desempenha um suporte significativo, mesmo no caso de problemas graves. Existem, também, causas 'menores' de dor lombar tratadas através do yoga. A mais comum é a postural, especialmente quando aumentadas devido ao sobre-peso.

Dor lombar causada por rupturas de ligamento

Uma causa frequentemente esquecida de dor lombar é a lesão dos ligamentos, na forma de lacerações, e o tecido cicatricial que se forma a partir dessas lacerações. Embora a maior parte da dor lombar se origine dos ligamentos sacrais, pode advir uma dor significativa nos ligamentos de Ll a L5 e no ligamento iliolombar. A dor lombar pode ser acompanhada por dor referida nas nádegas, virilha, região genital, coxa, perna, pé ou qualquer combinação destes. Mesmo quando a região lombar não dói, essas áreas ainda podem doer devido a rupturas de ligamento na região lombar.

A dor refrerida nessas lesões, acontecem do mesmo lado da lesão e não pela linha média. Então, a lesão em um ligamento de um lado, causará dor apenas nesse lado. A lesão diretamente no meio de um ligamento supraespinhal causará dor diretamente na coluna; se houver dor nos lados direito e esquerdo da região lombar, ou se for sentida em toda a região lombar, os ligamentos de ambos os lados da coluna estão machucados.

Tipos de dor referida

A distancia da dor referida da sua origem, é diretamente proporcional à lesão. Lesões graves podem irradiar para o pé, enquanto lesões relativamente pequenas criam uma 'faixa' em toda a parte inferior das costas. Podem irradiar para as nádegas e perna.

As Causas

A dor lombar pode surgir repentinamente, seja com um trauma repentino, após uma queda, ou ao levantar algo pesado ou mesmo sem motivo aparente.

Na atividade física é possível não perceber nada até mais tarde, quando seu corpo esfria. Os acidentes de carro também são uma causa comum, embora a dor possa ou não ser sentida imediatamente até semanas depois, dependendo de como o tecido cicatricial que causa a dor se forma.

A dor lombar pode aparecer lentamente, com uma leve dor após uma atividade ou depois de sentar por algumas horas. Pode se intensificar ao longo de semanas ou mese, seja como uma dor persistente ou alternada dependendo da atividade.

Uma pré-condição para lesões é o mau alinhamento, o que coloca pressão constante no corpo. Junto com isso, a tensão muscular, especialmente do tipo que reduz a circulação sanguínea e comprime os discos, afrouxando os ligamentos e tornando-os mais propensos a lesões por movimentos bruscos ou tensões.

Outros fatores incluem uma dieta pobre, hábitos inadequados de exercícios ou uma completa falta de exercícios. Quando a dor nas costas reaparece, é porque os ligamentos foram curados com tecido cicatricial adesivo enfraquecido e mal formado, provocando lesões novamente.

Mecanicamente, os ligamentos se lesionam pela compressão dos discos, geralmente por meio de tensão nos músculos da coluna (meridiano de Sutra Paschima).

Os ligamentos se soltam e perdem a força por falta de uso. Portanto, um movimento repentino ou esforço para erguer um objeto pesado pode facilmente distender esses ligamentos, geralmente apenas uma pequena lesão por vez, que aumenta até que a dor se torne crônica.

As emoções desempenham um papel importante, tanto na criação de tensão muscular que nos torna vulneráveis a lesões quanto no impedimento do processo de cura, devido aos hormônios do estresse (por exemplo, cortisol) que estão constantemente presentes em nosso sistema devido ao estresse emocional.

Achando a lesão

Quaisquer sintomas listados acima que sugiram a possibilidade de problemas médicos mais sérios devem ser analisados por um profissional de saúde especializado. Isso inclui uma limitação extrema nos testes de movimento descritos a seguir.

As lesões ligamentares são determinadas por testes passivos, o corpo se mexe em uma amplitude de movimento em um plano sem resistência externa.

- Quando a resistência é aplicada e a dor é sentida, indica uma lesão muscular.
- Quando não há resistência e a dor é sentida em um ponto específico durante o curso do movimento, sugere uma lesão ligamentar.

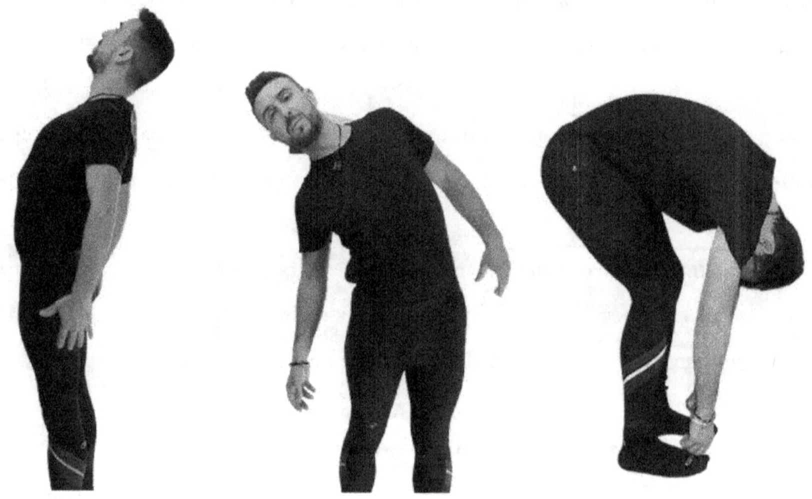

Figura explicativa

Os três testes para detectar lesões do ligamento sacroilíaco são flexionar passivamente (inclinar para frente), estender (inclinar para trás, em pé) e flexionar os dois lados.

Os dois primeiros, flexão e extensão, são os dois testes dolorosos mais comuns quando alguém tem disfunção sacroilíaca e lesão do ligamento sacroilíaca.

O terceiro teste, a flexão lateral, é menos decisivo, pois nem sempre doe. Tem que verificar se a pessoa sente dor e quando, se houver dor no inicio, tem que verificar se a dor aumenta.Precisa ser investigado o momento de inicio da dor e a limitação da flexibilidade do corpo. Se houver dor durante a flexão, pode significar que o ligamento iliolombar está ferido. A dor dessa lesão geralmente é de um lado da região lombar, na parte superior do osso do quadril, a poucos centímetros da coluna ou em todo o osso do quadril. Geralmente é uma área bastante ampla, mas apenas de um lado, a menos que os ligamentos de ambos os lados estejam machucados.

- Quando a dor está presente em um lado, geralmente é sentida ao se dobrar para o lado, conforme o ligamento está se alongando.

- Em alguns casos, há dor ao curvar o ligamento machucado porque é pressionado; e em alguns casos a lesão pode ser tão grave que dói inclinar-se para os lados. A dor de uma lesão iliolombar pode irradiar para um lado da parte inferior das costas, nádegas, virilha, parte interna ou externa da coxa, lábios ou testículos.

Métodos de tratamento e Yoga

A abordagem geral é tratar o tecido cicatricial adesivo da dor que causa a lesão, por meio de terapia manual e praticas de asana voltados para a liberação e fortalecimento miofascial.

Lembrando que o alongamento excessivo gera instabilidade do subsistema passivo, facilitando a suscetibilidade das lesões e forçando as posturas, principalmente forçando algumas posturas que podem causar lesões.

O Yoga estabelece integridade através de um tons saudável e equilibrado, não de extrema flexibilidade. O trabalho equilibrado com os Sutras Miofasciais por meio do Yoga estabelece a estrutura de suporte adequada para os ligamentos. O seguinte trabalho para o bem da lombar visa estabelecer um equilíbrio adequado entre os Sutras Purva e Paschima (Anteroposterior e postero anterior que será visto em outros espaços) do tronco, bem como com o tônus adequado do Madhya Sutra porque tudo isso afeta a compressão da coluna, o equilíbrio do tônus nos ligamentos espinhais e a força dos músculos que protegem os ligamentos de lesões. Dessa forma, uma boa prática de Yoga ajuda na prevenção de muitos dos tipos de lesões que causam dor lombar, bem como no processo de cura.

Trabalhando com os músculos mais superficiais da coluna vertebral

Os músculos eretores da coluna, cobrem as curvas da coluna e criam a profundidade das curvas junto com a fáscia muscular do corpo frontal ou Madhya Sutra. São os músculos que podemos tocar fisicamente. Entendendo que os músculos multifidios trabalham sob eles.

Manter as curvas anatômicas ajuda a garantir o funcionamento correto da coluna. A preocupação no caso da coluna vertebral é a saúde dos discos, ameaçada por exageros ou desvios nas curvas da coluna. E assim, A primeira consideração ao olhar para a coluna vertebral é a profundidade das suas curvas:

-       Deve se observar se existe Lordose lombar ou Cervical, se existe cifose Torácica

-       Devem ser examinados os processos espinhosos (saliências ou saliências na coluna) verificando se eles se projetam para além do tecido circundante ou se eles afundam sob os tecidos miofasciais circundantes. Observar se há vértebras que se movimentem mais para dentro ou para fora do que as vértebras vizinhas.

A regra geral para trabalhar a fáscia muscular da coluna em relação aos processos vertebrais é bastante contra-intuitiva: modificar as curvas anatômicas na direção oposta ao excesso que elas apresentam: enterrar montanhas, cavar vales.

No caso das exposições espinhais, onde os ossos se projetam excessivamente. Os músculos ou tecido miofascial foram separados dos processos espinhosos protuberantes (como na cifose), alargando-se e aderindo às camadas circundantes. É necessário mover esses tecidos em direção aos processos espinhosos, não apenas para liberar os tecidos para o movimento, mas também para pressionar as vértebras para a frente que estão muito para trás. Os movimentos de flexão das costas focados nessas áreas funcionam melhor, bem como os ombros e as omoplatas relacionados aos Sutras de Ombro.

Cavar os Vales, Flexão para frente.
Quando as vértebras estão profundamente enterradas (como na lordose), pressionadas para a frente criando buracos ou vales, os tecidos miofasciais se movimentam para a coluna e se contraem. Esses tecidos devem ser removidos lateralmente da coluna vertebral e progressivamente alongados, permitindo espaço nas vértebras enterradas para recuar. Pode ser praticando posturas simples de flexão para a frente, como o Konasana, com as mãos na parede. O aluno não deve dobrar-se tão profundamente que os isquiotibiais limitem a mobilidade da coluna. Pode ser necessário algum suporte frontal do corpo, como força central (abdominal) utilizando a respiração para expandir e abrir.

Verificação da Coluna Vertebral:

Para verificar a capacidade de alongamento em vários níveis da coluna, o aluno senta ereto em um banquinho, abaixa o queixo em direção ao peito ate sentir um alongamento confortável na nuca. Permite que o peso da testa comece a puxa-lo para frente. Uma vértebra por vez, enquanto o profissional observa e procura lugares onde os processos espinhosos individuais não se desviem uns dos outros. Em todas as colunas vertebrais, exceto nas mais saudáveis, se encontrarão pares ou grupos de vértebras se movimentando juntas, sem qualquer diferenciação. Pacientes verdadeiramente amarrados, podem mover a coluna como um todo, obtendo a maior parte de seu movimento para frente dobrando os quadris, em vez de curvar ou flexionar a própria coluna.

Para poder avaliar, colocar a mão na área rígida e incentivar o aluno a encontrar a curva ou movimento nessa parte da coluna, muitas vezes estimulando o uso da respiração inalando nas áreas rígidas dos vales vertebrais. Entrar numa ligeira curva para trás nas regiões das montanhas vertebrais conectando cada lado da coluna vertebral. Pode ser praticado com alongamentos em uma variedade de posturas. A postura do cachorro olhando para baixo e as posturas em pé, são excelentes para criar maior liberdade.

Síndrome de Crossover Inferior e Consciência Espinhal

Embora tenha-se tratado este capitulo da força central desde a perspectiva dos músculos mais profundos do Sistema Tranversal, os músculos mais superficiais descritos pelos sutras também estão envolvidos e exercem sua própria influência. A 'síndrome cruzada inferior' é como melhor se descreve essa situação. A pelve se inclina para frente, muitas vezes com os quadris deslocados para a frente, produzindo uma lordose exagerada na região lombar e uma 'pança'. A cruz descreve a relação entre músculos tensos / curtos e músculos enfraquecidos que são inibidos por essa tensão.

A metade superior da 'cruz' mostra a relação entre um abdômen fraco e uma parte inferior das costas rígida; abdominais mais fortes inclinariam a pelve para trás, reduzindo a lordose e, portanto, o estresse na parte inferior das costas

Músculos e compressão na coluna vertebral

A metade inferior da 'cruz' mostra que há mais do que abdominais fracos causando a lordose. O músculo psoas é curto ou tenso, exercendo uma forte tração que inclina a pelve para a frente. O psoas é travado e curto, e os abdominais estão travados ao longo, incapazes de se contrair para equilibrar a tração do psoas.O encurtamento do psoas tem o efeito adicional de enfraquecer ou inibir os glúteos, principalmente o glúteo máximo. Um sinal de um iliopsoas encurtado são glúteos fracos ou subdesenvolvidos (especialmente no lado do psoas tenso). Em geral a combinação de encurtamento do psoas e ereção espinhal, inibe ou enfraquece os abdominais e os glúteos.

O psoas esta no centro da inclinação para a frente da pelve na "Síndrome da Cruzada Inferior", devido à tração que exerce sobre a coluna lombar. O psoas conecta o movimento de nossas pernas com a coluna lombar, iniciando o movimento de balanço de nossas pernas quando caminhamos ou corremos.
Na metade superior da "Síndrome de Crossover Inferior Inferior", os abdominais fracos (Purva Sutra) são mais frequentemente combinados com a ereção da coluna rígida na parte inferior das costas (Paschima Sutra) sendo, também, capaz de mover a coluna: usamos o psoas para a flexão do quadril, como dobrar para a frente ou sentar (que também é o que os músculos abdominais fazem quando nos inclinamos para frente contra a resistência ou a gravidade), em grande parte de cada exercício, o abdome inclina a coluna para a frente até um certo ponto. Cada exercício abdominal contrai o psoas à medida que o tronco se inclina para a frente em relação às pernas.

Portanto, qualquer rotina de força central terá que abordar maneiras de manter o equilíbrio adequado do tônus entre o psoas e o abdômen. O grande desafio é trazer mais força para o abdômen, que pode sustentar a região lombar, sem contrair ou encurtar o psoas, que, quando cronicamente encurtado, pode pressionar e enfraquecer a região lombar. Durante anos, foi reconhecido que as formas tradicionais de exercícios abdominais tendem a fazer mais para contrair o psoas e os flexores do quadril do que para fortalecer os abdominais, portanto, o trabalho deve ser cuidadoso.

A relação entre o psoas e os abdominais em suas ações na coluna

Como sugerido, os abdominais trabalham junto ao psoas para manter a curvatura natural e saudável da coluna lombar. A tração das fibras "inferiores" (mais mediais) do psoas atrai a coluna lombar para o seu arco interno, dobrando a coluna e inclinando a pelve para a frente. Os abdominais pressionam estabilizando a curvatura da coluna e o equilíbrio da bacia pélvica, de modo que a curva da coluna não seja exagerada. A tração dos abdominais é exercida nas costelas e na pelve, e não diretamente na coluna: eles dobram o tronco para frente, em vez de dobrar a coluna. Portanto, quando dobramos o torso para a frente com o uso dos abdominais (como em uma 'curva' ou 'contração' abdominal), a curva da coluna começa a recuar, arredondando-se para a frente.

Resumindo:

• Ao flexionar a coluna, o psoas tende a arquear e aumentar a curva para dentro da região lombar. Os músculos da parte inferior das costas envolvidos no Paschima Sutra (eretor da espinha), desempenham seu papel na manutenção desse arco.

Para ilustrar as forças em ação do psoas, Leon Chaitow aponta que, sentado, a ativação do psoas comprime o disco lombar LS-S1 com uma força de aproximadamente 100 kg. Isso é uma grande tensão nos discos lombares.

• Flexionando o tronco para a frente, o abdômen tende a arredondar a parte inferior das costas. diminuindo e até invertendo o arco interno da coluna lombar. Esses dois conjuntos de músculos têm que trabalhar juntos de maneira coordenada. Se um é sempre dominante, o outro é inibido de desempenhar seu papel adequadamente.

Na Sindrome Cruzada Inferior, o psoas esta cronicamente bloqueado, inibindo ou enfraquecendo os músculos abdominais e glúteos. O psoas é substituído pelo abdômen ao se inclinar à frente (especialmente contra a gravidade como agachamento e levantamento de pernas), provocando compressão na lombar. Na flexão ao sentar, quando os abdominais estão fracos, o psoas substitui puxando a coluna lombar para um arco maior, enquanto acomoda as pernas apertando a virilha e endireitando o tronco. O psoas flexiona os quadris, obrigando a coluna se mexer para cima. Os músculos da região lombar tensionam e inibem que o abdômen flexione a coluna. Se observa a parte inferior do abdômen que tende a se recolher e empurrar ao endireitar o tronco.

Por este motivos, exercícios abdominais que podem provocar flexões da coluna (agachamento ou flexões), representam riscos à saúde lombar. Serão explicadas a seguir algumas técnicas que reforçam o Core de forma mais segura, introduzindo a ideia no trabalho de asanas, especialmente nas rotações.

O papel dos oblíquos na saude do disco

Os músculos abdominais protegem a coluna lombar, controlando e limitando seus movimentos e protegendo contra problemas de disco.

Atha Yoga inclui um trabalho valioso que visa apoiar e estabilizar a coluna. Isso é especialmente importante nas torções, nas quais aprendemos a superar hábitos diários prejudiciais à coluna.

Torções e o papel dos músculos abdominais na saúde do disco

O caminho da menor resistência é, geralmente, o de maior lesão para a saúde da coluna. Na maioria das vezes as lesões na coluna acontecem onde nos movemos com maior facilidade. A coluna é muito vulnerável pois suporta grande quantidade de peso ao flexionar ou torcer. Existem pontos de transição entre as curvas da coluna onde as vértebras se movem mais umas do que outras.

A amplitude do movimento de rotação total da coluna é de, aproximadamente, 13 graus. Das vértebras T20 até às L5, contribuem com, aproximadamente, 2 graus de rotação no total. Ja da L5 até S1, podem girar até 5 graus devido à forma única como as facetas da vértebra são construídas. Não deve surpreender que a grande maioria das hérnias de disco aconteçam entre L5/S1 e L5/L4 (logo acima). A tendencia é se voltar muito facilmente e de forma exagerada para o LS, problema do dia a dia. É frequente se voltar as mesas para atender telefone ou fazer outras tarefas. Acrescente à rotação os hábitos posturais: dobrar a parte baixa das costas sentados na beirada dos assentos , se jogar para atrás ou se reclinar sobre um dos lados colocando maior peso num lado do quadril. Estes costumes posturais, afetam a presão exercida pelos discos. Cada hábito interfere na rotação da coluna em relação ao disco lombar, exigindo do mesmo até sua ruptura, caminho a hérnia de disco. Os abdominais são a única defesa contra o desgaste dos discos lombares. Suas funções para este fim são: limitar as torções excessivas da coluna lombar e controlar a inclinação da pelve e, consequentemente, da curvatura da coluna.

Abordagem da musculatura obliqua de forma segura. Variações de Chaturanga

Os abdominais e oblíquos podem ser trabalhados na postura da prancha, uma adaptação de Chaturanga. Como costuma existir dificuldade com a força do braço e estabilidade do ombro, o apoio do antebraço seja, tal vez, a opção mais segura. Sendo o exercício abdominal mais eficaz, gerenciável e desafiador quando mantido por um longo período de tempo (desde que não existam complicações no manguito rotador).

Para praticar a postura, deitar em decúbito ventral (posição prona), entrelaçar as mãos, antebraços apoiados no chão. Levantando um pouco o peito, observar que os cotovelos se encontrem na mesma linha dos ombros e os braços perpendiculares ao chão. Rolar os dedos dos pés para baixo. Recolher a parte inferior do abdômen (de modo que o cóccix se alongue em direção aos calcanhares) e subir o quadril na mesma altura que os ombros. Alongar os calcanhares como para distancia-los dos ombros, como se houvesse uma corda puxando o topo da cabeça para frente e os calcanhares para atrás. Manter a postura por 15-45 segundos, depois relaxar. Esta ação enfatiza os oblíquos externos.

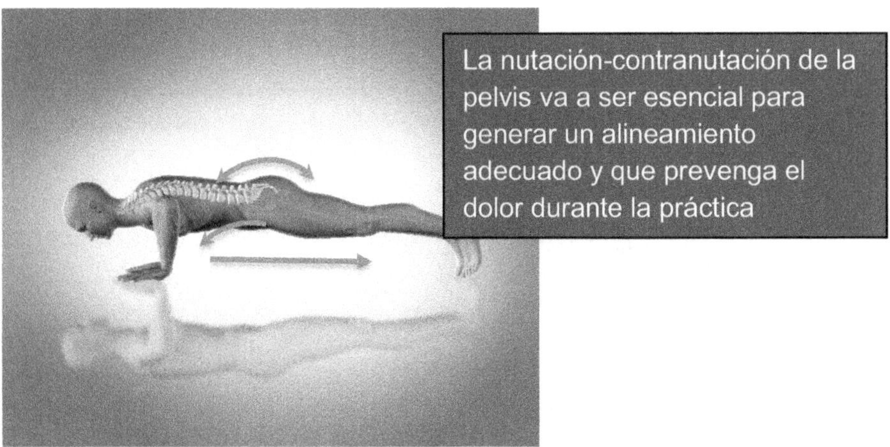

-        Figura da prancha . Quadro explicativo: A nutação-contranutação da pelve, é fundamental para produzir o alinhamento adequado e que possa prevenir a dor na prática.

Músculos oblicuos

Empurrar os cotovelos para frente aumenta a percepção da tonificação dos oblíquos externos para apoiar o 'core'. Sendo semelhante à tonificação do abdômen nas costelas superiores • Há também a sensação de alongamento através do sacro / glúteos / cóccix

Os oblíquos externos são ativados no ato de "empurrar" porque estão entrelaçados com os músculos serráteis anteriores, que fornecem o "empurrão" das omoplatas. Eles torcem o tronco, se desenhando a partir da linha central do abdômen em direção à torção. Os oblíquos externos também estão envolvidos na curva lateral.

Os oblíquos internos também se envolvem no CORE e na torção. Na prancha, puxar os cotovelos para atrás, aumenta a ação dos oblíquos internos para apoiar o núcleo. Pode ser sentido na parte inferior do abdômen e na parte interna do quadril.

Oblíquos Internos

Os oblíquos internos são ativados no ato de "puxar" dos cotovelos quando a coluna é mantida reta devido à ação isométrica formada no abdome inferior. Os oblíquos internos também torcem o tronco. Sua ação está mais concentrada no abdômen inferior. Atúa como antagonista do diafragma (a firmeza dos oblíquos internos limita a descida do diafragma na inalação, e resiste à expansão das costelas inferiores que vêm do diafragma)

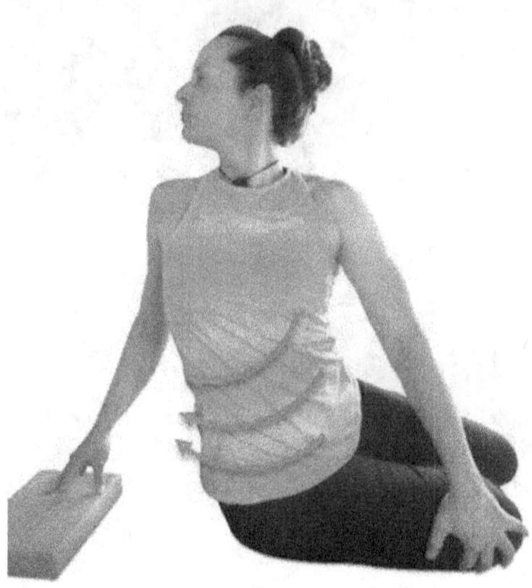

Figura explicativa

Torção desalinhada

É possível, também, colapsar o lado oposto ao que está sendo feita a torção devido ao desequilíbrio dos oblíquos. Sendo semelhante o efeito na articulação sacroilíacas.

Na torção desequilibrada, as pressões e forças exercidas na articulação sacroilíaca aparecem porque ambos os músculos oblíquos puxam na mesma direção, muitas vezes com o oblíquo interno provocando flexão lateral e uma flexão de colapso no lado da torção. Acarretando uma rotação do osso do quadril, com pressão de torção na articulação sacroilíaca.

Preservando a Torção

Os oblíquos internos podem ser ativados para estabilizar a pelve contra a ação dos oblíquos externos.

•   Reduz a ação da torção no sacro e aumenta a torção da caixa torácica e da coluna vertebral do meio para a parte superior da coluna

•   Os músculos da coluna mantém a mesma mais ereta ao torcer toda ela, devido ao equilíbrio das forças opostas no abdômen.

Para visualizar melhor. Seria fixar a parte inferior do abdômen, torcendo a pelve para a esquerda e a parte superior do tórax para a direita. Manter os ísquion apoiados no chão, girando o abdômen inferior para a esquerda enquanto os oblíquos externos torcem o tórax para a direita. Assim reduz as forças de torção no disco lombar, especialmente, L5, onde os discos são mais vulneráveis nas torções.

Torções no trabalho do CORE

A maioria das posturas assimétricas, devem ser consideradas como torções, onde os oblíquos trabalham em contra o outro para estabilizar a coluna lombar. Sensibilidade que pode ser aproveitada nas posturas para tratar desequilíbrios de torção que afetam a articulação sacroilíaca e os ligamentos circundantes.
Se aplica o mesmo princípio: quando o tórax gira para um lado, fixar o abdômen inferior (debaixo do umbigo) e resista na direção oposta. A torção será mais percebida nos músculos do tronco e menos nas articulações coluna ou articulação sacoilíaca.

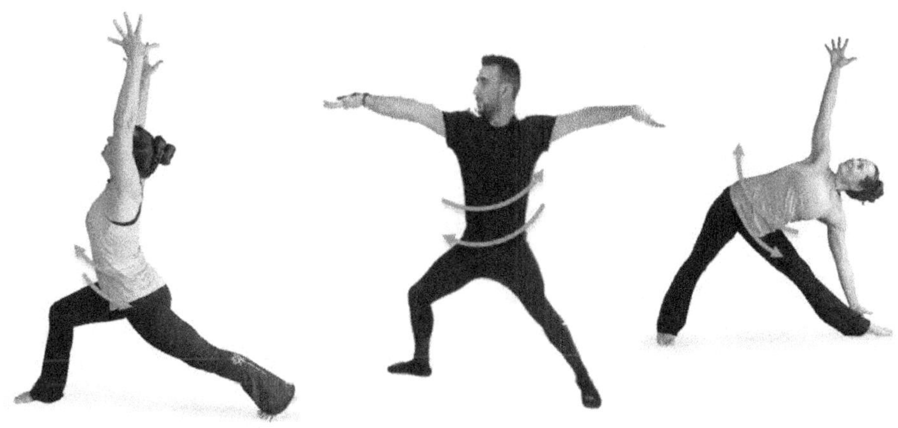

-        figura explicativa

49. Assoalho pélvico

O assoalho pélvico é um conjunto de músculos que sustentam a porção abdominal inferior. Servem, também, de apoio para a bexiga, o útero e uma parte do intestino.

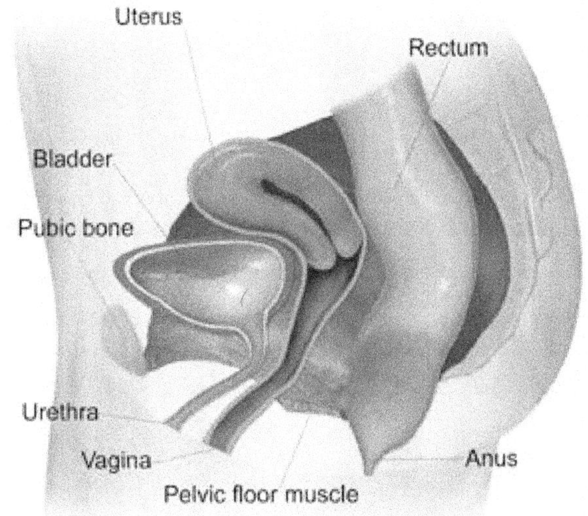

Female Pelvic Muscles

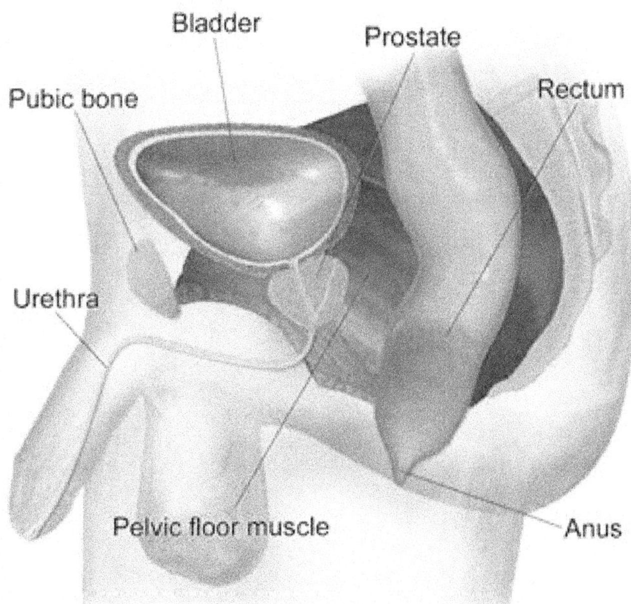

Male Pelvic Muscles

- Figuras explicativas

A fraqueza do assoalho pélvico é a causa da incontinência urinária de esforço, cisto e retocele, prolapso genital, disfunção sexual, constipação, etc. É um problema intergênero.

Devemos entender o assoalho pélvico a partir de uma perspectiva bidimensional como um recipiente e, ao mesmo tempo, um sistema interativo.

Fatores associados à disfunção:

- Fatores genéticos

- Genero e mulher:

o Gravidez: o peso do útero e o efeito relaxante dos hormônios podem enfraquecer o assoalho pélvico.

o O parto causa lesões neurológicas músculo-aponeuróticas e perineais durante o período expulsivo. Além disso, os esforços realizados atuam diretamente nos músculos do assoalho pélvico.

o Falta de estrogênio em mulheres na pós-menopausa, causam perda de tônus e flacidez dos músculos perineais.

- Cirirgia do períneo.

- Obesidade.

- Constipação.

- Tosse crônica derivada do tabagismo.

- Profissões de risco (atletas, cantores, músicos de instrumentos de sopro,...). exercícios de alto impacto.

- Má postura ao sentar.

- Roupas apertadas ou uso de cintas.

- Derivados das cadeias cinéticas envolvidas.

Nomenclatura das lesões relacionadas ao assoalho pélvico

Localização	Nomenclatura antiga	Nomenclatura atual
Parede vaginal	Cistocele. Uretrocistocele	Proplapso do compartimento Anterior
Parede Posterior da Vagina		Proplapso do compartimento Posterior
Útero	Histerocele. Prolapso da Cúpula	Prolapso Apical

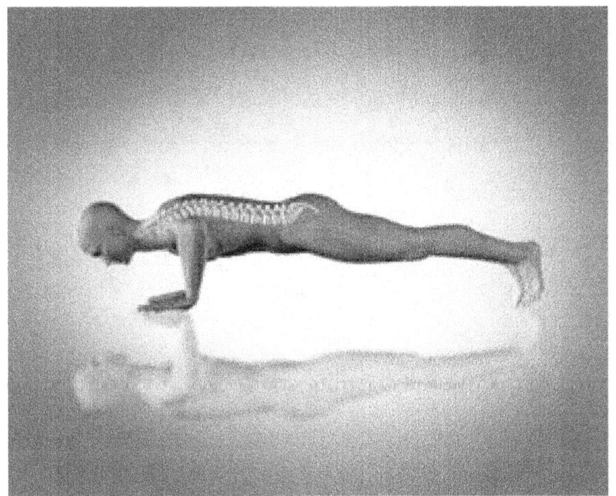

Questionamentos a serem feitos:

- O músculo transverso é competente?
- Precisa reprogramar?

Assoalho Pélvico e Bandhas

Em outros capitulo, ja foi observada a inferência implícita de todo o corpo:

- A partir da mecanica visceral
- A partir da psicossomática impulsionada desde o nascimento e desenvolvida pelos Samskaras
- A relação dos anteriores com as cadeias miofasciais. Um desequilíbrio nos três bandhas, trará consequências no equilíbrio da respiração e da harmonia biomecânica.

Assoalho Pélvico, Mulabandha e "diafragma(s)"

O trabalho terapêutico focado na estabilização da coluna, usa imagens de um núcleo que inclui o diafragma respiratório e o diafragma pélvico como músculos envolvidos na estabilização da coluna, tanto superior quanto inferior.

É importante ensinar a contrair o assoalho pélvico como parte da ativação dos músculos transversos abdominais e Multifidus. Estudos mostram que o diafragma respiratório e transverso do abdômen, disparam junto ao assoalho pélvico durante movimentos como o ombro Alexion, sugerindo que o diafragma atua como um estabilizador. Esse movimento junto a respiração no yoga, promovem a estabilização (e, portanto, alinhamento, etc.)

Deve-se distinguir entre o tipo, qualidade e duração das ações dos músculos do sistema transverso e as ações do diafragma respiratório e do assoalho pélvico (Mula Bandha). Estabilizadores como os abdominais transversais e os Multifidus, podem precisar manter sua contração um tempo de cada vez para organizar as vértebras separadas na haste flexível da coluna.

Se o diafragma respiratório atuar como estabilizador para o Sistema Central, uma vez que inclui um período de tempo prolongado, não poderá atuar plenamente em seus dois diafragmas, ambos com funções na respiração.

Terapeutas como Carolyn Richardson e outros, trataram os sistemas centrais como incluindo ambos os diafragmas, tanto o respiratório quanto o assoalho pélvico, como estabilizadores da coluna vertebral para dores crônicas nas costas.

inconscientemente o diafragma é utilizado como estabilizador, embora em casos de dor crônica nas costas não seja adequado. Todos conhecemos a experiência de prender a respiração enquanto nos exercitamos, e sempre nos dizem "lembre-se de respirar para superar a limitação que estamos colocando na ação".

Como os abdominais transversos e o diafragma respiratório trabalham juntos? Como o diafragma respiratório e os músculos estabilizadores interagem?

Com os abdominais transversos engajados, o tendão central do diafragma torna-se um ponto fixo: O diafragma eleva e abaixa as costelas em uma respiração diafragmática completa. Portanto, é a ação do diafragma que cria a elevação e abertura das costelas inferiores em Uddiyana Bandha, com a ajuda do sistema central dos abdominais! A vocalização, ou seja, grunhido ao levantar uma carga pesada sugere que o mesmo ativa a aura do diafragma ao pressuriza-lo e puxa os discos para frente, minimizando sua compressão.

O diafragma desempenha seu papel auxiliado pela ação do sistema do transverso. Não significa que atue como estabilizador, especialmente ao se tratar de um movimento prolongado.

Aline Newton tem expressado frequentemente como os diafragmas do corpo, que incluem os arcos dos pés e o diafragma vocal (o pé do palato, aberto por Jalandhara Bandha), e as vias aéreas trabalham. Diafragma e assoalho pélvico trabalham juntos como um sistema para expressar o movimento.

Em movimento, todos os diafragmas respiratórios e pélvicos do corpo, como o palato (Jalandhara Bandha), os arcos dos pés e as palmas das mãos, são observados como parte de um único sistema funcional. Agindo juntos, adicionam forte energia ao movimento: uma "mola" de energia.
Por este motivo, são mais básicos (ativos) que tônicos (estabilizadores ou de suporte). Por exemplo ao caminhar, um lado do assoalho pélvico se contrai, enquanto o outro lado se abre. Em contraste, o sistema central do abdômen transverso pode ser envolvido por longos períodos de tempo em seu trabalho de estabilização. A natureza dos diafragmas é dinâmica. Quando utilizados para sustentar a posição por muito tempo, perdem a capacidade dinâmica, deixando de responder as demandas de ação e expressão. Tanto o assoalho pélvico quanto o diafragma respiratório, reagem de forma diferente à maneira como o transverso e o Multifidus respondem ao movimento.

O assoalho pélvico e o diafragma respiratório estão relacionados entre si através de mulabandha na respiração e movimento. O transverso e o Multifidus estão relacionados entre si através do Udiyyana Bandha. Ambos conjuntos de músculos tem seu desempenho na estabilização, mas não da mesma maneira. A relação entre Mulabandha e Uddiyana Bandha é igualmente sutil e complexa.

Mulabhanda e assoalho pélvico

Há uma co-ativação do assoalho pélvico com os músculos do sistema transverso mencionados acima. É importante distinguir exatamente como eles estão envolvidos.

Quando for ativar o sistema abdominal transverso, tem que ativar levemente o triângulo frontal do assoalho pélvico. Os pacientes tendem a confundir a contração do assoalho pélvico posterior com uma contração de músculos como os rotadores laterais, glúteos e isquiotibiais. A contração desses músculos está associada á contração do reto abdominal e interfere no funcionamento do sistema estabilizador.

Na pratica de yoga, ao aplicar mula bandha, não se deve contrair o cóccix, quadril e/ou glúteos, junto com o reto abdominal.

Esta contração errada interfere no funcionamento dos músculos centrais, principalmente dos transversos e Multifidus, neutralizando as ações mais profundas do núcleo e do Uddiyana Bandha. Deve ser permitida uma resposta natural. Quando aplicamos Uddiyana Bandha, adquirimos maior sensibilidade para permitir Mula Bandha.

Os estabilizadores trabalhados aqui não é a dos músculos voluntários e pode parecer não estar acontecendo nada. Ao tentar fazer esforço para sentir o que está acontecendo, se contraem músculos que restringem o movimento. Por exemplo, em virabhadrasana 1, se restringe a extensão da perna no quadril, interferindo no mecanismo básico e na transmissão de energia.

Como encontrar Mula Bandha

Sente-se em Sukhasana, se precisar, sente encima de um bloco, almofada ou cobertor. Também pode sentar numa cadeira, sentado de forma ereta, com os pés apoiados no chão e as pernas em angulo reto com o chão.

Coloque as mãos atrás do quadril ou apoiadas nos blocos. Se estiver sentado numa cadeira, coloque-as nos bordes exteriores laterais da mesma.

Incline ligeiramente a cabeça para frente, permitindo que a parte superior do peito suba um pouquinho. Gire os ombros para trás e para baixo. Inale abrindo a caixa torácica inferior, abrindo espaço no abdômen para Uddiyana Bandha.

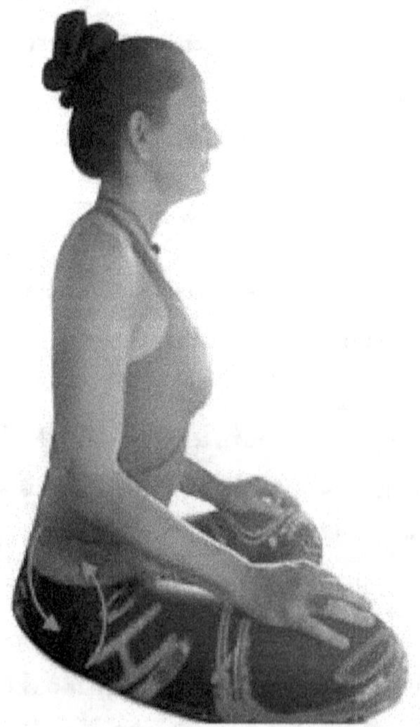

Figura de mulher sentada em sukhasana

Pressione as mãos para aliviar o peso dos ossos mas sem levantar o quadril. Mentalize seu cóccix como pendurado.

Observe a resposta da parte inferior do abdômen. O abdômen inferior se contrai, estreitando os pontos do quadril enquanto leva o abdómen inferior para dentro e para cima.

Para sentir Mula Bandha, leva a atenção ao solo pélvico. Enquanto permite que Uddiyana Bandha aconteça, sinta a sucção e a elevação gerada no triangulo dianteiro do assoalho pélvico. Ao perceber, ative mais estes músculos mantendo sua firmeza sustentando Uddiyana Bandha. Levante as mãos do chão, bloco ou cadeira, sentando novamente. Cuide para não travar o quadril. É mais fácil alimentar os bandhas pressionando com as mãos, pois os oblíquos se encaixam e auxiliam na tonificação da parte baixa do abdômen.

Percepção e abordagem do Assoalho Pélvico e Sethu Bandha.

A prática a seguir permite uma melhor percepção das duas metades do Assoalho Pélvico e sua importância de acordo as formas de ativação.

Deite em decúbito dorsal com os joelhos flexionados, plantas do pé no chão e as palmas das mãos para cima. Gire levemente o quadril em direção ao tronco (sem tira-lo do chão), aplanando as costas no chão. Perceba ação tonificante da parte inferior do abdômen. Continue girando, movendo vértebra por vértebra, até que a pelve saia do chão. Observe os músculos abdominais. Eleve os calcanhares de forma isométrica para auxiliar no alongamento. Observe o assoalho pélvico, o cóccix e os isquios. Irá observar que a metade posterior do assoalho pélvico contrai, contrai os glúteos e os rotadores do quadril. Ações que vão no caminho contrário aos bandhas.

Para aprofundar mais este exercício, levante mais o quadril ficando numa linha reta dos ombros até os joelhos. Neste processo, estão contraídos o psoas e o reto abdominal. Se tentar elevar mais o quadril, os glúteos se contraem mais.

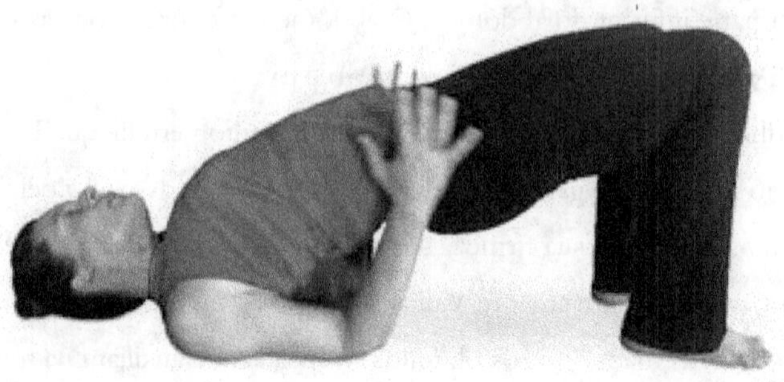

Figura explicativa (Viparita Karani)

Viparita Karani, Adequada para a prática da yogaterapia?

A postura Viparita Karani impede contrair o reto abdominal, os oblíquos, os glúteos e rotadores de quadril. Exige (em vinyasa) trabalho das pernas coordenado com os transversos do abdômen e multifidus.

Devemos considerar que freqüentemente, encontremos na prática pessoas com pouca atividade física e dificuldades no desenvolvimento desta postura. Não ha conhecimento da possibilidade de lesões para seu desenvolvimento.

A conexão entre Bandhas

A aplicação de Mula Bandha Tonifica e fortalece os músculos da região pélvica. Tem, também, um papel importante no aumento da circulação nas áreas afetadas. Suas ações beneficiam a região lombar, fortalecendo e tonificando, auxilia a manter maior mobilidade na pelve. Devido a sua ação tonificante, levanta e sustenta a coluna lombar, tonifica e alonga o músculo psoas, reduz o estresse nos músculos lombares. Sendo eficaz no tratamento do prolapso de órgãos pélvicos.

Em relação ao assoalho pélvico devemos considerar:

-        O tônus e equilíbrio do trapézio respondem ao alinhamento do pescoço-cabeça e a ativação dos músculos cervicais com Jalandhara Bandha, que abre as primeiras costelas a nivel peitoral

-        O trapézio estabiliza a região superior do corpo na respiração.

-        A tensão nos ombros, provoca debilidade no assoalho pélvico.

- O estado do psoas, esta diretamente ligado com o assoalho pélvico. O Psoas maior, suporta a abertura e liberação na inalação. O Psoas Menor desempenha o papel oposto na exalação.

- Os Multifidus agem como antagonistas musculares do assoalho pélvico, empurrando as cápsulas articulares e protegendo os discos e nervos espinhais durante a extensão e torção dos ásanas.

- A ativação de Uddiyana Bandha fornece oposição dinâmica ao Multifidus junto com o Psoas Minor.

- Para Doug Keller, o Tibial Posterior funciona sinergicamente na postura de pé, criando um "Bandha". Se entende que através do seu conceito de Fascia Sutra.

Incontinência Urinária

Em 2015, Huang et al publicaram, em Female Pelvic Med Reconstr Surgery, um estudo randomizado em mulheres com incontinência urinária baseado em yogaterapia.
O programa se concentrou em um conjunto básico de 8 posturas muito utilizadas em Hatha Yoga.

- Tadasana
- Utkatasana
- Trikonasana
- Malasana
- Viparita Karani (adaptada)
- Salamba Set Bandhasana
- Supta Baddha Konasana
- Savasana

Se enfatizou nos ajustes de postura para promover conscientização das estruturas do assoalho pélvico e o aumento de controle em seus músculos. Também para melhorar o condicionamento geral e desenvolver a atenção plena, respiração profunda e relaxamento.
Após 6 semanas, houve uma redução na incontinência de 66% no grupo de Yogaterapia.

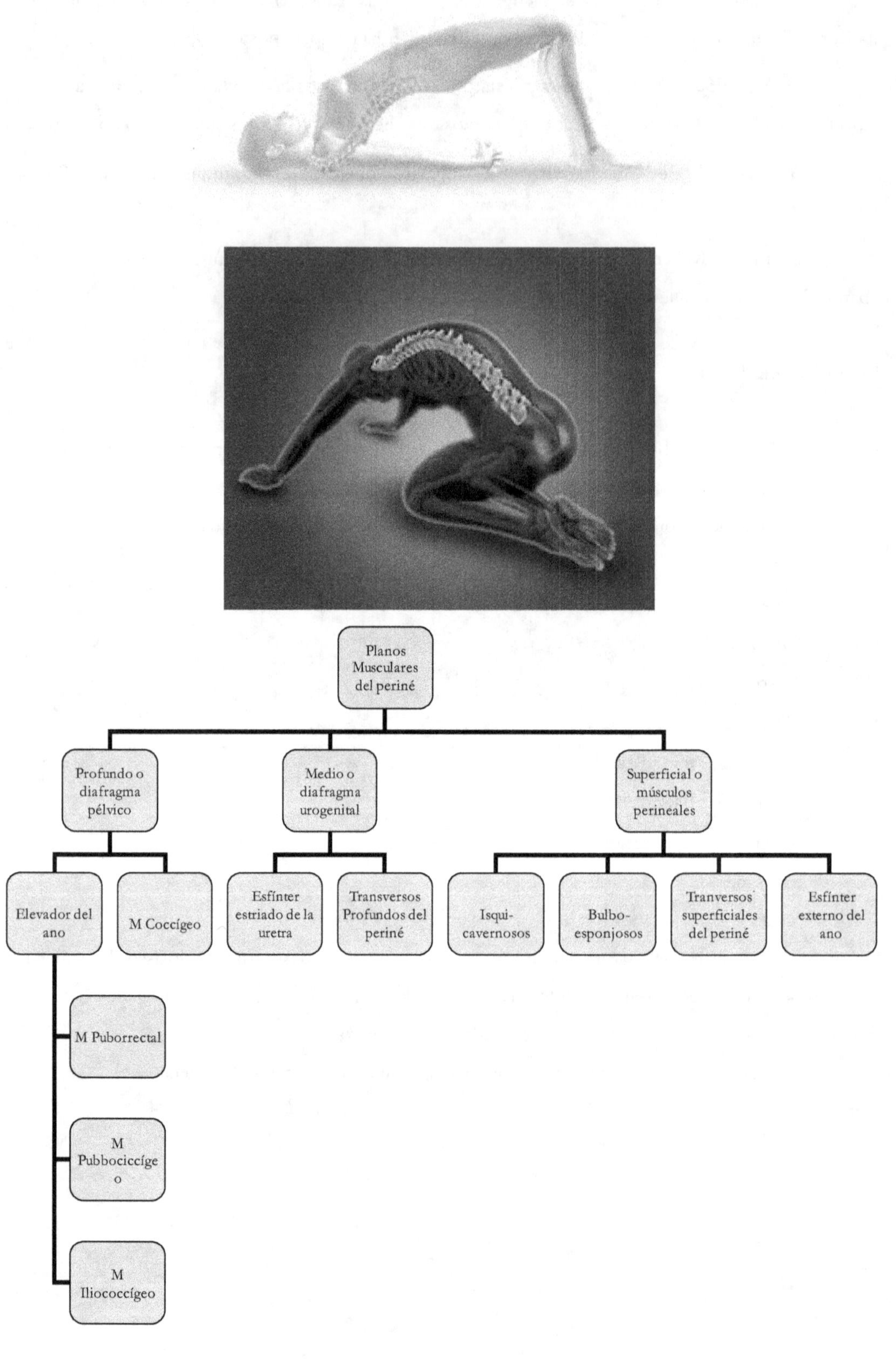

Planos Musculares del periné

Profundo o diafragma pélvico
Medio o diafragma urogenital
Superficial o músculos perineales

Elevador del ano
M Coccígeo
Esfínter estriado de la uretra
Transversos Profundos del periné
Isqui-cavernosos
Bulbo-esponjosos
Tranversos superficiales del periné
Esfínter externo del ano

M Puborrectal
M Pubbociccígeo
M Iliococcígeo

Sobre os autores

Pedro D. Rodríguez (p3drodrodriguez) Investigador, clínico, docente e divulgador. Estudos de doutorado em Ciências da Saúde e Doutoramento em Ciências da Educação.

Dentro do seu longo currículo destaca-se: Imunonutricionista pela UCV. Mestre em Saúde Mental pelo CEU Cardenal Herrera e Mestre Oficial em Nutrição pela UIB. Especialista universitário em Osteopatia, Cinesiologia e Acupuntura pela Faculdade de Medicina de Múrcia.

É sócio e membro do conselho de administração da Sociedade Espanhola de Saúde e Medicina Integrativa (SESMI), da Sociedade Espanhola de Saúde de Precisão (SESAP), da Sociedade de Oncologia Integrativa (SIO), da Sociedade Europeia de Medicina Integrativa (ESIM).

Ele projetou e dirigiu vários cursos de formação universitária, pioneiros no cenário internacional, como o primeiro Mestrado Universitário em Yoga Terapêutico que foi estudado na Espanha através da Universidade Cardenal Herrera e o Especialista Universitário IL3 em Terapias Naturais.

Participou como autor e co-autor de manuais clínicos de referência, como Edit's Integrative Oncology. Pan-americano médico e eSalud-Moderniza sua consulta entre outros livros. Publicou também literatura onde se destaca o seu livro Ente Humano y Converso de la prosa.

Diretor da Red Medintegra.

Realiza vários programas de abordagem e cuidado da doença crónica numa perspectiva Integrativa e de precisão na Unidade de Saúde Integrativa de Alicante. Atualmente é sócio educativo e conselheiro da entidade internacional G-SE (Group on training) onde mantém uma linha permanente de e-learning. Co-dirige o Mestrado em Saúde e Medicina Integrativa da Universidade Tecnológica Internacional.

Na área do Yoga é professor de Kundalini Yoga, certificado pelo KRI e pós-graduado em Yoga Terapêutico credenciado pela European Fitness Federation. Ela pertence à Associação Internacional de Yoga Terapeuta (IAYT). Ele recebeu treinamento em várias linhas clássicas e modernas de Yoga: Anusara, Iyengar e Hatha. Investigar as linhas teóricas e bioenergéticas que poderiam derivar do Tantra e do Samkhya no Yoga proto-clássico.

Mais sobre o autor.

www.pedrodrodriguez.es
hola@pedrodrodriguez.es
+34637656553

Virginia de la Cruz

Após mais 30 anos de prática e fazendo do yoga seu estilo de vida, Maria Virginia de la Cruz se formou em Hatha Yoga, se especializando em Yoga para a Saúde, Mindfulness e Yoga como Terapia Alternativa. Segue a Tradição Krishnamacharya. Tem como foco o processo de autoconhecimento com orientação ao bem-estar físico, mental e emocional.

www.ingramcontent.com/pod-product-compliance
Lightning Source LLC
Chambersburg PA
CBHW081209260726
48653CB00010BA/3578